编 委 会

主　任：叶仲明
副主任：毕　军　张威鹏
主　编：张威鹏
副主编：孙晋红　康　涛
编　者（以姓氏笔画为序，排名不分先后）：

马雪冬　王　丰　方　琳　古蒙蒙　申京梅
任平一　李　迪　李南颖　李思漫　李　宸
杨雨萌　陈嘉亮　邵秀稳　范　维　罗淑芳
胡燕娴　贾凤仙　符梦凡

深圳市市场监督管理局许可审查中心　编

第二类医疗器械
注册工具手册

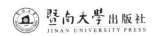

暨南大学出版社
JINAN UNIVERSITY PRESS

中国·广州

图书在版编目（CIP）数据

第二类医疗器械注册工具手册 / 深圳市市场监督管理局许可审查中心编.—广州：暨南大学出版社，2023.11

ISBN 978-7-5668-3791-2

Ⅰ．①第…　Ⅱ．①深…　Ⅲ．①医疗器械—注册—中国—手册　Ⅳ．① R197.39-62

中国国家版本馆 CIP 数据核字 （2023）第 204019 号

第二类医疗器械注册工具手册

DI-ERLEI YILIAO QIXIE ZHUCE GONGJU SHOUCE

编　　者：深圳市市场监督管理局许可审查中心

出 版 人：阳　翼
统　　筹：黄文科
责任编辑：曾鑫华　冯月盈
责任校对：孙劭贤　陈慧妍
责任印制：周一丹　郑玉婷

出版发行：暨南大学出版社（511443）
电　　话：总编室（8620）37332601
　　　　　营销部（8620）37332680　37332681　37332682　37332683
传　　真：（8620）37332660（办公室）　37332684（营销部）
网　　址：http://www.jnupress.com
排　　版：广州尚文数码科技有限公司
印　　刷：广州市友盛彩印有限公司
开　　本：787 mm × 1092 mm　1/16
印　　张：24.5
字　　数：550 千
版　　次：2023 年 11 月第 1 版
印　　次：2023 年 11 月第 1 次
定　　价：79.80 元

前　言

　　近年来，我国医疗器械产业规模持续增长，发展质量迈向新高度，创新发展迈出新步伐，国际竞争力提升新水平，展现出了我国医疗器械产业发展的强大韧性。医疗器械安全关系到人民生命健康。医疗器械注册是确保医疗器械安全、有效和质量可控的重要一环。

　　《第二类医疗器械注册工具手册》由深圳市市场监督管理局许可审查中心组织编写，包含相关法规、标准、指导原则、常见问题答疑以及注册流程方面的各个环节和内容，便于企业快捷查询相关信息，为企业做好第二类医疗器械注册申报工作提供有益的实用性参考和技术性指导，助力企业提高产品质量和技术水平，为促进医疗器械产业高质量发展发挥积极作用！

编　者

2023年8月

目　录

第1章
第二类医疗器械申报资料填写指南

第2章
国家药品监督管理局常见问题答疑汇总

第3章

常用指导原则汇编

第4章

常用产品标准汇编

第5章
医疗器械注册文件汇编

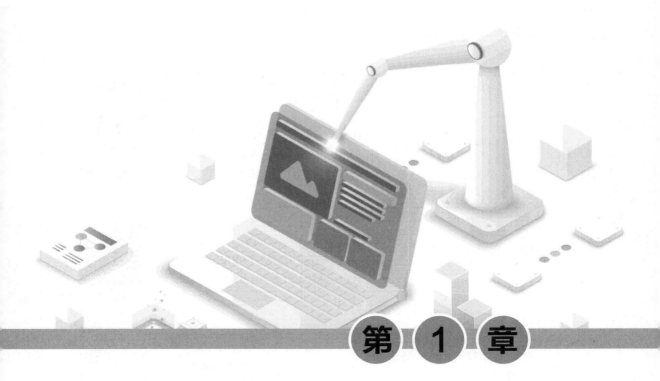

第 1 章

第二类医疗器械申报资料填写指南

序号	网址名称	网址	二维码
1.1	第二类医疗器械注册证核发	https://www.gdzwfw.gov.cn/portal/v2/guide/11440000MB2D03442124401720150 07	第二类医疗器械注册证核发
1.2	第二类体外诊断试剂注册证核发	https://www.gdzwfw.gov.cn/portal/v2/guide/11440000MB2D03442124401720150 08	第二类体外诊断试剂注册证核发
1.3	第二类医疗器械注册证延续	https://www.gdzwfw.gov.cn/portal/v2/guide/11440000MB2D03442124401720150 01	第二类医疗器械注册证延续
1.4	第二类体外诊断试剂注册证延续	https://www.gdzwfw.gov.cn/portal/v2/guide/11440000MB2D03442124401720150 03	第二类体外诊断试剂注册证延续
1.5	第二类医疗器械产品注册证补发	https://www.gdzwfw.gov.cn/portal/v2/guide/11440000MB2D03442124421720560 00	第二类医疗器械产品注册证补发
1.6	第二类创新医疗器械特别审批	https://www.gdzwfw.gov.cn/portal/v2/guide/11440000MB2D03442124421720590 00	第二类创新医疗器械特别审批
1.7	第二类医疗器械优先审批	https://www.gdzwfw.gov.cn/portal/v2/guide/11440000MB2D03442124421720600 00	第二类医疗器械优先审批

（续上表）

序号	网址名称	网址	二维码
1.8	第二类医疗器械注册证变更注册		
1.8.1	第二类医疗器械注册证变更注册——型号、规格变化	https://www.gdzwfw.gov.cn/portal/v2/guide/11440000MB2D034421244017201500201	第二类医疗器械注册证变更注册——型号、规格变化
1.8.2	第二类医疗器械注册证变更注册——产品适用范围变化	https://www.gdzwfw.gov.cn/portal/v2/guide/11440000MB2D034421244017201500202	第二类医疗器械注册证变更注册——产品适用范围变化
1.8.3	第二类医疗器械注册证变更注册——产品名称变化	https://www.gdzwfw.gov.cn/portal/v2/guide/11440000MB2D034421244017201500203	第二类医疗器械注册证变更注册——产品名称变化
1.8.4	第二类医疗器械注册证变更注册——注册证中"其他内容"变化	https://www.gdzwfw.gov.cn/portal/v2/guide/11440000MB2D034421244017201500204	第二类医疗器械注册证变更注册——注册证中"其他内容"变化
1.8.5	第二类医疗器械注册证变更注册——结构及组成变化	https://www.gdzwfw.gov.cn/portal/v2/guide/11440000MB2D034421244017201500205	第二类医疗器械注册证变更注册——结构及组成变化
1.8.6	第二类医疗器械注册证变更注册——产品技术要求变化	https://www.gdzwfw.gov.cn/portal/v2/guide/11440000MB2D034421244017201500206	第二类医疗器械注册证变更注册——产品技术要求变化
1.8.7	第二类医疗器械注册证变更注册——其他变化	https://www.gdzwfw.gov.cn/portal/v2/guide/11440000MB2D034421244017201500207	第二类医疗器械注册证变更注册——其他变化

（续上表）

序号	网址名称	网址	二维码
1.9	第二类体外诊断试剂注册证变更注册		
1.9.1	第二类体外诊断试剂注册证变更注册——产品名称变化	https://www.gdzwfw.gov.cn/portal/v2/guide/11440000MB2D0344212440172015004 02	第二类体外诊断试剂注册证变更注册——产品名称变化
1.9.2	第二类体外诊断试剂注册证变更注册——包装规格变化	https://www.gdzwfw.gov.cn/portal/v2/guide/11440000MB2D0344212440172015004 10	第二类体外诊断试剂注册证变更注册——包装规格变化
1.9.3	第二类体外诊断试剂注册证变更注册——产品储存条件及有效期变化	https://www.gdzwfw.gov.cn/portal/v2/guide/11440000MB2D0344212440172015004 05	第二类体外诊断试剂注册证变更注册——产品储存条件及有效期变化
1.9.4	第二类体外诊断试剂注册证变更注册——产品技术要求、说明书变化	https://www.gdzwfw.gov.cn/portal/v2/guide/11440000MB2D0344212440172015004 04	第二类体外诊断试剂注册证变更注册——产品技术要求、说明书变化
1.9.5	第二类体外诊断试剂注册证变更注册——适用的样本类型变化	https://www.gdzwfw.gov.cn/portal/v2/guide/11440000MB2D0344212440172015004 06	第二类体外诊断试剂注册证变更注册——适用的样本类型变化
1.9.6	第二类体外诊断试剂注册证变更注册——适用仪器变化	https://www.gdzwfw.gov.cn/portal/v2/guide/11440000MB2D0344212440172015004 07	第二类体外诊断试剂注册证变更注册——适用仪器变化
1.9.7	第二类体外诊断试剂注册证变更注册——适用人群变化	https://www.gdzwfw.gov.cn/portal/v2/guide/11440000MB2D0344212440172015004 01	第二类体外诊断试剂注册证变更注册——适用人群变化

（续上表）

序号	网址名称	网址	二维码
1.9.8	第二类体外诊断试剂注册证变更注册——阳性判断值或参考区间变化	https://www.gdzwfw.gov.cn/portal/v2/guide/11440000MB2D034421244017201500408	第二类体外诊断试剂注册证变更注册——阳性判断值或参考区间变化
1.9.9	第二类体外诊断试剂注册证变更注册——临床适应证变化	https://www.gdzwfw.gov.cn/portal/v2/guide/11440000MB2D034421244017201500409	第二类体外诊断试剂注册证变更注册——临床适应证变化
1.9.10	第二类体外诊断试剂注册证变更注册——其他可能改变产品安全有效性的变化	https://www.gdzwfw.gov.cn/portal/v2/guide/11440000MB2D034421244017201500403	第二类体外诊断试剂注册证变更注册——其他可能改变产品安全有效性的变化
1.10	第二类医疗器械注册证变更备案		
1.10.1	第二类医疗器械注册证变更备案——注册人名称变更	https://www.gdzwfw.gov.cn/portal/v2/guide/11440000MB2D034421244017201500502	第二类医疗器械注册证变更备案——注册人名称变更
1.10.2	第二类医疗器械注册证变更备案——注册人住所变更	https://www.gdzwfw.gov.cn/portal/v2/guide/11440000MB2D034421244017201500504	第二类医疗器械注册证变更备案——注册人住所变更
1.10.3	第二类医疗器械注册证变更备案——境内医疗器械生产地址变更	https://www.gdzwfw.gov.cn/portal/v2/guide/11440000MB2D034421244017201500505	第二类医疗器械注册证变更备案——境内医疗器械生产地址变更

（续上表）

序号	网址名称	网址	二维码
1.11	第二类体外诊断试剂注册证变更备案		
1.11.1	第二类体外诊断试剂注册证变更备案——注册人名称变更	https://www.gdzwfw.gov.cn/portal/v2/guide/11440000MB2D034421244017201500601	第二类体外诊断试剂注册证变更备案——注册人名称变更
1.11.2	第二类体外诊断试剂注册证变更备案——注册人住所变更	https://www.gdzwfw.gov.cn/portal/v2/guide/11440000MB2D034421244017201500602	第二类体外诊断试剂注册证变更备案——注册人住所变更
1.11.3	第二类体外诊断试剂注册证变更备案——境内体外诊断试剂生产地址变更	https://www.gdzwfw.gov.cn/portal/v2/guide/11440000MB2D034421244017201500604	第二类体外诊断试剂注册证变更备案——境内体外诊断试剂生产地址变更

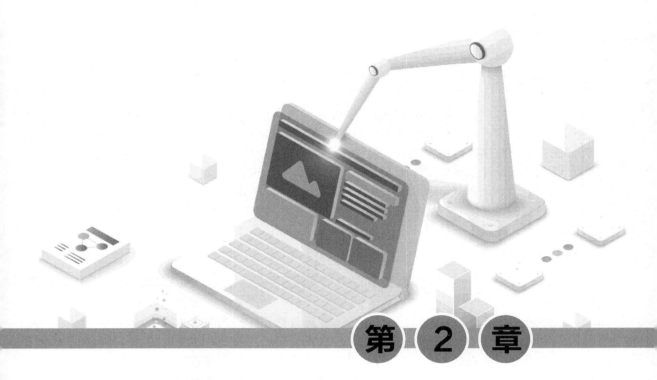

第 2 章

国家药品监督管理局常见问题答疑汇总

2.1 临床类

　　2018年3月29日，深圳市市场监督管理局许可审查中心举办了医疗器械临床试验指导原则公益培训班，临床试验管理项目工作组就如何从清单的角度评价医疗器械的安全有效性、医疗器械临床评价基本要求、接受医疗器械境外临床试验数据技术指导原则以及医疗器械临床试验设计指导原则等行业关注度较高的内容进行了专题授课。

　　此次公益培训现场共收集到229个与临床评价相关的问题，部分共性问题在培训班进行了现场解答，其他具有代表性的共性问题的答疑，深圳市市场监督管理局许可审查中心以专栏的形式在微信公众号"中国器审"中定期推出。

2.1.1 通用类

问题	回复	供稿	发布时间
已注册产品未在规定时间内申请延续注册，申请产品注册时，可否选择原注册产品作为同品种产品完成临床评价？应如何提供临床数据？	此种情形下，可选择原注册产品作为同品种产品，完成临床评价。同品种对比主要关注申报产品与原注册产品是否存在差异，如二者不存在差异，可提供的临床数据包括该产品上市前和上市后的临床数据，以及包括上市后不良事件在内的临床经验数据。	临床一部	2021-08-27
如某产品的临床试验方案中包括可行性试验和确证性试验，试验结束后，是否可将可行性试验和确证性试验的结果合并统计？	可行性试验可初步评估产品的安全性和性能，为确证性试验设计提供信息，其与确证性试验的目的不同。试验结果的统计，应遵循预先规定的统计分析计划；不建议在试验结束后，将可行性试验和确证性试验结果合并统计。		2021-08-01
通过临床试验路径开展临床评价时，《接受医疗器械境外临床试验数据技术指导原则》中要求除提供境外临床试验数据外，仍需在中国境内开展临床试验，申请人是否需要开展临床试验？	《接受医疗器械境外临床试验数据技术指导原则》第四（一）条中已明确"若国家食品药品监督管理总局发布特定医疗器械的技术审评指导原则中含有对其临床试验的相关要求，该器械境外临床试验应考虑有关要求，存在不一致时，应提供充分、合理的理由和依据"。因此，若申请人已经按照《接受医疗器械境外临床试验数据技术指导原则》提交了符合伦理原则、依法原则、科学原则的临床试验数据，且充分考虑了技术审评要求的差异、受试人群的差异、临床试验条件的差异，可不在中国境内额外开展临床试验。		2021-04-30

（续上表）

问题	回复	供稿	发布时间
采用同品种临床评价或临床试验路径进行临床评价的产品，审评中如已列入发布的豁免目录，申请人补充资料时是否可变更临床评价路径？	医疗器械临床评价的技术审评工作基于企业提交的临床评价资料开展。在审医疗器械采用同品种临床评价或临床试验路径进行临床评价，如在申请人提交注册申报资料后，申报产品列入正式发布的《免于进行临床试验医疗器械目录》，申请人在补充资料时可根据其需要，通过《免于进行临床试验医疗器械目录》路径完成临床评价。此种情形下，考虑到补充资料中的临床评价资料与首次递交时相比，发生较大变化，申请人可充分利用发布后咨询和预审查等沟通交流路径，与审评人员进行充分沟通。	临床一部	2021-03-05
临床试验是否需使用申报产品的所有型号规格？	建议基于申报产品适用范围、临床试验目的、评价指标等，分析申报产品各型号间差异，同时结合申报产品型号规格的结果，综合评估临床试验使用型号规格是否可代表所有申报产品的型号规格。		2020-11-27
临床试验方案在试验过程中经多次修订，提交产品注册时，是否需提交历次试验方案、伦理委员会意见、知情同意书？	需提交最终版本的临床试验方案和知情同意书，历次变更的伦理委员会意见。最终版本的临床试验方案，应详细列明历次变更情况；如未列明，则需提交历次变更的临床试验方案。且申请人应提供临床试验方案变更理由。		2020-10-16
国际多中心临床试验，纳入中国数据，作为在国外上市时的临床资料。那么在中国上市时，不再论述人种差异，直接提交这份试验资料是否可行？	可以提交境外多中心临床试验资料作为产品的临床评价资料。应按照《接受医疗器械境外临床试验数据技术指导原则》，论证该临床试验资料可证明产品在我国使用的安全有效性。认可境外临床数据应符合伦理原则、依法原则、科学原则，应考虑技术审评要求的差异、受试人群的差异和临床试验条件的差异。人种差异只是其中的一方面。	审评二部	2019-01-11

（续上表）

问题	回复	供稿	发布时间
《需进行临床试验审批的第三类医疗器械目录》中的产品是否可以用境外临床试验资料进行申报？其临床试验是否还需在中国境内进行审批？	根据2018年1月发布的《接受医疗器械境外临床试验数据技术指导原则》，被列入《需进行临床试验审批的第三类医疗器械目录》（下称《目录》）的医疗器械，亦可按照上述指导原则要求，用境外临床试验数据进行申报。对于产品境外临床试验资料不符合相应要求，仍需在中国境内进行临床试验的《目录》中的产品，其临床试验仍需审批后方能开展。	审评三部	2018-12-07
第三类医疗器械临床试验申请获批后，是否可以认为该临床试验方案同时获得批准？	第三类高风险医疗器械临床试验审批的定位是依申请做出是否同意开展临床试验的决定，目的是保障受试者权益，审查重点是产品的临床前研究、临床受益与风险分析。临床方案的设计可能会影响到临床试验给受试者带来的风险和受益，因此临床试验方案是临床试验审批申请的审核内容之一。但是，临床试验审批程序并不对申请人提交的临床试验方案进行最终确认。申请人可以参考医疗器械临床试验审批以及注册申报过程中与审评审批人员的沟通交流情况，按照《医疗器械临床试验质量管理规范》要求对临床试验方案进行修订完善，技术审评机构也会在后续的审评审批过程中对产品的安全性、有效性进行综合评价。	质量管理处	2018-10-31

（续上表）

问题		回复	供稿	发布时间
如何确定医疗器械临床试验中的样本量？		试验样本量以试验的主要评价指标来确定，需在临床试验方案中说明确定样本量的相关要素和样本量的具体计算方法。 确定样本量的相关要素包括临床试验的设计类型和比较类型、主要评价指标的类型和定义、主要评价指标有临床实际意义的界值δ（如适用）、主要评价指标的相关参数（如预期有效率、均值、标准差等）、Ⅰ类错误率α和Ⅱ类错误率β以及预期的受试者脱落比例等。 主要评价指标的相关参数依据已公开发表的资料或探索性试验的结果来估算，需要在临床试验方案中明确这些估计值的来源依据。如主动脉覆膜支架的非劣效试验设计，一般建议α取双侧0.05，β不大于0.20。 具体可参考《医疗器械临床试验设计指导原则》。相关指导原则中对于样本量有明确规定的医疗器械，还需考虑按照指导原则中的相应要求。	审评三部	2018-07-13
医疗器械临床试验答疑专栏（一）：	列入《需进行临床试验审批的第三类医疗器械目录》的医疗器械是否必须在境内开展临床试验？	根据《接受医疗器械境外临床试验数据技术指导原则》，被列入《需进行临床试验审批的第三类医疗器械目录》的医疗器械，可以根据本指导原则提交境外临床试验数据。在遵循伦理原则、依法原则和科学原则的基础上，境外临床试验数据如符合我国注册相关技术的要求，而且数据科学、完整、充分，可不在境内开展临床试验。	中国器审	2018-04-30

（续上表）

问题	回复	供稿	发布时间
接受境外医疗器械临床试验数据技术指导时，境外临床试验数据中是否一定需要包括华人试验数据？	接受境外医疗器械临床试验数据时，境外临床试验数据中不一定需要包括华人试验数据。根据《接受医疗器械境外临床试验数据技术指导原则》，可能对临床试验结果产生影响的因素不仅限于人种差异，需根据产品特性综合考虑受试人群差异、临床试验条件差异等的影响。虽然已知这些因素客观存在并会对临床试验产生一定的影响，但各因素的影响程度还应结合拟申报器械的特性、临床试验的目的等进行判定。根据医疗器械发展现状、临床使用经验，以及对相关疾病和诊疗方法的认知，能够判定大部分医疗器械的临床试验数据所产生的影响不具有实际临床意义时，可不要求逐一证明。能够确定某些因素对临床试验数据产生有临床意义的影响时，或难以判定某些因素对临床试验数据是否产生有临床意义的影响时，申请人应阐明降低或消除各项差异影响所采用的方法，如可根据需要考虑对受试人群进行亚组设计，或对已有的临床试验数据进行亚组分析。	中国器审	2018-04-29
已有境外医疗器械临床试验数据的产品，如境内也有已发布的相应产品的临床试验指导原则，此时产品境外临床试验数据是否必须完全满足境内相应指导原则的要求？	境外进行的临床试验可能符合试验开展所在国家（地区）的技术审评要求，但不一定完全符合我国相关审评要求。例如进行临床试验设计时，有些国家（地区）仅要求临床试验能够得出器械性能达到某一观察终点的结论。但在我国申报注册时，可能要求该器械性能达到多个观察终点才可确认其有效性，且医疗器械的安全性需有适当的证据支持。若国家药品监督管理局发布的特定医疗器械的技术审评指导原则中含有对其临床试验的相关要求，该器械境外临床试验应考虑有关要求，存在不一致时，应提供充分、合理的理由和依据。		2018-04-28

（续上表）

	问题	回复	供稿	发布时间
医疗器械临床试验答疑专栏（一）：	开展平行对照临床试验时，如因合理理由不能采用已上市同类产品作为对照产品，是否可选择相似产品作为对照产品？	开展平行对照临床试验时，如因合理理由不能采用已上市同类产品作为对照产品，可综合考虑产品设计特征、临床试验前研究结果、风险受益分析、临床试验目的、临床试验评价指标和随访时间等因素，考虑选择疗效和安全性已得到公认、适用范围与试验器械相同、临床试验设定的评价指标与试验器械具有可比性的已上市相似产品作为对照产品。	中国器审	2018-04-27
医疗器械临床试验答疑专栏（二）：	若注册产品中包括A和B两个型号，申办者是否可选择典型型号A开展临床试验？	可以选取典型型号A开展临床试验，对于未开展临床试验的型号B，应详述型号B与型号A的相同性和差异性，评价差异性是否对产品的安全有效性产生不利影响。		
	体外诊断试剂临床试验中如采用核酸序列测定、GC-MS/MS等实验室检测参考方法作为对比方法进行比较研究，是否可以委托检验？	对于某些目前临床上尚不存在明确的临床诊断"金标准"，亦无可比的同类产品上市的体外诊断试剂，临床试验研究者应依据现有临床实践和理论基础，建立合理的方法，进行比较研究。对于部分体外诊断试剂，临床试验中采用核酸序列测定、GC-MS/MS等实验室检测参考方法作为对比方法进行比较研究，这些方法是非临床常规检测技术，需要专门的设备仪器和试验条件，且临床试验机构可能不具备相关检测条件。对于此类情况，申请人应尽可能选择具备相应条件的临床试验机构开展临床试验，确无检测条件的部分临床试验机构可将此部分测试委托给专门的测序机构、具备一定检测资质的实验室进行检测，并对检测结果进行认可。提交临床试验机构与受委托机构的委托证明文件，并评价对比方法的方法学研究和整体质量。		2018-05-09

（续上表）

	问题	回复	供稿	发布时间
医疗器械临床试验答疑专栏（二）：	临床检验器械在临床试验设计计算样本量时，是否可以参照《医疗器械临床试验设计指导原则》？	可以。《医疗器械临床试验设计指导原则》适用范围明确本指导原则适用于产品组成、设计和性能已定型的医疗器械，包括治疗类产品、诊断类产品，不包括体外诊断试剂。因此，临床检验器械在临床试验设计计算样本量时可以参照该指导原则的相关要求。	中国器审	2018-05-09
医疗器械临床试验答疑专栏（三）：	《医疗器械临床评价技术指导原则》中关于同品种医疗器械的判定，提出16项对比项目，需要逐项对比吗？	《医疗器械临床评价技术指导原则》中提到"与每一个同品种医疗器械进行对比的项目均应包括但不限于附录2列举的项目"，同时指出"若存在不适用的项目，应说明不适用的理由"，附录2列举了基本原理，安全性标准，符合的国家标准、行业标准、适用范围等项目。申请人在进行对比时，应充分考虑产品的设计特点、关键技术、适用范围和风险程度等，选择对比项目并阐述理由，例如超声理疗设备对比应重点考虑设备的结构组成、基本原理、主要性能指标、关键部件（主要指探头或治疗头）、预期用途等，对于生产工艺、使用方法等，由于生产工艺对该产品的安全有效性的影响可通过其他项目的对比进行评价，使用方法与同类产品基本相似，可不进行对比。		2018-06-12
	某产品从Ⅱ类升到Ⅲ类，类别调整后的产品可采用自身临床数据作为同品种临床数据进行临床评价吗？	可以，但应充分收集其作为Ⅱ类产品时的上市前和上市后的数据，进行合理的总结和分析。主要关注申报产品在正常使用条件下是否可达到预期性能；与预期受益相比，产品的风险是否可接受；产品的临床性能和安全性是否均有适当的证据支持。		

（续上表）

	问题	回复	供稿	发布时间
医疗器械临床试验答疑专栏（三）：	通过同品种医疗器械临床数据进行临床评价时，如果选取其他注册人的产品作为同品种医疗器械进行对比，生产工艺、临床数据等资料需不需要获取同品种医疗器械注册人的授权？	《医疗器械临床评价技术指导原则》（下称《指导原则》）在关于通过同品种医疗器械临床数据进行分析评价的要求中，明确数据应是合法获得的相应数据。《食品药品监管总局关于执行医疗器械和体外诊断试剂注册管理办法有关问题的通知》基于数据应合法获得，规定依据《指导原则》第六条开展临床评价的，如使用了同品种医疗器械的生产工艺、临床数据等资料，申请人应提交同品种医疗器械生产工艺、临床数据等资料的使用授权书。《医疗器械注册管理法规解读之五》对医疗器械临床评价数据授权的要求进行了进一步解读，对拟使用的同品种医疗器械非公开数据等提出授权要求，以保证数据来源的合法性；使用公开发表的数据，如公开发表的文献、数据、信息等，无须取得授权。因此，通过同品种医疗器械对比进行临床评价时，若选取其他注册人的产品作为同品种医疗器械，数据如果来自公开数据、试验测量、行业共识等，可不要求提供数据使用授权书。	中国器审	2018-06-12
	按照同品种医疗器械临床数据进行临床评价时，如检索不到同品种医疗器械的临床文献怎么办？	可扩大检索范围，寻找同品种产品临床数据，该数据除了临床文献数据，还包括临床经验数据和临床试验数据。临床经验数据包括已完成的临床研究数据集、不良事件数据集和与临床风险相关的纠正措施数据集，其中不良事件数据集可以通过同品种产品上市后，监管机构收到的投诉、公开的不良事件获取。 此外，申请人还需确认选取的同品种产品是否为同类产品中临床关注度较高的、安全有效性已得到公认的产品，以及文献检索策略是否恰当，能否保证检索的全面性。		

（续上表）

问题	回复	供稿	发布时间
在单组目标值医疗器械临床试验设计中，目标值的定义和构建原则是什么？	与目标值比较的单组设计需事先指定主要评价指标有临床意义的目标值，通过考察单组临床试验主要评价指标的结果是否在指定的目标值范围内，从而评价试验器械的有效性/安全性。由于没有设置对照组，单组目标值设计的临床试验无法确证试验器械的优效、等效或非劣效，仅能确证试验器械的有效性/安全性达到专业领域内公认的最低标准。 　　目标值是专业领域内公认的某类医疗器械的有效性/安全性评价指标所应达到的最低标准，包括客观性能标准（Objective Performance Criteria，OPC）和性能目标（Performance Goal，PG）两种。目标值通常为二分类（如有效/无效）指标，也可为定量指标，包括靶值和单侧置信区间界限（通常为97.5%单侧置信区间界限）。对临床试验结果进行统计分析时，需计算主要评价指标的点估计值和单侧置信区间界限值，并将其与目标值进行比较。 　　目标值的构建通常需要全面收集具有一定质量水平及相当数量病例的临床研究数据，并进行科学分析（如Meta分析）。随着器械技术和临床技能的提高，OPC可能发生改变，需要对临床数据重新进行分析以确认。	—	2018-04-19
医疗器械临床试验若采用平行对照设计，对照产品的选择原则是什么？	对于治疗类产品，选择阳性对照时，首先采用疗效和安全性已得到临床公认的已上市同类产品。如因合理理由不能采用已上市同类产品，可选用尽可能相似的产品作为阳性对照。其次可考虑标准治疗方法。标准治疗方法包括多种情形，其中包括药物治疗等。在试验器械尚无相同或相似的已上市产品或相应的标准治疗方法时，若试验器械的疗效存在安慰效应，试验设计需考虑安慰对照，此时，尚需综合考虑伦理学因素。若已上市产品的疗效尚未得到临床公认，试验设计可根据具体情形，考虑标准治疗方法对照或安慰对照，申请人需充分论证对照的选取理由。	—	2018-04-19

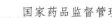

2.1.2　有源类

问题	回复	供稿	发布时间
临床试验是否需针对同一注册单元所有型号规格进行试验？	原则上应考虑产品工作原理、适用范围、型号规格间区别及非临床研究数据，并结合临床试验的研究目的、主要评价指标等，综合考量后确认进行临床试验的产品是否具有典型性，是否能覆盖申报产品的所有型号规格。		2022–06–02
最高可闭合7 mm血管的超声软组织切割止血手术设备，提供体外爆破压试验和动物试验作为支持性证据是否充分？	根据《超声软组织切割止血系统同品种临床评价技术审查指导原则》，由于最高可闭合7 mm血管的超声软组织切割止血手术设备临床使用风险相对较高、技术难度相对较大，建议在体外爆破压试验和动物试验的基础之上，通过申报产品自身临床数据进一步论证其安全有效性。在境内开展的临床试验应符合《医疗器械临床试验质量管理规范》相关要求。		2022–05–10
如何看待基于深度学习的计算机辅助决策产品的临床试验设计类型。	确认患者是否患有目标疾病，从而对患者的分诊转诊提供辅助决策建议的产品，该类产品不给出具体病变情况，无论辅助分诊结果为阴性、阳性，均需专业医师再一次对患者影像进行评阅。如糖尿病视网膜病变辅助分诊、肺炎辅助分诊、脑出血辅助分诊等各类目标疾病患者的计算机辅助分诊、转诊产品等，可以考虑采用单组目标值设计，主要评价指标可考虑产品辅助分诊结果的诊断准确度指标（如敏感度、特异度等，通常为患者水平）。 对目标疾病的病变病灶进行辅助检测的产品，如肺结节辅助检测产品、骨折CT影像辅助检测产品等，临床试验建议采用对照设计，试验组为医师与申报产品共同检测，对照组为传统检测诊断方法（如临床医师的阅片/综合诊断）。主要评价指标考虑诊断准确度指标（如敏感度、特异度、AFROC曲线、检出率等，一般灵敏度考虑病灶病变水平，特异度考虑患者水平）。临床试验比较类型应能够体现产品受益风险的可接受性，建议考虑优效性设计，如针对4mm以上肺结节CT影像辅助检测软件可考虑患者水平的特异度优效和病灶水平的敏感度非劣效。	临床一部	2022–05–06

（续上表）

问题	回复	供稿	发布时间
一次性使用电子内窥镜、三维内窥镜、胶囊式内窥镜，是否属于《免于进行临床试验医疗器械目录》的产品？	《免于进行临床试验医疗器械目录》中所述各内窥镜仅限于常规设计的产品。一次性使用电子内窥镜（包括整体为一次性使用、仅插入部为一次性使用的组合式内窥镜）、三维内窥镜和胶囊式内窥镜，均不属于《免于进行临床试验医疗器械目录》的产品。	审评二部	2021-06-04
采用光学跟踪和/或电磁跟踪技术，用于引导经皮置针或跟踪导航手术器械的手术导航系统是否必须提供基于临床试验的临床评价资料？	此类产品是否需要开展临床试验可结合产品的临床功能、适用范围、现有非临床验证的充分性以及境内已获准上市产品的情况等方面综合判定。例如以下两类产品可考虑采用同品种对比路径开展临床评价。 一是患者术前影像引导胸腹部的经皮置针（包括活检针、消融针），一般包含持针机械臂，机械臂可按照医生确认的置针路径完成置针的功能。 二是跟踪导航手术器械，根据患者术前影像引导医师实施外科手术操作，不包含机械臂，一般包含术前对手术器械的入路规划、多模态影像配准/融合功能。 建议在充分对比与分析申报产品和同品种产品在临床功能、性能参数等方面异同的基础上，考虑提供台架实验、动物实验、同类产品临床文献等资料论证产品的安全有效性，必要时也可考虑提供符合相关管理要求的尸体实验数据。	临床一部	2021-04-12
内置光源的电子鼻咽喉内窥镜是否属于豁免目录产品？	《免于进行临床试验医疗器械目录（修订）》（简称豁免目录）中将电子鼻咽喉内窥镜产品结构组成描述为"一般由头端部、弯曲部、插入部、操作部及电气和光源连接的部分组成。头端部的光电转换器件将接收到的光学信号转换为电信号，通过摄像系统在显示器上观察。通过视频监视器提供影像，为鼻咽喉等上呼吸道的观察、诊断和治疗提供图像"。 豁免目录产品是指常见的连接传统外置内窥镜冷光源和图像处理装置（即摄像系统）的电子鼻咽喉内窥镜，其光源连接的方式是通过内窥镜照明，用光缆与冷光源相连。内置光源的电子鼻咽喉内窥镜本身已包含光源，无须外接冷光源，与豁免目录中产品结构的组成不同，不属于豁免目录产品。	审评二部	2020-01-22

（续上表）

问题	回复	供稿	发布时间
病人监护仪产品，增加新的功能参数，变更注册时是否需要进行临床试验？	1. 如果新增的功能参数与豁免目录产品具有等同性，则可按照临床评价相关要求予以评价。 2. 如果新增功能参数的病人监护仪具有同品种医疗器械，可采取临床评价的方式予以评价。若新增功能参数的境外数据符合《接受医疗器械境外临床试验数据技术指导原则》，可提供相关临床资料。 3. 如果新增功能参数的病人监护仪无法通过上述方式进行临床评价，应考虑进行临床试验，以确认产品使用范围。	审评一部	2018-09-29
有源医疗器械组合产品中每个单独的模块都是《免于进行临床试验医疗器械目录》（简称豁免目录）中的产品，组合产品是否也可视为豁免目录中的产品？	如果申请人能够证明两者的组合不存在相互影响，且临床用途未超出豁免目录范围，则可认为是两种豁免产品的简单组合，仍按豁免目录中的产品临床评价要求对两个模块分别进行评价，申请人需评价模块组合可能带来的风险。	审评二部	2018-06-07
有源医疗器械临床评价，同品种对比时，是否必须对比产品在CFDA批准的技术要求？只对比关键参数，如功率、电压等是否可行？	需要对比哪些内容，与产品特性有关。技术要求中的性能指标通常是描述产品特性的重要指标，通常需要进行对比。是否是关键参数，要根据产品的具体情况进行判定。	—	2017-11-02

2.1.3　无源类

问题	回复	供稿	发布时间
如何理解《免于临床评价医疗器械目录》（简称目录）中输注产品不予豁免的情况？	目录规定了"豁免情况不包括新材料、新作用机理、新功能"的产品。新材料、新作用机理、新功能仅指没有在国内已上市同类输注器具中使用过的材料、作用机理和功能。 新材料方面，如输液器管路PVC原材料的TOTM增塑剂已经在同类上市产品中使用，则采用TOTM增塑剂PVC原材料制造的输液器不属于新材料范畴，可以免除该产品的临床评价。 新作用机理方面，如输液器采用浮体式或膜式止液组件，而该同样组件已经在同类上市产品中使用过，则申报注册时该作用机理不属于新作用机理的范畴，可以免除该产品的临床评价。 新功能方面，如输液针具有防针刺功能，而该同样功能已经在同类上市产品中使用过，则申报注册时不属于新功能范畴，可以免除该产品的临床评价。	审评五部	2022-03-01
申请髋关节假体产品注册时，如何选择临床评价路径？如选择同品种临床评价路径，需关注哪些内容？	申请髋关节假体产品注册，可结合申报产品具体的适用范围和技术特征，选择合适的临床评价路径。一般来说，如已有相同适用范围、相似技术特征（如作用机理、材料、设计、产品性能等）的同品种产品在国内上市，注册申请人可考虑通过同品种路径进行临床评价。 髋关节假体进行同品种临床评价时，需符合《医疗器械临床评价技术指导原则》的适用部分，建议关注如下事项： （1）同品种产品的选择。尽量选择适用范围相同、技术特征与申报产品相同或尽可能相似的境内已上市产品作为同品种产品。如果选择的同品种产品与申报产品差异较大，则需提供更多的科学证据论证二者的差异不对产品安全有效性产生不利影响。	临床一部	2021-06-18

（续上表）

问题	回复	供稿	发布时间
申请髋关节假体产品注册时，如何选择临床评价路径？如选择同品种临床评价路径，需关注哪些内容？	鼓励申请人选择同品种产品时，对已上市同类产品进行全面调研。 （2）申报产品与同品种产品的对比。需明确申报产品和同品种产品的范围和技术特征，详述二者的相同性和差异性。 （3）同品种产品临床数据的提供。申请人需明确临床数据与同品种产品的相关性。建议申请人提取临床文献中的关键要素，以便后续进行数据分析。 （4）差异部分科学证据的提供。根据申报产品与同品种产品的具体差异，需提交恰当的科学证据，如申报产品的非临床研究资料和/或临床数据，包括可代表申报产品的非临床研究资料和/或临床数据。	临床一部	2021-06-18
体外辅助生殖用液类产品是否可选择同品种临床评价路径开展临床评价	部分体外辅助生殖用液类产品已进入《免于进行临床试验医疗器械目录》，不在该目录的体外辅助生殖用液产品，建议结合申报产品实际特点及可提供的支持资料情况，选择合适的临床评价路径，包括临床试验和同品种临床评价路径。如企业拟通过同品种临床评价路径申报注册，可考虑如下情况后进行综合评价： （1）考虑到体外辅助生殖用液类产品组分多样，在针对组分进行对比时，如选定的单一同品种产品组分不能覆盖申报产品的所有组分，可以考虑增加同品种器械，以支持单一同品种未能覆盖的申报产品组分。 （2）对于生理盐成分、能量底物、酸碱缓体系、氨基酸、人血清白蛋白、抗生素等常见基础组分浓度的差异，如无法获得同品种各组分浓度，且以上成分浓度差异对安全有效性的影响可通过性能指标的		2021-03-12

（续上表）

问题	回复	供稿	发布时间
体外辅助生殖用液类产品是否可选择同品种临床评价路径开展临床评价？	对比体现，如pH值、渗透压、杂质限量、使用性能、鼠胚试验等指标的对比，可不提供浓度对比信息。与预期用途相关的特殊功能性组分需提供浓度对比信息，并评价差异性对安全有效性的影响。 （3）进行同品种临床评价时，使用临床文献数据、临床经验数据时应注意评价指标应能反映产品的临床用途，体现产品相关的临床结局，如包含受精率、卵裂率、囊胚率、着床率、妊娠率等适用的指标。	临床一部	2021-03-12
在符合许可变更的前提下，如计划增加在线使用碳酸氢钠B干粉型号，何种情形下不需要提供临床评价文件？	（1）已获得医疗器械注册证产品包含碳酸氢钠B干粉型号。 （2）拟新增在线使用碳酸氢钠B干粉型号与原有配方一致，仅为替代原碳酸氢钠B干粉与A剂配制，所形成的透析浓缩物离子种类和浓度均不变。 同时满足上述两种情况时，可以不提供临床评价文件。	审评五部	2020-01-22
水胶体敷料临床豁免情况不包括哪些？	对应《医疗器械分类目录》（2017年第104号）中14-10-05举例水胶体敷料或水胶体敷贴。豁免情况不包括： （1）适应证宣称可以促进上皮化、引导组织再生、促进伤口愈合、减轻疼痛、抗菌、防感染、抗病毒、止血、溶解坏死组织、减少疤痕、防粘连、作为人工皮/皮肤替代物等作用的产品。 （2）宣称可以用于体内伤口、三度烧伤、感染创面、坏死组织较多的创面、发生创面脓毒症等情况的产品。 （3）含有活性成分的产品：如药品/药用活性成分、生物制品/生物活性成分、银、消毒剂等。 （4）其他新型产品，如具有新材料、新作用机理、新功能的产品。		2019-10-25

（续上表）

问题	回复	供稿	发布时间
外周药物涂层球囊导管临床试验的主要研究终点应如何选择?	目前，建议外周药物涂层球囊导管临床试验的主要研究终点包括主要有效性终点和主要安全性终点。主要有效性终点建议选择复合终点，包括术后12个月临床驱动的靶病变血运重建率和多普勒超声诊断的再狭窄率。主要安全性终点亦建议选择复合终点，包括30天全因死亡以及术后12个月病变肢体的截肢发生率和临床驱动的靶血管重建率（TVR）。	审评三部	2019-05-27
聚氨酯泡沫敷料应提交哪些临床评价资料?	对于符合《免于进行临床试验医疗器械目录》（简称豁免目录）条件的聚氨酯泡沫敷料，申请人应提交申报产品相关信息与豁免目录所述内容的对比资料，以及申报产品与豁免目录中已获准境内注册医疗器械的对比说明和相应的支持性资料。 对于不在豁免目录范围内的聚氨酯泡沫敷料，应在满足注册法规要求的前提下，按照《医疗器械临床评价技术指导原则》选择适宜的同品种产品的临床数据进行临床评价并按照该指导原则要求出具临床评价报告。申请人也可以通过临床试验来确认产品临床应用的安全有效性，若开展临床试验，应考虑临床试验目的、研究人群、对照组选择（如需要）、样本量估计、评价指标评估方法和量化方法、统计分析方法等内容。	审评五部	2019-02-15
膜式氧合器适用范围规定使用者体重不同，是否需要分别进行临床试验?	若申请注册产品进行临床试验，建议根据膜式氧合器适用范围规定的使用者体重>10 kg和≤10 kg分别进行临床试验。对于申报上述不同使用者的膜式氧合器的生产企业，从安全有效性角度考虑，建议先完成使用者体重>10 kg的膜式氧合器申报注册。待使用者体重>10kg产品上市以后，再研发使用者体重≤10 kg的膜式氧合器。在完成前述产品技术资料、风险管理资料、注册检测等工作		2019-01-18

（续上表）

问题	回复	供稿	发布时间
膜式氧合器适用范围规定使用者体重不同，是否需要分别进行临床试验？	的基础上，使用者体重≤10 kg的膜式氧合器产品临床验证病例数应不少于80例。在对体重≤10kg的人群进行验证时，可采用单组目标值试验设计。	审评五部	2019-01-18
某产品的多种适用范围均属于《免于进行临床试验医疗器械目录》，在产品注册时应如何提供临床评价资料？	（1）可在保证与《免于进行临床试验医疗器械目录》（简称豁免目录）所述适用范围实质等同的前提下，对申报产品适用范围的文字表述略作调整。 （2）对于具有多种适用范围的产品，申请人应对申报产品与豁免目录内容及豁免目录中已获准境内注册且具有相应适用范围的产品进行比对，并提供支持性资料证明其差异不对产品的安全有效性产生不利影响。	审评三部	2018-11-16
对于外周血管内支架产品，开展临床试验时，对主要研究终点方面有何建议？	对于外周血管内支架产品，目前临床试验采用的主要研究终点一般建议为12个月的靶血管通畅率。		2018-06-07
三类X射线产品在临床试验时要考虑的临床部位包括哪些？	可以参考《医用X射线诊断设备（第三类）产品注册技术审查指导原则》。临床部位包括胸部、腹部、骨与软组织；若用于造影检查，部位应增加胃肠道、主动脉、器官脏器血管、冠状动脉血管（若有）。产品不同，临床部位亦不同。	—	2017-11-02

2.1.4　IVD 类

问题	回复	供稿	发布时间
体外诊断试剂定量检测结果Bland–Altman分析注意事项有哪些？	Bland–Altman分析一般用于评价配对定量检测结果的一致性，在体外诊断试剂定量检测结果Bland–Altman分析中，不仅应根据检测结果的偏差值计算一致性限度，还应根据临床要求设定适当的可接受标准，评价一致性限度是否在可接受标准范围之内。临床可接受标准的设定应有合理的依据。	临床二部	2022-03-04
反定型红细胞试剂与微柱凝胶卡的配套使用应注意什么问题？	在进行反定型红细胞试剂和微柱凝胶卡相关产品注册申报临床试验时，应考虑产品的配套性，并同时关注试验体外诊断试剂和对比方法均应使用相应配套的反定型红细胞试剂与微柱凝胶卡开展临床试验。一般反定型红细胞说明书中并不指定配套使用的微柱凝胶卡，但微柱凝胶卡说明书中会明确配套使用的反定型红细胞，应重点关注微柱凝胶卡产品说明书中对配套反定型红细胞的指定。	临床与生物统计二部	2022-02-18
体外诊断试剂临床试验设计关键要素系列讨论之一：受试者入组排除标准应如何制定？	体外诊断试剂临床试验中应根据产品预期用途和适用人群设定合理的受试者入组和排除标准。应当注意：临床试验受试者应来自产品预期用途所声称的适用人群（目标人群），如具有某种症状、体征、生理、病理状态或某种流行病学背景等情况的人。非目标人群入组可能引入受试者选择偏倚，导致临床试验结果不能反映产品的真实情况。 例如，用于某种疾病辅助诊断的体外诊断试剂，临床试验中不应随意入组大量无症状健康受试者，乙肝、丙肝、HIV、梅毒抗体检测试剂的临床试验不应大量入组无相关症状、体征的术前筛查患者，上述入组标准均可能导致产品临床特异性评价偏离产品的真实性能。	临床二部	2021-12-10

（续上表）

问题	回复	供稿	发布时间
使用体外诊断试剂境外临床试验数据注册申报时应注意的问题有哪些？	使用境外临床试验数据在我国进行注册申报时，申请人应提交境外临床试验机构的伦理意见、临床试验方案和临床试验报告。伦理意见、临床试验方案和临床试验报告的形式、内容与签字签章等应满足境外临床试验所在国家（地区）临床试验质量管理的相关要求。此外，申请人还应提交境内外临床试验相关因素的差异分析报告，详细说明申报产品在进行境内外临床试验时相关因素存在的差异以及针对差异的处理措施。必要时，还应提交境外临床试验所在国家（地区）有关临床试验质量管理的相关法律、法规、规范或标准等文件。 申请人应提供完整的境外临床试验数据，不得筛选，境外临床试验报告应包含对完整临床试验数据的分析及结论。	临床二部	2021-11-05
伴随诊断试剂基因突变位点的覆盖范围应考虑哪些因素？	对于肿瘤伴随诊断基因突变检测试剂，如该基因针对相同的伴随诊断用途（如相同的伴随药物）已知有多种突变位点，则后续产品设计时应结合产品风险受益分析充分考虑突变位点的覆盖程度，不应为了产品评价的易操作性随意缩小位点的检测范围。例如KRAS基因突变用于肿瘤伴随诊断时，因为其为负向伴随诊断基因检测且与药物不良反应相关，突变位点覆盖不足可能增加患者风险。		2021-10-22
降钙素原检测试剂在什么情况下可以免于进行临床试验？	降钙素原检测试剂用于体外定量测定人血清或血浆样本中的降钙素原。降钙素原检测试剂已列入《免于进行临床试验的体外诊断试剂目录》（简称目录），目录中预期用途为用于检测人体样本中的降钙素原（PCT）的含量，临床上主要用于细菌感染性疾病的辅助诊断。申请人如申报降钙素原检测试剂用于细菌感染性疾病的辅助诊断用途，包括对不同程度细菌感染的辅助诊	审评六部	2021-09-17

（续上表）

问题	回复	供稿	发布时间
降钙素原检测试剂在什么情况下可以免于进行临床试验？	断，可按照免临床的评价路径进行申报。申请人如申报降钙素原检测试剂的其他预期用途，则不属于目录范围，需开展临床试验以确认其声称的预期用途。	审评六部	2021-09-17
体外诊断试剂临床试验时，关于样本应注意什么问题？	临床试验中在使用说明书中指定样本类型的临床样本进行试验时，应同时关注样本采集、样本保存条件、样本保存时间、样本处理方式等技术内容的符合性。试验试剂说明书中的声称应有临床前研究支持，应同时关注试验试剂说明书和对比试剂、复核试剂说明书的要求。 　　例如，核酸检测试剂临床试验时应注意：样本采集方法符合说明书要求；样本保存时间应在声称的样本有效期内；应采用临床原始样本进行临床试验，提取的DNA或RNA核酸不被视为原始样本；应采用试验试剂和对比试剂各自产品说明书声称配套的核酸提取/纯化试剂、样本保存液（如适用）；如产品说明书对提取的核酸纯度和浓度等有要求，应满足各自产品说明书的相关要求等。	临床二部	2021-08-27
在何种情况下临床试验中对比方法检测可以委托第三方机构/实验室进行？	在体外诊断试剂的临床试验中，所有检测试验原则上应由承担临床试验的机构完成。如果对比方法采用实验室检测参考方法，且这些方法并非临床常规检测技术，需要专门的设备仪器和试验条件，大部分临床试验机构不具备相关检测条件，则确无相关检测条件的临床试验机构可将此部分试验委托给专门的、具备相应检测资质的实验室进行检测，由临床试验机构对检测结果进行认可。例如核酸序列测定和GC-MS/MS试验属于上述情形。但是如果对比方法是临床检验常规方法，如：一般病原体分离培养、微量肉汤稀释法（用于体外抗生素药敏试验）等，虽然试验操作较为复杂，需要具备专门		2021-07-09

（续上表）

问题	回复	供稿	发布时间
在何种情况下临床试验中对比方法检测可以委托第三方机构/实验室进行？	的实验室条件和检测技术，但仍应由临床机构完成试验，不宜委托第三方实验室进行试验。为了保证临床试验的质量可控性，应选择有能力承担相关试验的临床机构开展临床试验，在临床试验过程中应对相关试验进行严格的标准化操作，并进行机构间和操作者间的一致性评价。		2021-07-09
体外诊断试剂提交伦理文件与临床试验方案时应注意哪些事项？	体外诊断试剂临床试验资料中应提交临床试验执行的方案及与之对应的同意开展临床试验的伦理委员会的书面意见。 　　由于临床试验方案的变更可能存在多个版本号，提交申报资料时应注意以下原则： 　　如临床试验方案的变更发生在临床试验正式开展之前，应提交临床试验最终执行的版本号的临床试验方案，以及该版本号方案对应的伦理委员会的书面意见。 　　如临床试验已经开始，过程中发生方案变更，应将变更前后版本的临床方案及其伦理文件一并提交，并明确说明方案变更的原因及其对已开展的临床试验的影响。 　　应当注意，临床试验之前应充分研究方案的科学性、合理性、可行性及合规性，制订方案并严格执行；临床试验过程中非必要不得随意对方案进行更改。	临床二部	2021-05-28
体外诊断试剂临床试验资料首次提交及补充资料签章有哪些注意事项？	体外诊断试剂注册临床试验资料中，由临床试验机构出具的所有文件均应由临床机构盖章，包括但不限：临床方案及其附件、临床试验报告及其附件，尤其应注意作为报告附件的说明书、简历、测序资料等应与报告作为同一份文件提交，并应有清晰的签章，包括骑缝章。 　　临床试验补充资料同样适用于以上要求，如针对发布意见需由临床机构进行补充说明、补充临床数据、修订分报告内容等情况，同样应由临床机构盖章确认。		2021-04-25

（续上表）

问题	回复	供稿	发布时间
体外诊断试剂临床试验中对产品说明书的关注点有哪些？	体外诊断试剂临床试验设计和执行过程中，应特别关注临床试验过程中的操作细节与相关产品说明书的一致性，其中涉及的说明书包括试验用体外诊断试剂说明书、对比试剂说明书以及复核试剂说明书。 　　无论是试验用体外诊断试剂还是对比试剂、复核试剂，临床试验中应特别关注的说明书内容包括预期用途、适用样本类型、样本抗凝剂、样本保存及处理要求、样本处理用配套试剂（如核酸提取试剂）及其他配套试剂、适用机型、试验方法、结果判读标准、局限性等。临床试验设计过程中应根据相关说明书规定，制定详细的标准操作规程，确保临床试验执行过程中对比试剂、复核试剂的检测严格按照说明书要求操作，试验用体外诊断试剂的临床试验检测过程及结果支持拟申报产品说明书的声称内容。	临床二部	2020-12-10
体外诊断试剂临床评价对比试剂的校准和质控应注意什么？	免于进行临床试验的体外诊断试剂，在进行临床评价时，应注意选择的对比试剂组成中应包含校准品和质控品，或者在对比试剂的批准说明书中明确配套的校准品和质控品。在试验操作过程中，严格按照对比试剂的说明书要求进行校准和质控，方能确保对比试剂检测结果的可靠性。	审评六部	2020-10-27
免于进行临床试验的体外诊断试剂是否需要完成注册检验才可以开展临床评价？	免于进行临床试验的体外诊断试剂无须在完成注册检验之后再开始进行临床评价，但必须在产品完全定型后，方可开展临床评价。		2020-09-04

（续上表）

问题	回复	供稿	发布时间
体外诊断试剂临床试验中对比结果不一致的样本，其确认结果能否被纳入一致性统计？	体外诊断试剂临床试验过程中，为了控制试验偏倚，针对考核试剂与对比试剂的一致性统计分析，应采用样本揭盲前的检测结果。针对不一致样本的复测结果或第三方确认结果，如在临床试验揭盲以后纳入统计分析会引入偏倚，不建议将此部分结果纳入统计分析。但考核试剂复测结果和第三方复核试剂检测结果可结合该样本对应病例的临床诊断信息，用于进一步分析考核试剂与对比试剂检测结果不一致的原因。	临床二部	2020-08-10
临床试验中是否可以进行阳性判断值/参考区间的调整？	IVD产品的阳性判断值应在临床试验前完成建立和验证工作，在临床试验中应根据已经经过充分验证的阳性判断值进行检测结果的判读。如果临床试验中依据临床参考标准认为阳性判断值的设定存在偏差且需要调整，则应在调整后重新入组临床病例进行临床试验。		2020-06-29
如何选择细菌耐药基因检测试剂临床对比试剂/方法？	细菌耐药基因检测试剂是指通过检测目标细菌特定耐药基因对其耐药情况进行判定的检测试剂，对此类试剂进行临床研究时，应首先选择临床耐药表型的结果作为临床参考标准进行对比研究，将基因检测结果与临床耐药检测结果进行比较，从而得出基因检测试剂对耐药菌检测的灵敏度和特异度。试剂对临床样本相关基因的检测性能可通过基因测序或与同类已上市产品的比较研究进行确认。 　　对于被测耐药基因位点在临床应用中较公认且同类产品已上市多年的检测试剂，其临床试验以与同类已上市产品进行比较研究的方式为主，部分样本采用与耐药表型比对的方式进一步确认。如有适用的产品类指导原则，应参考相关要求。		2020-05-08

（续上表）

问题	回复	供稿	发布时间
体外诊断试剂临床试验报告附件具体包括哪些资料？有何要求？	根据《关于公布体外诊断试剂注册申报资料要求和批准证明文件格式的公告》（国家食品药品监督管理总局2014年第44号公告）规定，临床试验报告附件包括：①临床试验中所采用的其他试验方法或其他诊断试剂产品的基本信息，如试验方法、诊断试剂产品来源、产品说明书及注册批准情况。②临床试验中所有试验数据（需由临床试验操作者、复核者签字，临床试验机构加盖首页及骑缝章）。③主要参考文献。④主要研究者简历。⑤申请人需要说明的其他情况等。 上述资料应作为临床试验报告的附件提交，经临床试验机构签章确认。其中第①条应包括对比试剂及第三方试剂（如涉及）说明书，如使用临床参考方法/"金标准"，应提交具体方法的操作流程、判定标准等。第②条的数据表中应至少包含样本编号、基本信息（如性别、年龄、样本类型）、各方检测结果以及临床背景信息。其中临床背景信息应来源于受试者的临床病例信息，符合方案入组标准。第④条应提交主要研究者的简历，其他参与人员无须提交。第③⑤条如涉及应一并提交。	临床二部	2020-04-03
体外诊断试剂临床试验中对样本使用的抗凝剂有何要求？	体外诊断试剂的检测样本涉及不同抗凝剂时，应在临床前研究阶段对不同抗凝剂进行研究，验证抗凝剂的适用性及其对检测的影响。一般情况下，如经前期研究认为说明书声称可用的抗凝剂对样本检测不存在差异性影响，则临床试验过程中无须分组纳入使用不同抗凝剂的样本，所有适用的抗凝剂均可在临床试验样本中使用；特殊情形下，如当不同抗凝剂对检测结果有显著影响，导致临床检测结果的判定有不同参考值等情形时，临床试验中应分别进行样本收集和研究。 临床试验方案和报告中应明确说明样本类型及样本使用的抗凝剂。		2020-02-13

（续上表）

问题	回复	供稿	发布时间
与《免于进行临床试验的体外诊断试剂目录》描述不一致的产品，还可以免于进行临床试验吗？	《免于进行临床试验的体外诊断试剂目录》（简称目录）中的产品如白介素检测试剂，目录用途描述为"用于检测人体样本中的白介素，主要用于监测机体的免疫状态、炎症反应等"，白介素种类较多，其中产品声称符合上述用途的各种白介素检测项目均可作为免临床产品进行申报，若产品有新的预期用途，如用于特定病原体感染的辅助诊断等则不属于免临床产品。 血气检测试剂目录用途描述为"与血气分析系统配套使用，用于测定人体样本中的pH值、二氧化碳分压（$PaCO_2$）、氧分压（PaO_2）、红血细胞比容、钠、钾和钙离子浓度等电解质分析。临床上主要用于监测酸碱平衡失调、缺氧及二氧化碳潴留等"，申报产品检测项目除以上描述的内容外，氯离子、氧合血红蛋白、血氧饱和度等一些常规血气检测项目亦可作为免临床产品进行申报。	审评六部	2020-01-07
血气检测类产品适用的样本类型是什么？	临床应用中，血气检测类产品（包括仪器和试剂）的样本类型一般为动脉全血。审评过程中依据注册申报资料的验证内容，一般将适用样本类型明确为动脉全血。如果产品适用于检测静脉全血、毛细血管全血等其他样本类型，亦应进行充分验证。		2019-12-20
如何解决流行性感冒病毒检测试剂临床试验中H5N1亚型病例难以获得的问题？	《流行性感冒病毒核酸/抗原检测试剂注册申报资料指导原则》已发布多年，应根据指导原则要求，在产品临床试验中对我国流行过的流感病毒亚型进行包容性或交叉反应的研究。近年来在我国少有人感染高致病性禽流感H5N1亚型的报道，申请人在相关产品临床试验过程中难以获得感染该病毒亚型的临床病例，基于以上情况，在产品分析性能评估充分验证该病毒亚型检出能力的前提下，临床试验过程中可不单独收集感染该病毒亚型的临床病例，而对产品进行包容性或交叉反应的研究。		2019-08-01

（续上表）

问题	回复	供稿	发布时间
体外诊断试剂临床试验中如采用核酸序列测定、GC–MS/MS等实验室检测参考方法作为对比方法进行比较研究，是否可以委托测试？	对于某些目前临床上尚不存在明确的临床诊断"金标准"，亦无可比的同类产品上市的体外诊断试剂，临床试验研究者应依据现有临床实践和理论基础，建立合理的方法，进行比较研究。对于部分体外诊断试剂，临床试验中采用核酸序列测定、GC–MS/MS等实验室检测参考方法作为对比方法进行比较研究，这些方法非临床常规检测技术，需要专门的设备仪器和试验条件，且临床试验机构可能不具备相关检测条件。对于此类情况，申请人应尽可能选择具备相应条件的临床试验机构开展临床试验，确无检测条件的部分临床试验机构可将此部分测试委托给专门的测序机构、具备一定检测资质的实验室进行检测，并对检测结果进行认可。应提交临床试验机构与受委托机构的委托证明文件，并评价对比方法的方法学研究和整体质量。不得委托申请人的实验室进行相关测试。	审评六部	2019–04–19
体外诊断试剂临床试验中能否使用冻存样本？	体外诊断试剂产品临床试验中需使用符合入组标准的病例样本进行试验，在具体样本入组时除注意病例的选择外（此部分内容见"关于体外诊断试剂临床试验入组病例样本的常见问题"），还应注意样本的保存条件。原则上，临床试验样本的使用应最大可能与试剂临床使用过程中样本的状态一致，如临床使用状态为新鲜采集后检测，则应考虑使用新鲜采集的样本进行临床试验。如临床使用过程中可能存在样本保存过程（如一定条件下冻存），且说明书中明确了相应的样本保存条件及有效期，则临床试验中亦可纳入部分相应保存条件下的样本。无论使用新鲜采集样本还是冻存样本，均应确保入组样本的保存条件和期限符合相应产品样本保存的要求。		2019–02–22

（续上表）

问题	回复	供稿	发布时间
试剂盒说明书中的参考值涉及不同的年龄分布，应怎样进行临床试验样本选择？	临床试验设计过程中，纳入病例数除关注总体病例数、阳性和阴性病例数分布、干扰病例外，还应关注必要的病例分组、分层的需求。如试剂盒参考值在不同年龄段人群中有不同区间，在病例纳入时，应考虑不同年龄段人群的差异，将其分别纳入有统计学意义数量的不同年龄段人群，每个分段的人群中阳性和阴性病例比例应均衡。如参考值年龄分段较多，按照上述要求入组的总体病例数可能高于《体外诊断试剂临床试验技术指导原则》规定的最低样本量要求。	审评六部	2018-12-14
医疗器械临床试验答疑专栏（三）：通过同品种医疗器械临床数据进行临床评价时，如果选取其他注册人的产品作为同品种医疗器械进行对比，生产工艺、临床数据等资料需不需要获取同品种医疗器械注册人的授权？	根据《医疗器械临床评价技术指导原则》（简称《指导原则》）（2015年第14号），对于通过同品种医疗器械临床数据进行分析评价的要求中，明确数据应是合法获得的相应数据。《关于执行医疗器械和体外诊断试剂注册管理办法有关问题的通知》（食药监械管〔2015〕247号）基于数据应合法获得，规定依据《指导原则》第六条开展临床评价的，如使用了同品种医疗器械的生产工艺、临床数据等资料，申请人应提交同品种医疗器械生产工艺、临床数据等资料的使用授权书。《医疗器械注册管理法规解读之五》对医疗器械临床评价数据授权要求进行了进一步解读，对于拟使用的同品种医疗器械非公开数据等提出授权要求，以保证数据来源的合法性；使用公开发表的数据，如公开发表的文献、数据、信息等，无须取得授权。因此，通过同品种医疗器械对比进行临床评价时，若选取其他注册人的产品作为同品种医疗器械，数据如果来自公开数据、试验测量、行业共识等，可不要求提供数据使用授权书。	中国器审	2018-06-12

（续上表）

问题	回复	供稿	发布时间
体外诊断试剂注册申报资料中临床伦理文件的提交应注意哪些事项？	体外诊断试剂注册申报时，临床试验必须符合《赫尔辛基宣言》的伦理学准则，必须获得临床试验机构伦理委员会的同意。在该部分申报资料中，应提交伦理委员会的审查意见，以及受试者的知情同意书样本。 　　伦理委员会同意开展临床试验的书面意见应提交原件，由伦理委员会盖章，应写明方案版本号和版本日期，应注意产品信息和临床试验信息与实际临床情况的一致性。如在试验过程中发生方案修改，应经过伦理委员会的同意，并提交伦理委员会对方案修改的意见。进行临床试验的机构均应提交伦理委员会的审查意见，如特殊医疗机构（例如疾控中心等）确无伦理委员会，则应由机构出具相关的情况说明，以及对伦理方面的意见。 　　如临床试验经伦理委员会审查和批准后免于受试者的知情同意，应在伦理委员会的书面意见中明确免于知情同意，应避免出现实际试验免于知情同意，但伦理委员会的书面意见中仍出现知情同意书的情况。	审评六部	2018-06-07
体外诊断试剂在进行临床试验时，如采用测序方法作为对比方法，针对测序方法应提供哪些临床资料？	（1）信息性内容：采用测序方法时，临床试验资料中应提供测序方法的相关信息。 　　①应提供测序方法原理、测序仪型号、测序试剂及消耗品的相关信息。 　　②应提供测序方法所用引物相关信息，如选择基因区段，分子量、纯度、功能性实验等资料。引物设计应合理涵盖考核试剂扩增的靶核酸区段、位点及所有突变类型。 　　（2）方法学验证信息。 　　① 对所选测序方法的分析性能进行合理验证，尤其是最低检测限的确认，建议将所选测序方法与申报试剂的相关性能进行适当比对分析。		2018-05-07

（续上表）

问题	回复	供稿	发布时间
体外诊断试剂在进行临床试验时，如采用测序方法作为对比方法，针对测序方法应提供哪些临床资料？	②测序方法应建立合理的阳性质控品和阴性质控品，对临床样本的检测结果进行质量控制。 ③测序结果信息。除结果数据表中的测序结果外，应提交有代表性的样本测序图谱及结果分析资料。	审评六部	2018-05-07
体外诊断试剂临床试验使用的试剂批次是否必须为检验批次，是否必须使用同一批次？	拟申报试剂注册检验合格后可使用检验批次或非检验批次进行临床试验，临床试验报告中应明确注明各机构所使用的试剂批号，如临床试验持续时间较长，可以根据实际情况使用多个批次。 但应注意，体外诊断试剂临床试验、注册检验和分析性能评估等前期研究中使用的试剂应为在符合医疗器械生产质量管理体系的条件下生产的批次，生产批次的生产量应足够。对于境内产品，如临床试验批次、注册检验批次及临床前研究批次不同，应说明原因及具体的生产批次的情况。		2018-02-27
选择体外诊断试剂时，临床试验机构除法规要求资质外还应考虑哪些因素？	选择体外诊断试剂临床试验机构时，除参照法规资质要求外，还应同时关注临床试验机构是否具备开展临床试验的条件和能力。首先，临床试验机构应具备开展相应检测项目的能力，应熟悉拟考核产品相应检测项目，日常开展相应检测。如试剂为新产品新标志物，亦应选择熟悉相应方法或同类其他检测并在常规开展相关疾病诊疗工作的机构开展试验。对机构检测能力的评价应包括实验室条件及人员。其次，所选机构应能收集足够的适应证人群入组进行试验，选择在产品特定适应证方面具备相应学科优势的机构开展试验。最后，临床试验机构应能够确保配合注册申报过程，包括进行必要的补充试验，配合临床试验核查等。	—	2017-11-15

（续上表）

问题	回复	供稿	发布时间
关于体外诊断试剂临床试验入组病例样本的常见问题。	（1）关于入组病例要求。临床试验中的临床样本是指按照临床试验方案进行入组的病例，所有入组病例应唯一且可溯源，病例入组应涵盖产品预期用途及干扰因素，充分考虑产品临床使用过程中声称的适应证及可能存在的干扰因素。临床样本应尽可能使用前瞻性样本，如有必要可使用部分回顾性样本，但同样应能够对病例进行溯源，并建议在临床试验方案中说明使用回顾性样本的理由。 （2）关于总体样本例数要求。临床样本的总体例数应符合《体外诊断试剂临床试验技术指导原则》的基本要求。其中阳性样本、阴性样本及干扰样本的分布应能够满足各临床机构分别统计及总体统计的要求，能够充分验证产品的临床性能，产品的预期用途应得到有效验证。 （3）关于联检产品样本例数要求。对于多项联检产品，如多项毒品检测试剂，其临床样本应能够满足如下条件，即每项待测物的总样本数均符合《体外诊断试剂临床试验技术指导原则》的要求，且样本分布合理，能够对该项检测进行统计分析并验证其临床性能。 （4）关于多位点基因突变检测产品样本例数要求。对于多位点基因突变检测产品，其临床总样本例数应符合《体外诊断试剂临床试验技术指导原则》的要求，其中每个型别的阳性样本、阴性样本例数均应满足统计学意义，应能充分验证各型别检测的临床性能。对于其中的临床罕见型别，其临床样本中阳性样本可酌情减少，但应确保一定例数并进行较充分的临床性能验证。	—	2017-11-02

（续上表）

问题	回复	供稿	发布时间
关于体外诊断试剂临床试验入组病例样本的常见问题。	（5）关于用于罕见病检测的体外诊断试剂的临床减免。用于罕见病检测的体外诊断试剂产品，临床阳性样本可酌情减免，临床总阳性样本数应具有统计学意义。 （6）关于临床样本类型的要求。样本类型应与说明书声称的一致，对于涵盖不同样本类型的情况，如果产品声称的不同样本类型具有可比性，如血清、血浆，应以一种样本类型为主，样本量满足《体外诊断试剂临床试验技术指导原则》的要求进行临床试验，同时增加其他类型样本与上述样本比对的临床试验，比对样本例数应满足第三类产品至少为200例、第二类产品至少为100例的要求，并至少在2家（含2家）临床试验机构开展临床试验；如不同的样本类型之间不具有可比性，一种样本类型样本量满足《体外诊断试剂临床试验技术指导原则》的要求，其余样本类型与对比试剂同样进行样本比对，每种样本类型样本量与上述情况相比酌情增加。	—	2017-11-02
如何统计体外诊断试剂定量检测产品临床试验数据？	对于定量检测产品，其临床试验结果应依据产品的检测性能选择回归分析等适宜的统计分析方法，在合理的置信区间，考察两种试剂结果是否呈显著相关性，定量值结果是否存在显著统计学差异。如有可能，建议考虑试剂的性能在不同的样本浓度区间可能存在的差异，对总体浓度范围进行区间分层统计，对不同浓度区间内的结果进行相关性分析以更好地验证两种试剂的相关性。	—	2017-11-02
关于体外诊断试剂临床试验对比试剂/方法的选择。	依据《体外诊断试剂临床试验技术指导原则》，对于新研制体外诊断试剂，采用试验用体外诊断试剂与诊断该疾病的"金标准"进行盲法同步比较；对于已有同品种批准上市的产品，可选择已上市产品作为对比试剂。	—	2017-11-02

（续上表）

问题	回复	供稿	发布时间
关于体外诊断试剂临床试验对比试剂/方法的选择。	应充分了解所选择产品/方法的技术信息及性能，如方法学、临床预期用途、主要性能指标、校准品的溯源情况、阳性判断值或参考区间等，充分考虑对比试剂/方法与试验用体外诊断试剂的可比性，选择适当的对比试剂/方法进行试验，以便通过比对验证试验用体外诊断试剂的临床性能。	—	2017-11-02
关于体外诊断试剂临床试验检测结果不一致样本的确认。	临床试验方案中应明确试验用体外诊断试剂和对比试剂检测结果不一致样本的判定依据，对于临床试验中判定为检测结果不一致的样本，应采用"金标准"或其他合理的方法进行复核，方案中应明确用于复核的"金标准"或方法。临床试验报告中应给出最终确认的结果或判定，如无须复核，应详细说明理由。		

2.2　通用类

2.2.1　许可变更、注册、延续

问题	回复	供稿	发布时间
如何判断申请延续注册时间在医疗器械注册证有效期届满6个月前？	医疗器械注册证有效期届满需要延续注册的，注册人应当在医疗器械注册证有效期届满6个月前申请延续注册，并按照相关要求提交申请资料。因申请资料不齐全或者不符合法定形式需要补正资料的，深圳市市场监督管理局许可审查中心将在受理补正通知中注明注册人首次申请延续注册时间。注册人补正资料后再次申请延续注册时，应当提交受理补正通知，深圳市市场监督管理局许可审查中心将根据受理补正通知中注明的注册人首次申请延续注册时间判定申请延续注册时间是否在医疗器械注册证有效期届满6个月前，并按照《医疗器械注册与备案管理办法》规定对申请资料进行审核。	项目管理部	2021-12-17

（续上表）

问题	回复	供稿	发布时间
已注册产品，是否可以在原证基础上申请许可事项变更，增加型号和配件？	同一注册证书内所包含内容，应符合《医疗器械注册单元划分指导原则》的要求。是否能够在原注册产品的基础上新增型号、配件，取决于新增型号与原有型号的差异，以及新增配件与原有产品的关联性。如新增型号、配件与已注册产品按照《医疗器械注册单元划分指导原则》可划分为同一注册单元，则可以按许可事项变更申请增加型号、配件。	审评二部	2019-05-17
如申请人名称发生了改变，第三方机构出具的报告中申请人名称为变更前名称，是否仍可使用该报告？	申请人需提供文件详细说明该变化过程，同时提供证明性资料。如仅为名称的文字性变更，仍可使用第三方报告；如申请人实质发生了改变，应提供文件证明现申请人可合法使用该报告，同时评估该变化是否对报告的结果产生实质性影响。	审评三部	2019-02-22
变更注册增加规格型号，涉及新的强制性标准时该如何处理？	可分为两种情况：产品变更注册增加规格型号（原有A、B两个型号未发生变化，新增C、D型号），同时涉及新的强制性标准发布或修订，原有型号是否需要针对新标准进行检测？产品技术要求是否需要增加新标准的要求？ 许可事项变更增加新型号，对于新增强制性标准，仅需要提交证明C、D型号满足新的强制性标准的检测报告，不在产品技术要求中增加新的强制性标准的内容。注册人应确保自新的强制性标准实施之日起，A、B型号也能够满足新的强制性标准的要求。 如果在产品技术要求中增加新的强制性标准的内容，还应提交证明A、B型号也满足新的强制性标准要求的检测报告。可在延续注册时修改产品技术要求，增加新的强制性标准的内容，并提交证明A、B型号也满足新的强制性标准要求的检测报告。	审评二部	2018-10-11

（续上表）

问题	回复	供稿	发布时间
产品货架有效期缩短，在许可事项变更申请中是否可以不再提交技术文件？	虽然产品货架有效期缩短后，产品在储存周期内质量发生变化的风险降低，但注册人在申请许可事项变更时，建议提供合理解释和必要的支持性资料，例如完成实时稳定性试验后发现产品货架有效期应缩短，建议提供该实时稳定性试验验证资料。	审评三部	2017-12-05
新研制的尚未列入分类目录的医疗器械，是否一定要在注册申报前进行分类界定？	依据《医疗器械监督管理条例》第十六条：对新研制的尚未列入分类目录的医疗器械，申请人可以依照本条例有关第三类医疗器械产品注册的规定直接申请产品注册，也可以依据分类规则判断产品类别并向国务院食品药品监督管理部门申请类别确认后，依照本条例的规定申请注册或者进行产品备案。	—	2017-11-02

2.2.2　产品技术要求

问题	回复	供稿	发布时间
已注册医疗器械（体外诊断试剂）产品技术要求引用的强制性标准内容发生变化，何种情形下无须办理变更注册？	医疗器械（体外诊断试剂）注册证有效期内有新的强制性标准发布实施，已注册产品的注册证及其附件载明事项均不发生变化，即符合新的强制性标准，具体包括以下两种情形： （1）申报产品有适用的强制性标准。产品技术要求引用强制性标准的形式为"直接引用强制性标准条款具体内容""标准编号"或"标准编号+年代号"。强制性标准更新，标准编号和/或年代号发生变化，涉及产品技术要求引用的强制性标准条款内容未发生变化。	项目管理部	2021-12-17

（续上表）

问题	回复	供稿	发布时间
已注册医疗器械（体外诊断试剂）产品技术要求引用的强制性标准内容发生变化，何种情形下无须办理变更注册？	（2）申报产品无适用的强制性标准。产品技术要求参考引用了某个强制性标准的条款内容，强制性标准更新，标准编号和/或年代号发生变化，涉及产品技术要求参考引用的强制性标准条款内容未发生变化；或者涉及产品技术要求参考引用的强制性标准条款内容发生变化，但产品技术要求仍参考引用更新前的强制性标准条款内容。 上述两种情形下，产品技术要求不发生变化或者仅更新引用的标准编号和/或年代号，无须办理变更注册。 按照医疗器械管理的体外诊断试剂，涉及国家标准品换代更新的情形，参照上述要求办理。	项目管理部	2021–12–17
产品在进行化学性能研究时，某项化学性能（例如还原物质）出现异常，需如何进行评价？	当化学性能研究结果出现异常时，建议申请人评估异常的原因，综合评估医疗器械的安全性。例如涂覆涂层的导管类产品，涂层材料导致还原物质测试结果异常时，建议对不涂覆涂层的产品进行测试，确认其化学性能是否可接受，同时结合涂层材料的临床应用史及生物相容性数据综合评价。	—	2017–11–02
2014年10月1日前获批的医疗器械产品，如注册产品标准发生变化，如何提出申请？能否通过注册变更申请直接将标准转换为产品技术要求？	申请人可按照"产品技术要求变更"提出许可事项变更申请，提交注册产品标准更改单，不能直接通过注册变更申请将注册产品标准转换为产品技术要求。产品技术要求在产品延续注册批准后配发。		

2.2.3　产品检验及报告

问题	回复	供稿	发布时间
申请注册或者进行备案提交的医疗器械产品检验报告有什么要求？	按照《医疗器械注册与备案管理办法》《体外诊断试剂注册与备案管理办法》的要求，申请注册或者进行备案提交的医疗器械产品检验报告可以是申请人、备案人的自检报告，也可以是委托有资质的医疗器械检验机构出具的检验报告。依检验形式可以分为全项目自检、部分项目自检+部分项目委托检验、全项目委托检验三种情形。 　　其中，对于全项目自检和部分项目自检+部分项目委托检验的情形，检验工作应当按照《医疗器械注册自检管理规定》的要求开展，申请注册或者进行备案时应当按照《医疗器械注册自检管理规定》第四点"申报资料要求"提交。 　　对于全项目委托检验的情形，检验工作应当参考《医疗器械注册自检管理规定》第三点"委托检验要求"开展，申请注册或者进行备案时应当提交以下资料： 　　（1）有资质的医疗器械检验机构出具的检验报告。 　　（2）境外注册申请人委托中国境内代理人办理委托检验的，应当在中国境内指定代理人的委托书中写明委托代理人"依据拟申报注册产品的产品技术要求，在中国境内委托有资质的医疗器械检验机构对拟申报注册产品进行检验"，代理人承诺书中应写明对应内容。 　　（3）上述资料均应由注册申请人或代理人签章，文件格式应当符合《关于公布医疗器械注册申报资料要求和批准证明文件格式的公告》（2021年第121号）附件4、《关于公布体外诊断试剂注册申报资料要求和批准证明文件格式的公告》（2021年第122号）附件3的要求。	项目管理部	2022-03-11

（续上表）

问题	回复	供稿	发布时间
研究资料中的检测报告，如动态疲劳试验、病毒学试验、免疫学试验等，是否必须由具有相应资质的检测机构出具？	研究资料中的检测报告属于设计验证的一种证据形式，法规对于上述检测报告的出具机构及资质等无明确要求，因此对于上述检测报告，如动态疲劳试验、病毒学试验、免疫学试验等，没有检测机构资质的硬性要求。	质量管理部	2022-03-04
对于动物源性的医疗器械产品，一定要在有资质的实验室开展病毒灭活验证吗？	不同动物来源、生产工艺及适用范围的产品风险各异。对于一些常见的病毒灭活工艺，如有机物、射线、强酸等，其过程和方法相对成熟，可参考的文献资料也很多，没有必要逐一进行实验室验证，可考虑参考生物学评价、免疫原型评价、临床评价等方式，采用文献、历史数据等替代。 关于资质问题，目前医疗器械法规对其并无相关规定。		2021-04-16
产品按二类注册申报时已提交过检测报告，在产品管理类别调整为三类后，按照三类注册申报时是否可使用原检测报告？	检验报告没有有效期。如果产品未发生任何变化，可以提交原检验报告。	审评二部	2020-3-20
在60℃条件下进行了最终产品的加速稳定性试验，是否可以不限定产品的储运条件？	加速稳定性试验是指将某一产品放置在外部应力状态下，通过考察应力状态下的材料退化情况，利用已知的加速因子与退化速率关系，推断产品在正常储存条件下材料退化情况的试验，因此储运条件同货架有效期具有直接相关性，需限定产品的储运条件。	审评三部	2017-11-15

2.2.4　生物学试验及评价

问题	回复	供稿	发布时间
产品由符合ＹＹ0341.1附录B临床使用证明可接受材料制成，是否可在提交注册资料时以豁免生物学方式提交生物学资料？	生物学评价不能豁免，可通过等同性比较，证明申报产品与已上市产品具有相同的生物相容性，从而确定申报产品的生物学试验的减化或免除。对于符合YY 0341.1—2020附录B的材料，仍需通过等同性比较，如论证生产过程是否引入新的生物学风险，两者的生产过程（加工过程、灭菌过程、包装等）是否相同，因为生产过程也可能会引入新的有害物质（灭菌剂、加工助剂、脱模剂等残留物），若经评价，生产过程不引入新的生物学风险，则认为可豁免生物学试验。	审评四部	2021-08-27
细胞毒性定量评价和定性评价的选择原则及优先推荐顺序是怎样的？	细胞毒性的定量评价可以客观地对细胞数量、蛋白总量、酶的释放、活体染料的释放、活体染料的还原或其他可测定的参数进行定量测定，不易受到试验者主观因素的影响，具有相对高的灵敏性且有明确判定限，目前MTT定量法是国内普遍应用的方法。相对而言，细胞毒性的定性评价具有更多的评价者主观性，更适合筛选用途。另外，实际测试中存在定性评价与定量评价的结果不一致的情况（如受试样品浸提液存在使培养基吸光度出现较大变化的物质等）。因此目前推荐以定量评价为基础，必要时辅以定性评价。	审评三部	2021-07-09
若使用本企业已上市同类器械的生物学试验报告替代申报产品的生物学试验报告，需要进行哪些考量？	首先，申请人需确认试验报告中的受试产品与申报产品在材料化学组成、各组成材料比例、产品物理结构、表面特性、生产工艺、灭菌方法、原材料供应商及技术规范、内包装材料（如适用，主要涉及液体类产品、湿态保存产品）等任何可能影响生物相容性风险的因素方面均完全一致，并提供相关声明。		2021-02-07

（续上表）

问题	回复	供稿	发布时间
若使用本企业已上市同类器械的生物学试验报告替代申报产品的生物学试验报告，需要进行哪些考量？	其次，若受试品与申报产品在以上所列可能影响生物相容性风险的因素中存在不一致的情况，则需提供充分的理由和证据支持所提交的试验报告适用于申报产品，必要时补充相应的生物学评价资料，如可沥滤物分析及毒理学风险评定资料、相关生物学试验项目的补充试验等。 最后，同类产品的生物学试验报告仅用于替代申报产品试验报告作为生物学评价的一部分，而不是替代申报产品的整体生物学评价报告。	审评三部	2021-02-07
通过戊二醛浸泡进行消毒、灭菌的医疗器械，其残留毒性如何评价？	关于戊二醛残留的限值和残留的测试，目前没有公认的标准和方法，根据GB/T 16886.1—2011中4.3b规定，总体生物学评价应考虑预期的添加剂、工艺污染物和残留物，如果对生物学试验的医疗器械样品按照制造商规定的方法进行了戊二醛消毒、灭菌，而且符合生物相容性要求，则认为其残留毒性是可接受的。	审评二部	2020-07-30
与循环血液接触的医疗器械，是否将热原和细菌内毒素均列入产品技术要求？	与循环血液接触的医疗器械，依据《医疗器械产品技术要求编写指导原则》中的要求，细菌内毒素需在技术要求中制定。热原项目可在生物相容性研究资料中提供。产品如需注册，应对细菌内毒素和热原进行研究。	审评三部	2020-01-17
医疗器械发生变化时，在何种情况下需对其生物安全性进行重新评价？	医疗器械发生变化，需要对其生物安全性进行重新评价的情况包括： （1）制造产品所用材料来源或技术条件改变时。 （2）产品配方、工艺、初包装或灭菌改变时。 （3）贮存期内最终产品发生变化时，如贮存期和/或运输条件改变时。 （4）产品用途改变时。 （5）有迹象表明产品用于人体会产生不良反应时。	审评五部	2019-03-08

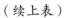

（续上表）

问题	回复	供稿	发布时间
是否可以采用与最终产品相同的原材料进行生物相容性试验?	生物学评价应考虑产品制造所用材料、预期的添加剂、工艺污染物和残留物、可滤沥物质、降解产物、最终产品的物理特性、各个组件及它们在最终产品中的相互作用、包装材料和保存介质对生物相容性的影响等因素，因此产品的生物相容性试验，在原则上应采用最终产品进行，或采用取自最终产品上有代表性的样品。如采用最终产品进行试验不可行，可考虑采用与最终产品以相同的工艺过程制得的试样进行试验，但需对试样的代表性进行充分的分析论证。 　　另外，当一个器械上有不同的组成材料时，在选择试样时应考虑不同成分间可能存在的化学反应，以及不同成分对人体的综合作用。但若医疗器械不同组件与人体接触性质和接触时间不同，应考虑分别进行生物学试验。	审评三部	2018-09-29
生物学评价亚慢性毒性试验报告需注意的常见问题有哪些?	对于试验中出现统计学差异的评价指标，试验报告需明确相关差异是否有生物学意义并提供理由，分析判断相关差异与受试产品的关系，而非仅简单列出具有统计学差异的项目。另外，对于通过植入方式接触受试品的亚慢性毒性试验，需提供植入剂量的确定依据，如，在动物可耐受情况下，推荐样本植入剂量为拟用人体临床剂量的50～100倍。		2018-09-13
国外实验室出具的生物相容性试验报告在中国注册时是否获认可?	国外实验室出具的生物学试验报告应附有国外实验室表明其符合GLP实验室要求的质量保证文件。若满足相关技术要求（如GB/T 16886/ISO 10993系列国际标准），则可以作为支持医疗器械生物学评价的生物学试验资料提交。		2018-06-29

2.2.5 其他

问题		回复	供稿	发布时间
说明书更改告知审查申请等共性问题解答。	什么情形下可提交说明书更改告知审查申请?	依据《医疗器械说明书和标签管理规定》第十六条，不属于变更注册范围内的说明书的其他内容发生变化时，应当向医疗器械注册的审批部门书面告知，并提交说明书更改情况对比说明等相关文件。 审查中心收到说明书更改告知审查申请后将参考立卷审查要求对说明书更改告知申请的技术内容进行审查。审查过程中发现申请内容涉及需要注册人提供相应支持性资料的，将发出受理补正通知，明确写明该申请存在的具体问题和需要注册人提交的资料。对于经审查认为不属于说明书更改告知范围的，将在受理补正通知中向注册人明确不符合的具体内容和理由，以及变更注册办理的途径。	—	2022-01-07
	医疗器械产品的材料性能需要列入技术要求中吗?	原则上材料性能不纳入产品技术要求的性能指标，包括但不限于金属类产品材料的化学成分、显微组织、内部质量等；高分子类产品材料的红外光谱等；陶瓷类产品材料的化学成分、杂质元素含量、导热系数、晶相含量等。 对于确实与产品安全相关的材料表征信息，可在技术要求中以附录形式载明。		
	可吸收医疗器械产品一定要进行体内代谢研究吗?	可吸收产品的原材料因为可以被人体吸收，其在体内的代谢可能存在安全风险，但对于大多数成熟材料而言，如透明质酸钠、动物胶原、壳聚糖、淀粉、聚乳酸等，相关研究文献资料较多，且其代谢路径相对固定，剂量、交联度和个体差异等对代谢路径影响较小，一般不会发生明显变化。 因此，对于由上述成熟材料制备的产品，原则上不需要提供该产品的体内代谢研究资料，可提供已有的文献资料作为支持；或通过生物相容性评价等方式，验证产品的安全性。若产品使用了新的可吸收材料，且缺乏对该材料体内代谢的相关研究资料，则需要进行该产品的体内代谢研究。		

（续上表）

问题		回复	供稿	发布时间
医疗器械产品不同批次研究资料等共性问题。	医疗器械产品（非体外诊断试剂）是否需要提交不同批次产品的稳定性或包装验证等研究资料？	对于大多数医疗器械（非体外诊断试剂）而言，产品的稳定性和有效期通常取决于产品所用原材料和老化机理，如热老化、光老化等。在原材料性能、生产工艺和包装材料保持稳定的情况下，原则上不同批次不应对产品的稳定性和有效性产生影响。因此，是否需要提交不同批次产品的稳定性或包装验证等研究资料应结合产品特点和技术要求统筹考虑，若产品具有特殊性，比如含有生物活性物质等，则可考虑提交不同批次的相关研究资料。其他情况，原则上不强制要求。		
	无源医疗器械货架有效期实时稳定性研究的温度应如何确定？应提交哪些资料？	理论上产品实时稳定性研究的温度一般与储存温度相同，若某些情况有特殊规定，则优先执行相关规定，如GB/T 11417.8—2012《眼科光学　接触镜　第8部分：有效期的确定》，该标准明确规定角膜接触镜产品稳定性研究采用的温度为25 ℃±2 ℃。 对于要求常温保存的医疗器械，若无特殊规定，原则上不强制实时稳定性验证温度按照25 ℃±2 ℃进行，可依据产品特点提供相应的研究资料。至于对保存温度有特殊要求的医疗器械，则应按照其规定温度进行验证研究。	—	2022-01-07
	动物源性产品病毒安全性是否一定要进行实验室验证？	不同动物来源、生产工艺以及适用范围的产品，风险各异。对于一些常见的病毒灭活工艺，如有机物、射线、强酸等，其过程和方法相对成熟，可参考的文献资料也很多，没有必要逐一进行实验室验证。对于动物源性产品，尤其是原材料应用比较成熟的产品，可采用文献或历史数据对病毒灭活效果进行评价。		

（续上表）

问题		回复	供稿	发布时间
医美相关产品问题答疑。	什么是玻尿酸？医疗美容用途的玻尿酸有哪些批准的产品，其作用原理是什么？	玻尿酸的学名是透明质酸（Hyaluronic Acid，HA），又名玻璃酸，是由等摩尔的N-乙酰氨基葡糖和葡糖醛酸双糖重复单元构成的直链多聚糖。"玻尿酸"一词源自台湾地区对透明质酸的叫法。透明质酸是一种细胞外基质成分，通常以钠盐的形式存在（即为透明质酸钠），广泛分布在人体的关节软骨等组织处。最早透明质酸是在牛眼中被发现的，早期量产的制备方式主要是来自鸡冠提取法，目前最主要的制备方式是微生物发酵法。 根据不同临床用途（适应证），医用透明质酸钠产品有的按照医疗器械管理，有的按照药品管理。目前按照《关于医用透明质酸钠产品管理类别的公告》（国家食品药品监督管理局2009年第81号公告）规定进行医用透明质酸钠产品管理属性的界定。根据2017年版《医疗器械分类目录》，用于填充增加组织容积的透明质酸钠产品所属的一级产品类别为"09整形及普通外科植入物"，所属其下二级产品类别为"02整形用注射填充物"，按照第三类医疗器械进行管理。对于不是以增加组织容积为预期用途的注射整形美容产品，需按照其具体成分和主要作用机理，判定其是否属于医疗器械。 在医疗美容领域，透明质酸钠被作为组织填充剂注射至面部组织内，可以起到支撑填充的作用，从而达到纠正皱纹的目的。透明质酸钠注入人体后会被分解，为了延长透明质酸钠本身的降解时间，往往会用化学交联的方式使透明质酸分子链相互交联，形成结构更稳定的网状结构。分解时间的长短跟透明质酸钠的化学交联程度、颗粒大小以及注射量、注射部位、个体之间的差异都有关系。目前境内已批准上市的以透明质酸钠为主要成分的填充	—	2021-08-30

（续上表）

问题		回复	供稿	发布时间
医美相关产品问题答疑。	什么是玻尿酸？医疗美容用途的玻尿酸有哪些批准的产品，其作用原理是什么？	剂产品主要产品名称为"注射用交联透明质酸钠凝胶"或"注射用修饰透明质酸钠凝胶"。境内已批准上市的以非交联透明质酸钠为主要成分的填充剂产品有注射用透明质酸钠复合溶液，用于纠正较浅的皱纹。另外，有些已批准的填充剂产品中也含有透明质酸钠，但其并不是主要成分，这些产品包括：医用羟丙基甲基纤维素-透明质酸钠溶液、医用透明质酸钠-羟丙基甲基纤维素凝胶、医用含聚乙烯醇凝胶微球的透明质酸钠-羟丙基甲基纤维素凝胶、含左旋乳酸-乙二醇共聚物微球的交联透明质酸钠凝胶等。在批准的适用范围内，绝大多数产品用于纠正中重度鼻唇沟，少数用于纠正额部皱纹，极少数用于丰唇、隆鼻、面中部注射填充，以及纠正颈部或手部皱纹。 　　因透明质酸钠具有较强的亲水性，医疗美容行业也会利用其"锁水"功能。如"水光针"就是一种将以透明质酸钠为主要成分的溶液，注射至面部真皮浅层以改善皮肤状态的疗法，但目前没有按医疗器械批准的"水光针"植入剂。目前有"水光针"注射所用的五针或九针的无菌注射针（按三类医疗器械管理）以及电子注射器批准上市。	—	2021-08-30
	什么是胶原蛋白？什么是重组胶原蛋白？医疗美容用途的胶原蛋白有哪些批准的产品，其作用原理是什么？	胶原蛋白（简称胶原）是人体组织器官的主要结构蛋白，参与人体组织修复。目前已知有28种胶原蛋白类型，占人体蛋白质总量的30%～40%，是人体最重要的组成材料。胶原蛋白材料在临床上广泛应用于人体皮肤、口腔、硬脑膜等组织的修复以及医疗美容等领域。目前国内外医疗器械市场的胶原产品主要由动物组织及同种异体组织（皮肤、胎盘等）制备，此外还有重组胶原蛋白制备方式。重组胶原蛋白是利用DNA重组技术制备的胶原蛋白，		

（续上表）

	问题	回复	供稿	发布时间
医美相关产品问题答疑。	什么是胶原蛋白？什么是重组胶原蛋白？医疗美容用途的胶原蛋白有哪些批准的产品，其作用原理是什么？	其氨基酸序列可根据需求进行设计改进，如重组人源化胶原蛋白的重复单元与人胶原蛋白氨基酸序列特定功能区相同。这种制备方式可实现定制化合成，即不仅可合成不同类型的胶原，还可筛选出不同型别胶原分子上的特定功能区并根据需要进行定制组合。 在医疗美容领域，胶原蛋白被作为组织填充剂注射至面部组织内，可以起到支撑填充的作用，从而达到纠正皱纹的目的。目前境内已批准的填充剂产品名称包括：胶原蛋白植入剂、含利多卡因胶原蛋白植入剂、医用胶原充填剂、重组Ⅲ型人源化胶原蛋白冻干纤维等。在批准的适用范围内，有的产品用于纠正鼻唇沟，有的用于纠正额部动力性皱纹。 另外，还有一些由胶原蛋白制成的敷料可用于医疗美容用途，如用于皮肤激光术后创面修复辅助治疗，境内已批准产品的产品名称有胶原贴敷料等。	—	2021-08-30
	目前境内已批准的注射填充剂除了玻尿酸和胶原蛋白以外还有哪些品种？分别由什么材料组成？有什么区别？	目前境内已批准的注射填充剂，除了以透明质酸钠或以胶原蛋白为主要成分的填充剂以外，还包括以下几个种类： （1）透明质酸钠与羟丙基甲基纤维素复合的填充剂。 医用羟丙基甲基纤维素-透明质酸钠溶液，是由羟丙基甲基纤维素、透明质酸钠和平衡盐溶液组成的无菌凝胶状溶液，用于皮肤真皮深层至皮下浅层之间的注射填充，以纠正额部皱纹和中重度鼻唇部皱纹。 医用透明质酸钠-羟丙基甲基纤维素凝胶，主要由交联透明质酸钠颗粒、羟丙基甲基纤维素、磷酸盐氯化钠缓冲溶液及注射用水组成，用于皮肤皮下浅层至深层之间的填充，以纠正中重度额部皱纹和中重度鼻唇沟皱纹。		

（续上表）

问题	回复	供稿	发布时间
医美相关产品问题答疑。	目前境内已批准的注射填充剂除了玻尿酸和胶原蛋白以外还有哪些品种？分别由什么材料组成？有什么区别？	（2）以可吸收聚酯类材料制成微球并添加辅料制成的填充剂。 　　聚乳酸面部填充剂。该产品为聚乳酸微球、甘露醇和羧甲基纤维素钠组成的冻干粉，使用前需经0.9%氯化钠注射液复溶为混悬液。适用于注射到真皮深层，以纠正中重度鼻唇沟皱纹。 　　注射用聚己内酯微球面部填充剂，由人工合成的聚己内酯（PCL）微球、甘油、羟甲基纤维素、磷酸盐缓冲溶液组成。用于皮下层植入，以纠正中重度鼻唇沟皱纹。 　　含左旋乳酸-乙二醇共聚物微球的交联透明质酸钠凝胶，主要由交联透明质酸钠、左旋乳酸-乙二醇共聚物微球、盐酸利多卡因、磷酸盐缓冲体系组成。适用于真皮深层、皮下浅层及深层注射填充纠正中重度鼻唇沟皱纹。 　　（3）含不可降解成分的填充剂（即永久性填充剂）。 　　整形用胶原和PMMA皮下植入物系统为含聚甲基丙烯酸甲酯（PMMA）微球体的胶原蛋白悬浮液，含微量利多卡因。其中胶原蛋白来自澳大利亚的牛皮。装量为0.1mL规格的为过敏测试用的测试针，成分为牛胶原蛋白溶液。用于注射到真皮深层以纠正鼻唇沟纹，或填充到骨膜外层以进行（鼻骨段）隆鼻。其中的PMMA为不可降解成分。 　　医用含聚乙烯醇凝胶微球的透明质酸钠-羟丙基甲基纤维素凝胶，主要由透明质酸钠、羟丙基甲基纤维素、聚乙烯醇微球和平衡盐溶液组成。用于皮肤真皮深层及皮下浅层之间注射填充，以纠正中重度额部皱纹和中重度鼻唇部皱纹。其中的聚乙烯醇为不可降解成分。	—	2021-08-30

（续上表）

问题	回复	供稿	发布时间
一个产品是否允许有两个原材料供应商？	申报资料中需要对产品原材料供应商予以明确，如果同一种原材料有两家原材料供应商，申请人需对两家供应商所提供的原材料分别进行采购控制（涉及的申报资料包括原材料供应商与产品生产企业的质量协议、原材料质量控制标准、原材料检测报告、原材料供应商资质证明等），对不同来源原材料制成的产品分别进行性能验证/确认和风险评估（包括生物相容性评价），以确保两种来源原材料制成的产品性能一致，且均符合安全有效性要求。必要时，产品生产企业还需要对原材料供应商进行现场审核。	审评三部	2018-07-27
可吸收止血类产品应提交何种资料证明产品的止血作用机理？	申请人应提交能够有效证明或阐述该申报产品的止血作用原理的技术或证明性资料。申请人应详细阐明申报产品的止血机理，描述产品如何影响止血过程，以及产品在止血过程中的优势作用，确认该止血机理结合所申报产品应用是否科学合理。对支持该止血原理的国内外研究文献进行综述，并提交具体支持该止血原理的相关科学文献原文及中文翻译件。阐明是否已有应用相同止血原理的产品在境内外上市，并研究所申报产品是否有可能引起血栓、凝血障碍等与其使用相关的不良反应。	—	2017-11-02
用于颅颌面内固定及修补的产品应如何划分注册单元？	用于颅颌面内固定及修补的产品根据产品适用范围和结构组成的不同，可分为颅颌面接骨板系统、颅骨锁、钛网、人工颅骨假体等不同的注册单元。根据产品组成材料（包括材料牌号）的不同，可分为TC4钛合金、TC4ELI钛合金、TC20钛合金、TA2纯钛、TA3纯钛、TA4纯钛等注册单元。若产品组成部件材料不同，但作为整体组配或组合使用的产品可按同一注册单元申报。		

2.3 有源类

2.3.1 产品注册、变更、延续

问题	回复	供稿	发布时间
高强度聚焦超声治疗（HIFU）设备相关问题答疑。	建议不作为HIFU产品的结构组成，而是作为配用设备体现。如果将用于测位的超声影像设备作为产品结构组成，需提供满足影像超声设备全部要求的资料，包括相关标准及检验、生物相容性、消毒灭菌、超声输出安全等。如果不作为产品组成，作为配合使用产品体现，建议明确配用产品的规格型号和软件版本，同时应证明其满足YY 0592—2016中测位装置的相关条款（5.4）要求。	审评二部	2022-02-11
牙科手机申报注册时是否需要引用GB 9706.1和YY 0505标准?	牙科手机和接头（如有）的照明供电方式，分为带照明装置式、导光式、无照明式三种。带照明装置式结构中含照明光源；导光式结构中不含照明光源，仅含有导光纤维束；无照明式结构既不含照明光源，又不带导光装置。带照明装置式的应引用GB 9706.1和YY 0505标准，导光式和无照明式的无须引用GB 9706.1和YY 0505标准。	审评一部	2022-01-28
X射线类放射诊断设备用辐射防护附件，是否可以和诊断设备一起申报?	X射线类放射诊断设备使用时进行辐射防护的附件，如防辐射衣、防辐射帽、防辐射裙、防辐射围领、医用射线防护眼镜等，用于进行放射诊断时对人体的防护。该类防护附件通常和有源设备无电源连接，或和其他物理连接，分类目录中单独作为医疗器械管理，建议单独申报。不可拆卸的附件除外。		2021-05-20

（续上表）

问题	回复	供稿	发布时间
超声软组织切割止血设备，如主机、换能器可配合非本注册单元内的其他超声刀头进行申报吗？申报资料有何要求？	首先，建议可配合使用的超声刀头与主机、换能器作为同一个注册单元申报。其次，虽然申报注册的产品组成中不包含超声B刀头，但是申请了"主机+换能器+B刀头"的配合使用，需要证明配合使用的安全有效性；需要在产品技术要求中明确配合使用的性能指标并提交检验报告；还需要提交其他与配合使用相关的资料，包含但不限于：量效关系、动物实验、临床评价资料等。最后，由于B刀头不在产品组成中，与其配合使用无关的物理性能（夹持力等）、化学性能、生物相容性、包装有效期研究资料不需要提交。	审评二部	2021-04-25
已注册有源产品，结构组成中的充电器输出电流发生变化，标签也发生相应变化，这种变化是否需要申请许可事项变更注册？	此时应分析是否涉及产品技术要求及其他注册证载明事项内容变化。如涉及，应申请许可事项变更注册。	审评一部	2021-01-08
牙科手机、马达等牙科设备附件产品如何申报？	具有符合YY 1012通用接口的牙科手机或牙科马达建议单独申报注册；不具有通用接口的牙科手机应与牙科种植机、根管预备机、牙科综合治疗台等配合使用的整机一起申报注册。		2020-05-08
进口产品，原产国批准的主机和相应附件适用范围不一致，按系统整体申报时，是否可以综合主机与附件适用范围作为在中国申请的适用范围？	可以综合主机与附件的适用范围进行申报，并参考国内已批准同类产品的适用范围进行规范。所申报适用范围不应超出原产国所批准的范围。	审评二部	2020-04-28

（续上表）

问题	回复	供稿	发布时间
有源医疗器械在产品命名时应注意哪些问题？	有源医疗器械在产品命名时，应参照《医疗器械分类目录》中的品名举例、产品适用的行业标准、国家标准等文件进行命名。产品仅满足GB 9706.1—2007标准要求时，不建议产品名称中含有"系统"一词，产品同时满足GB 9706.1—2007和GB 9706.15—2008标准时，可在产品命名时使用"系统"一词。	审评一部	2020-02-10
术中脑电/肌电/诱发电位测量系统等设备的电刺激器和针电极是否可以单独注册？	如果电刺激器和连接使用的设备是一体的，通常和设备一起申报。针电极通常为无菌包装，一次性使用，在医疗器械分类目录中单独作为医疗器械管理，可单独申报。		2019-11-08
超声高频集成手术设备包含了超声与高频两类手术设备，该产品应该如何进行分类？分类编码该如何填写？是否需要申请分类界定？	有源医疗器械中组合产品的情况很多，经常出现一个产品包含两个独立的功能模块，且每个模块分属不同的分类子目录或分类编码的情况。产品类别应按二者管理类别较高的判定。 　　对于分类编码，如该类产品已有明确界定，则应以界定文件为准。如无界定，申请人可自行判定产品以哪个模块为主，并填写该模块的子目录或编码；如无法判断，可填写任意一个模块的子目录或编码，不需要单独申请分类界定。 　　以超声高频集成手术设备为例，超声手术设备分类编码为01-01-01，高频手术设备分类编码为01-03-01，二者均属于01子目录下的三类医疗器械，因此整体产品类别也为三类。如产品主体功能为超声手术设备，则申报时可填写分类编码01-03-01，如无法确定也可以填写01-00。	审评二部	2019-11-01
PET/CT产品注册申报时，若其中的CT已取得注册证书，CT相关的综述资料、研究资料应如何提供？	综述资料中应明确CT的制造商、型号、注册证书编号；同时说明PET/CT系统中的CT和已取得注册证书的CT有哪些差异。对差异进行分析，提交差异对安全有效性影响的研究资料。若CT部分和原注册证书没有差异，可提供PET/CT系统的研究资料，无须再单独提供CT部分的研究资料。	审评一部	2019-09-20

（续上表）

问题	回复	供稿	发布时间
磁共振成像系统多个接收线圈联合使用时，注册资料应注意哪些问题？	在综述资料中应说明线圈联合使用时的组合方式、患者摆位方式以及对应的患者扫描部位；研究资料中提供信噪比、均匀性、二维扫描层厚、空间分辨力、鬼影等性能研究资料；产品技术要求除单个线圈的性能要求外，还应包括多线圈联合使用时的性能要求；临床评价资料应结合适用的扫描部位对联合线圈进行评价。	审评一部	2019-08-23
超声软组织切割止血设备，含主机、换能器、刀头、脚踏开关，可否申请变更增加转换器，将组成中的换能器、刀头连接到其他厂家主机使用？	超声软组织切割止血设备的主机和换能器、刀头的匹配性对产品的安全有效性有很大的影响，各部分的设计开发需要作为一个系统统筹考虑。即使在设计开发时对与其他厂家已获准上市产品的配合使用进行了充分的验证、确认，但如果对设计变更情况不能及时掌握，就无法对设计变更进行系统分析，从而导致因匹配性问题而引入安全有效性的风险。所以，如果和对方厂家有明确的合作关系，可以确保彼此间产品设计变更能做到系统分析，则可以申请；如果不是，则不可以申请。	审评二部	2019-08-15
大型影像设备如提供第三方生理门控信号接口，但不含门控设备，撰写和提交注册资料时应注意哪些问题？	大型影像设备（如CT、MR、PET/CT等），如提供第三方生理门控接口，例如：呼吸门控接口、心电门控接口等，应在综述资料中明确可配合使用的第三方门控设备的相关要求，例如接口类型（含连接方式、数据协议等）、符合的标准等；如果是专用接口，还应明确可配合使用设备的制造商、产品型号等。研究资料应提供配合第三方设备测试的验证确认资料。产品技术要求中应明确接口类型（含连接方式、数据协议等）及符合的标准（若适用），与门控相关的技术指标应进行检测。	审评一部	2019-07-15

（续上表）

问题	回复	供稿	发布时间
连续血糖监测系统产品组成中的App（用户分析软件），若安卓版App完成注册，增加IOS版App时是否需要注册检测、提交临床资料？	增加IOS版App需配合主机进行检测，并参照《医疗器械软件注册技术审查指导原则》提交IOS版App的软件研究资料。若软件功能不发生变化，仅运行环境发生变化，可不提交临床资料；否则需按照《医疗器械临床评价技术指导原则》的要求提交临床评价资料。	审评一部	2019-03-08
进口产品在国外上市时包含10个自选配置，销售到中国只选配其中的3个，这种情况是否可以进行申报？	境外产品在我国注册申报时，所申请的范围不得超过境外批准的范围。如仅申报其中一部分，当申报部分可实现独立应用，并能确保安全性、有效性时，可在境外批准范围内进行删减。	审评二部	2019-01-25
配合计算机使用的有源医疗器械产品技术要求中需对计算机配置进行描述，由于计算机配置变化频繁导致许可变更注册频繁，如何处理？	产品技术要求中对计算机配置如CPU频率、存储空间、内存空间、显示器分辨率等进行描述时，可描述配置的最低要求。计算机配置升级时，可通过质量管理体系控制进行相关设计更改的验证。不涉及产品技术要求变化的，可不进行许可事项变更注册。	审评一部	2019-01-04
产品结构组成中某个部件属于非医疗器械，在产品注册证书的结构组成中能否体现该部件？是否需要对该部件进行检测？	对于不作为医疗器械管理的产品部件，不能单独申报注册，但可以作为医疗器械的组成部分。 如果该部件作为医疗器械组成部分申报，那么应将其视为整体的一部分进行评价，该部件应随整机一同进行相应的检测、验证。如果申请人不申报该部件，或未将该部件随整机一同进行检测、验证，则不能批准其作为产品组成部分。 例如打印机、电缆线、内窥镜照明光缆、中性电极连接线等，都属于此种情形。	审评二部	2018-11-16

（续上表）

问题	回复	供稿	发布时间
监护仪等有源产品申报时，A公司的主机和B公司的耗材一起使用，是否可以以A公司的名义申报主机和耗材？	（1）若该耗材采用有创方式作用于人体，建议单独注册。 （2）若B公司的耗材已取得注册证书，且该耗材为通用配件或者注册证书中表明可以配合A公司的主机使用，则耗材不需要和A公司的主机一起申报。 （3）若B公司的耗材未取得注册证书，且该耗材不采用有创方式作用于人体，可以以A公司的名义申报主机和耗材。 A公司应在主机的随机文件中列明配合使用的所有耗材信息，如品牌、名称、型号、规格、医疗器械注册证号（若有）。	审评一部	2018-10-18

2.3.2　注册单元

问题	回复	供稿	发布时间
车载环境使用的影像产品系列问题之二：车载环境使用的产品是否可以和医院使用的产品在同一注册单元申报？	原则上车载环境使用的产品（在车辆停止状态下使用）和医院使用的产品可划分为同一注册单元。如不同产品除使用环境差别外，还有其他差异，应参照注册单元划分原则进行划分。	审评一部	2022-06-02
已注册CT设备的高压发生器增加型号，是否可作为同一注册单元申报？	如果高压发生器增加型号，整机性能实质等同，原则上可被视为同一注册单元。口腔锥形束CT设备的X射线组合式机头增加型号的情形，可参照执行。		2022-04-08

（续上表）

问题	回复	供稿	发布时间
牙科手机注册单元应如何划分？	根据注册单元划分要求，技术原理、结构组成、性能指标和适用范围差异较大的产品应被划分为不同的注册单元。参照以下原则： （1）高速气涡轮手机、牙科弯手机/牙科直手机应划分为不同的注册单元。 （2）牙科弯手机/牙科直手机中夹持根管锉用于扩大牙齿根管的手机、用于口腔种植治疗的手机、用于牙齿钻孔打磨用的手机应被划分为不同的注册单元。 （3）带照明装置式手机与无照明式手机应划分为不同的注册单元；导光式与无照明式手机可放在同一注册单元。	审评一部	2022-03-11
PET/CT产品因PET部分环数不同而存在不同配置，是否可以将其作为同一个注册单元申报？	参照PET/CT指导原则，环数不同的PET部分探测器，建议将其划分为不同的注册单元。		2021-02-26
婴儿培养箱中与皮肤温度探头配合使用的一次性固定粘贴片是否可以和主机作为同一注册单元申报？	一次性固定粘贴片为无源耗材，根据《医疗器械注册单元划分指导原则》要求：与有源医疗器械配合/组合使用的无源类耗材原则上与该有源医疗器械被划分为不同的注册单元。		2020-08-21
与乳房活检旋切装置配合使用的一次性旋切针是否可以和主机一起申报？	一次性旋切针为有源附件，根据《医疗器械注册单元划分指导原则》的要求，有源医疗器械附件与连接使用的主机原则上作为同一个注册单元申报。		2020-07-24

（续上表）

问题	回复	供稿	发布时间
内窥镜手术系统注册单元可以包括哪些？	内窥镜手术系统通常也被称为腔镜手术机器人，其标准组成通常包括医生控制台、患者手术平台和影像处理平台，与腹腔内窥镜和手术器械等配合使用。通常与系统不存在物理连接或电气连接的部件或附件不与该系统作为一个注册单元，与系统存在物理连接或电气连接的专用的部件或附件可以与系统作为同一注册单元。对于在临床中共同使用，与系统连接的通用设备，例如内窥镜冷光源、高频手术设备等，则不与该系统作为同一个注册单元；与系统连接的一次性使用的专用附件也可单独注册。	审评二部	2020-07-10
呼吸机类产品的注册单元应如何划分？	呼吸机（Ventilator）是一种肺通气设备，用于为患者肺部自动增加或提供通气。根据《医疗器械注册单元划分指导原则》，技术原理不同的有源医疗器械原则上划分为不同的注册单元。根据当前的技术水平，治疗呼吸机、家庭护理环境用呼吸机、急救和转运用呼吸机、高频喷射呼吸机及高频震荡呼吸机等产品的技术原理不同，应划分为不同的注册单元。对于治疗呼吸机，采用不同技术原理的，例如气动电控呼吸机与电动电控呼吸机，应划分为不同的注册单元。技术原理相同，但产品设计结构不同的呼吸机（例如不同的气路设计的呼吸机）原则上应划分为不同的注册单元。与呼吸机配合使用的无源耗材（例如呼吸管路、气管插管、面罩等）原则上与呼吸机划分为不同的注册单元。	审评一部	2019-05-17

（续上表）

问题	回复	供稿	发布时间
负压伤口治疗设备申报注册，配套使用的储液罐能否和治疗设备放在同一个注册单元？配合使用的泡沫敷料能否和治疗设备放在同一个注册单元？	参照《医疗器械注册单元划分指导原则》，有源医疗器械附件与连接使用的主机原则上作为同一个注册单元申报。储液罐不单独作为医疗器械管理，建议和治疗设备作为同一个注册单元申报。 参照《医疗器械注册单元划分指导原则》，与有源医疗器械配合/组合使用的无源类耗材原则上与该有源医疗器械划分为不同的注册单元。配合使用的泡沫敷料为无源耗材类医疗器械，应和治疗设备划分为不同的注册单元申报。	审评一部	2019-02-15
胰岛素泵泵体和一次性使用的附件是否可作为同一注册单元申报？	胰岛素泵泵体和一次性使用的附件（胰岛素针、管路）应作为不同的注册单元，分别申报。		2018-11-08
电极头端带涂层的高频电极是否可与不带涂层的划分为同一注册单元？	根据《医疗器械注册单元划分指导原则》（总局2017年第187号通告），同时参考《手术电极注册技术审查指导原则》（2017年修订版）中注册单元划分的原则，电极头端带涂层的高频电极可与不带涂层的划分为同一注册单元。	审评二部	2018-07-05
放射治疗计划系统可否与放射治疗设备作为同一注册单元申报？	放射治疗计划系统如为通用计划系统，可以配合多种放射治疗设备使用，则应单独申报；如为某一特定放射治疗设备的专用计划系统，则可与该放射治疗设备共同申报。	审评一部	2018-03-09
内窥镜摄像系统是否可与内窥镜作为同一个注册单元申报？	无论是专用型还是通用型的内窥镜摄像系统，均应与内窥镜划分为不同的注册单元申报。	审评二部	2018-01-03

2.3.3 产品技术要求

问题	回复	供稿	发布时间
对于眼科光学生物测量仪的各项测量功能，性能指标如果已规定了测量准确性，是否还需要考虑重复性？	测量重复性和测量准确性所体现的含义不同。测量准确性是指测量值与真实值的一致性；测量重复性是指不同时间点多次测量的测量值之间的一致性，考虑的是系统误差。如果测量准确性的试验方法同时考虑了不同时间段的系统误差，可以不单独考虑重复性。	审评二部	2022-05-19
气动型脚踏开关是否必须按照ΥY 1057—2016进行检测？	YY 1057—2016标准不适用于气动型脚踏开关，但可参考引用该标准并检测适用条款。		2021-09-10
植入式心脏除颤器及同类产品关于GB 16174.2—2015引用的相关问题。	植入式心脏除颤器及同类产品在产品技术要求已引用GB 16174.1和YY 0989.6标准的情况下，尽管植入式心脏除颤器具有起搏功能，但因YY 0989.6中已充分考虑到了植入式心脏除颤器所具有的起搏功能并做出了相应规定，所以无须引用GB 16174.2标准。	审评一部	2021-06-25
有源医疗器械产品技术要求中是否需要载明运输和贮存条件？	有源医疗器械产品技术要求中通常不需要载明运输和贮存条件，只需要载明正常工作条件即可，运输和贮存条件可在说明书中明确。		2020-08-28
胶囊内窥镜系统注册证或者产品技术要求中，是否可以将胶囊内窥镜注明为"一次性耗材"？	胶囊内窥镜通常为一次性使用产品，建议在产品结构组成中将胶囊内窥镜明确为"一次性使用"。	审评二部	2020-05-29
通用计算机、平板电脑不属于医疗器械，当其作为医疗器械产品结构组成时，适用什么标准？	若通用信息设备作为申报医疗器械产品结构组成的一部分，则产品整体适用GB 9706.1—2007和YY 0505—2012标准。		2020-02-20

（续上表）

问题	回复	供稿	发布时间
医用电气设备在什么情况下需要进行环境试验，是否需要引用GB/T 14710—2009标准？	若拟申报产品适用的强制性标准要求执行GB/T 14710—2009标准，则应按照GB/T 14710—2009标准及该强制性标准的相关要求进行检测。 若拟申报产品在特殊环境（如高温、高湿或低温等）中使用，则应在研究资料中提供该产品可在相应环境中使用的支持性资料。		2017–11–15
有源产品的产品技术要求中，"产品型号/规格及其划分说明"应如何撰写？	依据《医疗器械产品技术要求编写指导原则》，产品技术要求中应明确产品型号和/或规格，以及其划分的说明。对同一注册单元中存在多种型号和/或规格的产品，应明确各型号及各规格之间的所有区别（必要时可附相应图示进行说明）。对于型号/规格的表述文本量较大的可以附录形式提供。 对于独立软件或含有软件组件的产品，还应明确软件的名称、型号规格、发布版本、完整版本的命名规则，控制型软件组件还应明确运行环境（包括硬件配置、软件环境和网络条件）。	—	
确定有源医疗器械的使用期限应该考虑哪些因素？应提交哪些资料？	（1）有源医疗器械使用期限的确定可考虑以下方面，如高完善性元器件等关键部件的使用期限、使用中的正常运行和单一故障状态、使用频率、使用环境（腐蚀、磨损、辐射等）、清洗/消毒/灭菌方法、部件维护维修情况，以及前期的经验数据等。		2017–11–02
确定有源医疗器械的使用期限应该考虑哪些因素？应提交哪些资料？	（2）申请人应提交产品预期使用期限的确定依据及验证报告，验证报告可提供系统/设备的使用期限验证内容，或关键部件的使用期限验证内容，或经验数据等。 （3）相关责任方（制造商/使用者）应在产品整个生命周期过程中通过风险分析动态评价产品的使用期限，安全性降低到风险不可接受的程度时，应停止使用。		

2.3.4 软件

问题	回复	供稿	发布时间
含软件的医疗器械新增临床功能，注册人认为该变化属于轻微变更，是否可不将其作为发布版本体现？	不能。临床功能变化应属于软件重大更新，当生产企业规定的软件版本号命名规则无法清晰区分重大软件更新和轻微软件更新时，遵循风险从高原则，在中国境内的软件发布版本号应体现变化。例如：生产企业制定的软件版本号命名规则为X.Y.Z，其中X代表重大更新，Y代表轻微更新，Z代表纠正。而临床功能变化在Y字段体现，则软件发布版本号应确定为X.Y。	审评二部	2021-08-20
软件产品的有效期如何确定？	独立软件的使用期限通过商业因素予以确定。软件组件的使用期限与所属医疗器械相同，无须单独体现。专用型独立软件视为软件组件的使用期限要求与独立软件相同，在所属医疗器械使用期限研究资料中体现。	审评一部	2020-11-20
若软件发生变化，何种情况下需要递交注册申请？	按《医疗器械软件注册技术审查指导原则》，软件发生重大软件更新（即软件发布版本发生变化）时，需要申报许可事项变更；发生轻微软件更新时，制造商通过质量管理体系进行控制，无须进行注册变更，待到下次注册（注册变更和延续注册）时提交相应申报资料。		2018-08-15
含软件产品在同品种对比时，应如何考虑软件差异？	对比时，注册申请人应详细描述软件相关的所有差异，分析差异是否对产品的安全性、有效性造成影响。必要时，应提交申报产品自身的临床/非临床数据来证明该差异未对安全有效性产生不利影响。	审评二部	2018-04-01
什么是软件核心算法？	核心算法是指实现软件核心功能（软件在预期使用环境完成预期用途所必需的功能）所必需的算法，包括但不限于成像算法、后处理算法和人工智能算法。		2017-11-15

2.3.5　网络安全

问题	回复	供稿	发布时间
申报产品所含的脚踏开关通过蓝牙与其他组成部分连接并实现遥控功能，是否需要考虑网络安全？	蓝牙遥控功能属于电子数据交换，应考虑网络安全相关风险，参照《医疗器械网络安全注册技术审查指导原则》要求提交相应资料。	审评一部	2021-03-29
如果申报产品与配合用产品，通过非网线方式交换视频数据，是否需要考虑网络安全？	参照《医疗器械网络安全注册技术审查指导原则》要求，电子数据交换方式包括无线、有线网络，单向、双向数据传输，实时、非实时远程控制、存储媒介。 通过非网线方式交换视频数据，属于电子数据交换，应考虑网络安全相应要求。		2020-12-10
网络安全指导原则适用于哪些医疗器械？网络安全文档是否可以在软件描述文档中提交？	网络安全指导原则适用于以网络连接功能进行电子数据交换或远程控制的第二类、第三类医疗器械产品的注册申报，其中网络包括无线、有线网络，电子数据交换包括单向、双向数据传输，远程控制包括实时、非实时控制。 同时，该原则也适用于采用存储媒介以进行电子数据交换的第二类、第三类医疗器械产品的注册申报，其中存储媒介包括但不限于光盘、移动硬盘和U盘。 网络安全文档应单独提交。	—	2017-11-02

2.3.6　产品检验及报告

问题	回复	供稿	发布时间
高频超声集成手术设备，如果既可以单独输出高频或超声能量，又可以同时输出高频和超声能量，进行电磁兼容检验时应如何考虑测试模式？	根据GB 9706.4—2009标准第36章相关要求，"在电源接通而高频输出不激励时应符合第1组的限值要求"，因此对于发射试验应选择最不利模式（至少应包含最大超声输出模式）进行测试，按照1组A类进行试验。对于抗扰度试验，应分别选择待机模式、超声输出模式、高频输出模式和双输出模式，在最不利情形下进行试验。	审评二部	2022-05-06

（续上表）

问题	回复	供稿	发布时间
产品工作长度不符合新标准要求，可否依据原检验报告数据直接修改标称值和允差，以符合新标准要求？	不能简单依据原检验报告数据进行文字性修改。应首先考虑变更前后是否涉及产品设计参数和体系的变化，如涉及上述变化应提供变更后生产的样品进行检验。如果不涉及上述变化，且原生产质量体系控制能够满足新标准要求，则无须重新检验。	审评二部	2021-11-12
高通量血液透析器产品的清除率检测中的 β_2 微球蛋白清除率试验条件，是否可以只设置一个血液流速，不覆盖所有血液流速范围？	根据强制性行业标准YY 0053—2016中3.5.1.2条款规定，高通量血液透析器在临床常用血液流速下，可以选择单一血液流速，评价 β_2 微球蛋白清除率。	审评五部	2021-11-12
对于病人监护仪等含有较多附件的有源医疗器械，提交消毒灭菌资料时应注意哪些问题？	对于含有较多附件的有源医疗器械，提交消毒灭菌资料时，建议按照申请表结构组成顺序列表说明附件的名称、消毒/灭菌方法、一次性使用/可重复使用、生产企业灭菌/终端用户灭菌等信息。 生产企业灭菌的应明确灭菌工艺（方法和参数）和无菌保证水平（SAL），并提供灭菌确认报告。 终端用户灭菌生物应当明确推荐的灭菌工艺（方法和参数）及所推荐的灭菌方法确定的依据；对可耐受两次或多次灭菌的产品，应当提供产品相关推荐的灭菌方法耐受性的研究资料。 如灭菌使用的方法容易出现残留，应当明确残留物信息及采取的处理方法，并提供研究资料。 终端用户消毒的应当明确推荐的消毒工艺（方法和参数）以及所推荐消毒方法确定的依据。	审评一部	2021-09-17

（续上表）

问题	回复	供稿	发布时间
产品的标称工作电压为100V ~ 230V，但行业标准规定"设备应在交流220V ± 22V范围内正常工作"，应如何进行测试？	首先明确上述标准相关条款考虑因素的出发点，是为了解决产品在中国境内使用时可能出现电压波动的情况下，仍然可正常工作。其次，产品标称的电压范围只是宣称可以支持的额定电压，和前面所述的并不是同一层面的问题，二者不存在矛盾。因此，对于问题所述情况，应按照产品实际设计情况申报注册，标称电压范围应以实际设计参数100V ~ 230 V为准，同时仍然按照标准的要求在220V ± 22V范围内进行检测。	审评二部	2021-07-16
超声软组织切割止血设备在进行电磁兼容试验时，可否选择一个型号的刀头作为典型型号？	普通的超声刀头（不包含换能器）仅传导声能，不传导电能，理论上对电磁兼容性能没有影响。有些超声刀头为了识别一次性使用、收集刀头工作参数等功能，刀头内带有芯片，需要进行供电，对电磁兼容性能可能有影响。对于不带有芯片，不传导电信号、电能的超声刀头，可以选择一个型号的刀头进行检测。		2021-03-19
《腔镜用吻合器产品注册技术审查指导原则》简称《指导原则》要求提交热原研究，电动吻合器的研究资料是否需要提交热原研究资料？	《指导原则》中的热原是对植入的吻合钉的要求，若产品组成中不包含钉仓（吻合钉），则不需要提交热原研究资料。若产品组成中包含钉仓，则需要在研究资料中提交热原的研究资料。	审评二部	2021-01-22
有源医疗器械产品组成中通常包含台车，电磁兼容检测时是否需要检测台车？	电磁兼容测试布置分为落地式设备和台式设备，二者试验布置要求不同，试验结果可能存在差异性。因此，实际使用中如果需要台车，电磁兼容通常配合台车一起，按照落地式设备进行检测；如果不需要台车，电磁兼容通常按照台式设备进行检测。如果实际使用中二者兼有（即台车为可选），则电磁兼容测试应同时按照落地式设备和台式设备进行检测。		2020-09-18

（续上表）

问题	回复	供稿	发布时间
血液透析器产品的清除率试验条件应如何设计？	根据YY 0053规定，透析器产品的清除率试验中，血液和透析液流速应覆盖生产企业规定的范围。试验一般选择透析液流速的最低和最高点，分别对应企业规定的血液流速的最低流速以及每增加100mL/min的血液流速，直至企业规定的最高血液流速。	审评五部	2020-08-14
有源设备许可事项变更注册时，仅功率发生变化，注册检测是否需要做全性能检测？	申请人应分析申报产品具体哪些部件发生变化，在综述资料中对变化情况进行详细描述，在研究资料中提供对变化的验证资料。分析变化对产品技术要求中性能指标、电气安全和电磁兼容的影响，对有影响的部分进行检测。	审评一部	2020-06-29
关于有源医疗器械中可重复使用的附件，消毒/灭菌资料应关注的问题有哪些？	可重复使用的附件，使用前应保证已消毒或灭菌。说明书中应明确具体的消毒/灭菌方法（如使用的消毒剂、消毒或灭菌设备）、消毒/灭菌周期的重要参数（如时间、温度和压力等）。研究资料中应提供消毒/灭菌方法确定的依据、消毒/灭菌效果确认资料及推荐的消毒/灭菌方法耐受性的研究资料。		2020-02-25
医用内窥镜通常有多种规格型号，如何选择典型型号进行检验？	一般情况下，同一注册单元内医用内窥镜的检测典型性选择应考虑以下因素：如视向角存在差异应选择最大值；如视场角存在差异应选择最大值和最小值；对不同内径、外径和工作长度的内窥镜，应选择直径最小的和细长比（长度/直径）最大的，含有工作通道的产品，直径应为插入部外径减去工作通道内径；角分辨力等光学性能指标应选择要求最高的型号。	审评二部	2019-07-08

（续上表）

问题	回复	供稿	发布时间
延续注册时的EMC检测报告是否需与首次注册时的电气安全检测报告相关联？	EMC检测报告关联是为了确保安规检测报告与EMC检测报告的测试样品的一致性。产品注册批准后，注册人应按照所批准内容组织开展生产，保持产品不发生变化，因此延续注册时不需要进行关联。 　　在注册证书有效期内，产品若发生了不涉及许可事项变更的整改，注册人应依照质量管理体系要求开展相关的验证、确认工作，确保整改内容不影响产品安全有效，并且申请延续注册时应在"关于延续注册产品无变化声明"中声明："产品所发生的变化通过质量管理体系进行控制，注册证载明事项无变化。"	审评二部	2019-03-29
有源产品许可事项变更注册时电气元件不发生变化，而发生其他变化，是否可以豁免电气安全和电磁兼容检测？	应对申报产品变化情况进行整体评估，若外壳构造改变、密封性能改变等涉及电气安全标准/电磁兼容标准，要求重新判定或评估，则应进行检测。	审评一部	2018-11-23
有源产品在进行电磁兼容检测时，是否需要连同产品组成中的无源附件一起检测？	通常电磁兼容检验中使用的设备装置、电缆布局和典型配置中的全部附件应与正常使用时一致。如果经分析判定无源附件与电磁兼容检验无关，则不需要连同该无源附件一起检测。如果测试时为了实现其基本性能必须配合无源附件的情况下，应当配合该无源附件进行检测。	审评二部	2018-01-30
医用光学内窥镜、激光光纤是否需要进行电磁兼容检验？	如果医用光学内窥镜、激光光纤内部不包含电子元器件，仅仅包含光学元件，则不需要进行电磁兼容检测。如果内部含有电子元器件（如RFID识别装置等），则需要进行电磁兼容检测。		2018-01-09

（续上表）

问题	回复	供稿	发布时间
电磁兼容检测中应注意哪些问题？	（1）检验报告的关联性。 　　电磁兼容检验报告和电气安全检验报告应当关联，保证受检样品的一致性。 （2）多个型号和附件的典型性。 　　应将申报注册单元内全部产品（包括全部型号和全部组成部件）作为送样产品。可将送样产品全部作为受检产品进行检验，也可由检验中心承检工程师对全部送样产品进行分析，选取具有代表性的送样产品作为受检产品进行检验，电磁兼容检验报告应明确送检产品信息和受检产品信息。电磁兼容检验报告结论应明确送样产品是否符合电磁兼容要求及标准。 　　对于送样产品所含某些附件，检验中心承检工程师分析并认定其与电磁兼容检验无关，电磁兼容检验报告应明确这些附件及分析结论，检验样品构成表无须体现这些附件的信息。 （3）基本性能的确定。 　　基本性能是指必要的性能，考虑其丧失或降低是否会导致不可接受的风险。 　　制造商在确定产品基本性能时，应考虑但不限于以下方面：分析临床安全性风险，考虑和诊断/治疗/监护相关的性能，各种传感器、线缆、应用部分、控制装置、显示装置、运动部件等性能是否受电磁干扰影响。 　　随机文件所识别的基本性能应作为基本性能进行抗扰度试验。如果未在随机文件中识别出基本性能，全部功能均应考虑作为基本性能进行抗扰度试验。 （4）样品运行模式的选择。 　　样品运行模式应识别最大发射运行模式。样品运行模式应全面且详细识别随机文件所述"功能"（定义详见YY 0505—2012条款2.212），对每种已识别的功能进行抗扰度试验，并以对患者影响最不利的方式进行抗扰度试验。	审评一部	2017-12-21

（续上表）

问题	回复	供稿	发布时间
有源产品申请许可事项变更增加型号，是否必须进行检测？能否由原有型号的检测报告覆盖？	应确认所申请变更增加的型号与原有型号是否可作为同一注册单元，如可作为同一注册单元，可申请许可事项变更增加型号。在不涉及新标准的情况下，应当按照典型性型号的判定原则，如原有型号可代表新增型号，则无须重复进行检测；如涉及新标准，则需提供新增型号针对新标准的检测报告；如原有型号的检测报告中部分项目检测可代表新增型号检测，则此部分内容无须重复检测。	审评二部	2017-12-05

2.3.7 生物学试验及评价

问题	回复	供稿	发布时间
病人监护仪等含有较多和人体接触附件的有源医疗器械，其进行生物相容性评价时应关注的系列问题之一。	对于含有较多预期作用于人体的附件（包括直接接触和间接接触）的有源医疗器械，潜在生物学风险管理过程中的生物相容性评价工作，建议针对附件生物学评价情况分为以下三类： （1）豁免生物相容性评价的，建议参照国家食品药品监督管理局《关于印发医疗器械生物学评价和审查指南的通知》（国食药监械〔2007〕345号），出具没有发生第四条第（一）款规定情况的说明性文件。 （2）进行生物相容性评价的，建议按照GB/T 16886.1—2011中的系统方法框图所示的风险管理过程中的生物学评价程序，对附件进行选择和评价。 （3）进行生物相容性试验的，建议按照GB/T 16886.1—2011附录A，识别风险评定完整数据组需要补充的数据或试验。	审评一部	2021-10-15

（续上表）

问题	回复	供稿	发布时间
病人监护仪等含有较多和人体接触附件的有源医疗器械，进行生物相容性评价时应关注的系列问题之二。	通常病人监护仪的心电、体温、血氧、无创血压、有创血压、呼吸、脑电、麻醉等功能模块均含有若干个和人体接触的附件，申报附件数量较多。为便于资料的审查，建议参照如下要求： （1）参照申请表结构组成顺序，按功能模块分类，列表说明和人体接触附件的名称、接触的部位、接触时间、接触性质、生物学评价方式（豁免、评价、试验）和对应的评价资料名称、编号。 （2）进行生物学试验的还应说明生物学测试项目、测试依据、测试结果、测试报告编号等内容。 （3）选取有代表性附件进行测试的，应说明典型型号选取的理由。	审评一部	2021-11-19

2.3.8　动物实验

问题	回复	供稿	发布时间
用于直径5 mm血管的超声软组织切割止血设备，急性动物实验所用动物数量应如何确定？	由于超声软组织切割止血设备通常都带有反馈功能，会根据负载变化实时调整输出的频率、功率，量效关系较复杂，通过台架试验的性能测试不足以评估产品临床应用的安全有效性，因此需要通过动物实验对产品的安全有效性进行充分的评估。急性动物实验中，应先通过统计学计算得出所需血管的数量，再根据每头动物可用于实验的相应尺寸血管数量估算动物头数。注意还应充分考虑闭合其他血管后可能对待切割闭合血管血供的影响，确保每根血管在进行切割闭合时处于正常的生理状态。	审评二部	2020-12-24

（续上表）

问题	回复	供稿	发布时间
超声软组织切割止血设备动物实验，有多个代表型号的超声刀头，动物实验刀数、动物头数应如何分配？	可根据《超声软组织切割止血系统注册技术审查指导原则》第十条第四部分的要求选择代表刀头进行试验，不同型号代表的刀头应独立进行评价，刀数应独立进行计算。慢性动物实验建议不在同一只动物上对多个刀头进行实验，避免出现无法区分分析的问题。	审评二部	2020-11-27
进行超声软组织切割止血设备动物实验时，超声刀头的代表型号应如何选择？	动物实验超声刀头代表型号选择应参照《超声软组织切割止血系统注册技术审查指导原则》第十条第四部分的要求："代表性刀头的选择原因，应进行详细的论证。所选择刀头与其所代表刀头应有相同的尖端设计，性能指标（产品技术要求中所载明的指标）应基本相同。被代表的刀头爆破压力测试的结果应不劣于所选择的代表刀头。"通常可在尖端设计相同、性能指标基本相同（标称误差适当），仅刀杆长度不同、带/不带涂层、手柄设计不同（不影响夹闭力的外观设计）的刀头中进行选择，选择其中体外爆破压力测试结果最差的刀头作为典型型号进行急性、慢性动物实验。		2020-10-10
二氧化碳激光治疗仪采用了新的设计结构，用于新的临床应用部位时，是否需要进行动物实验？动物实验是否需要设置对照组？	动物实验主要为产品设计定型提供相应的证据支持，为医疗器械能否进入临床研究阶段提供依据，实现对临床受试者的保护。若产品采用新的作用机理、工作原理、结构设计、应用方法（如手术操作），改进某方面性能等，申请人应针对产品创新点相关风险进行评估，并对风险控制措施有效性进行验证和/或确认，参照风险管理判定原则确认是否开展动物实验。 若拟申报的二氧化碳激光治疗仪采用了新的结构设计、改进了性能，或采用了新的功能（如点阵扫描）、用于新的临床用途，如台架性能试验研究不足以判定其基本安全性时，建议在临床试验之前开展动物实验。 动物试验不要求必须设置对照组。		2019-07-19

2.3.9　其他

问题	回复	供稿	发布时间
医美相关产品问题答疑：什么是热玛吉？热玛吉的作用原理是什么，能起到什么作用？有什么风险？	"热玛吉"一词来源于英文"Thermage"的音译，最早是一家美国医疗器械公司"THERMAGE，INC."（SOLTA MEDICAL，INC.公司的前身）及其所生产的一系列射频美容设备（如Thermage CPT System）的名字。该产品在引入中国后，经其代理人和经销商等广泛宣传推广，"热玛吉"这个名字作为美容产品普遍被大众知悉，甚至一度成为美容行业中射频美容设备这一类产品的代名词。 射频美容设备的工作原理是利用特定频率的电流直接流经人体组织产生热效应，对皮肤及皮下组织进行加热收缩以促进胶原蛋白新生，以达到减轻皮肤皱纹等作用。射频美容设备的原理与外科手术中所使用的"高频电刀"相同，频率通常相似或略高，通过增大治疗电极与人体的接触面积以降低电流密度，从而使得组织温升保持在一个可接受的范围内，既保护人体正常组织不受损伤，又实现了刺激胶原新生的目的。 除了上述使用方式，某些射频美容设备也会使用较小接触面积的治疗电极（通常为阵列式微电极），使得人体皮肤在电极接触点处产生较大的电流密度从而造成皮肤的损伤剥脱（类似点阵二氧化碳激光的治疗效果），促进皮肤新生以改善皮肤皱纹和痤疮瘢痕等症状。还有一种射频美容设备在阵列电极的基础上引入射频微针，通过穿刺方式可直接将射频能量作用于真皮组织等更深层次，以达到更好的治疗效果。 常规的射频美容设备采用双极或多极射频方式，使得能量更趋近于皮肤及浅表层，如果采用单极射频或增加额外的调制脉冲，射频能量有可能作用于更深层的脂肪组织，从而实现减脂的效果。目前曾有相关用途的产品申报注册，但未获得批准。已批准射频美容设备的用途仅包括减轻皮肤皱纹和萎缩性瘢痕。	—	2021-08-30

（续上表）

问题	回复	供稿	发布时间
医美相关产品问题答疑：什么是热玛吉？热玛吉的作用原理是什么，能起到什么作用？有什么风险？	由于射频美容设备本质上仍然是利用电流对人体的热效应，因此设备需符合相关通用和专用电气安全标准的要求，否则可能会对人体产生电击、刺激等危害。此外，基于不同的电流频率和人体组织特性，电流流经人体的深度和区域范围会有所区别，相应的组织均会产生不同程度的热量和温升，存在组织烫伤的可能。射频能量的特点和组织特性决定了其作用深度通常不会太深，主要集中在皮肤和浅表组织，为了增加患者的耐受程度，这类产品通常会采取表面降温或表皮麻醉等措施，以提高治疗的有效性，但同时也会带来更高的组织热损伤风险，为确保使用的安全性，要求患者必须处于清醒感知状态，不允许在深度甚至全身麻醉的情况下进行治疗。除了常见的皮肤红肿、组织烫伤等不良事件外，对皮肤进行有创或剥脱治疗的产品也会存在色沉的风险（与激光治疗类似）。如果使用无证产品、超范围使用或不正规操作等，更会大大增加电击、烫伤等危害发生的概率。	—	2021-08-30
医用X射线诊断设备如适用于儿科人群，应如何提交研究资料？	由于儿童或新生儿对X射线非常敏感，如果申请人声称设备适用于儿科人群，应提供降低儿童或新生儿辐射剂量所需采取的措施。如自动曝光控制为儿科患者设计并校准；具有适合婴幼儿的低辐射剂量协议；特殊的滤过；低于成年人的辐射入射剂量、曝光限值提示；显示和记录患者剂量信息或剂量指数以及患者其他信息，如年龄、身高和体重（手动输入或自动计算）；具有不用工具可拆除的滤线栅等。	审评一部	2020-01-10

2.4 无源类

2.4.1 产品注册、变更、延续

问题	回复	供稿	发布时间
髋关节系统产品，若单独注册内衬产品，对其匹配的外杯如何要求？如没有已注册的配合使用的外杯，是否需要与外杯产品一同注册？	申请人申请单独注册内衬产品时，需提供与其配合使用的外杯的相关信息，包括外杯材料、结构型式、型号规格等，并提供配合性能的相关研究和测试数据，如压出试验、旋转稳定性试验、翘出试验等，并进行相应论述。如没有已注册的配合使用的外杯，可与匹配的外杯产品一起申报，也可单独申报。	审评四部	2021-12-23
药物洗脱球囊扩张导管的药物涂层完整性应提交的申报资料有哪些？	（1）在研究资料中建议选择药物及载体的不良溶剂作为介质，测试最终产品在血管模型中模拟输送、扩张、回撤后介质中释放的微粒计数。包括临床试验用批次与性能研究所用批次的测试数据。 （2）在技术要求中建议制定药物涂层完整性项目，结合多批次多样本的测试结果确定该项目指标的合理性，临床试验用批次与性能研究所用批次验证结果应保持一致。	审评三部	2021-03-29
如软性亲水接触镜为离子型或非离子型，应提交哪些资料？	如制造商宣称软性亲水接触镜为离子/非离子型，应依据GB/T 11417.1—2012中给出的离子型、非离子型的定义进行判定。首先需明确产品配方中各单体的性质，如离子型、非离子型等，其次计算离子型单体的含量（用摩尔分数表示），最后依据GB/T 11417.1—2012的相关要求做出结论，并在产品技术要求附录中明确软性亲水接触镜为离子型或非离子型。		2020-08-10

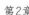

（续上表）

问题	回复	供稿	发布时间
软性角膜接触镜产品，选择或变更初包装材料时应考虑的因素有哪些？	软性角膜接触镜产品初包装材料中的游离物质有被溶液萃取的风险，可能影响接触镜的性能和安全，因此在选择或变更初包装材料时应注意：①对初包装材料的性能进行验证，包括理化性能，推荐进行生物学评价；②灭菌适用性及灭菌验证；③按照GB/T 11417.8—2012《眼科光学　接触镜　第8部分：有效期的确定》进行稳定性试验，试验指标建议包含镜片性能、包装完整性、无菌性能等，推荐进行保存液性能研究；④运输稳定性验证；⑤如含有两个及以上包装，应分别对最终产品进行全性能检测及生物学评价；⑥如采用从未在同类产品中应用的初包装材料，在稳定性实验中，推荐考虑对可能含有沥滤物的溶液进行充分的评价和验证，包括但不限于生物学评价。	审评三部	2020-04-09
软性接触镜产品如何延长产品的货架有效期？	因现有注册证及其附件已经载明了软性接触镜产品的货架有效期，应按照许可事项变更程序进行变更。建议参照GB/T 11417.8—2012《眼科光学　接触镜　第8部分：有效期的确定》开展货架有效期研究。申报时需提供完整的实时老化研究报告。		2020-01-03
输注类产品主要原材料的增塑剂发生变化，是否可通过许可事项变更申请注册？	输注类产品主要原材料的增塑剂变化需进行首次注册。	审评五部	2019-12-13
有源设备配合软件使用，设备证书明确了配用软件版本号。软件版本升级后，设备注册证的配用软件信息可否直接更新？	配合使用软件的版本号为设备注册证中许可事项，不能在延续注册时进行变更。如果设备要配合变更后版本的软件使用，应申请注册变更，在变更注册时对配合使用的安全、有效性进行论证；如未进行变更，则设备不能配合新版本的软件使用，但仍可继续配合变更前版本的软件使用。	审评二部	2019-02-28

（续上表）

问题	回复	供稿	发布时间
软性角膜接触镜产品如采用以改善光学成像为目的的非球面光学设计需要提交哪些资料？	建议提交如下资料：①非球面的光学设计及工作原理；②实现非球面设计生产技术的完整描述；③经过验证的该非球面设计的检测方法及相应的检测结果；④如果企业在说明书中进一步宣传产品的非球面设计可以改善光学成像效果，需在产品技术要求中制定相应的项目要求并出具检测报告。	审评三部	2019-01-25
软性接触镜产品如采用以改善光学成像为目的的非球面光学设计需要提交哪些资料？	在正常注册申报资料基础上，重点针对非球面光学设计建议提交如下研究资料：①非球面的光学设计及工作原理；②实现非球面设计生产技术的完整描述；③证明镜片非球面设计的相应技术验证资料；④如果企业在拟说明书中进一步宣传产品的非球面设计可以改善光学成像效果，需在产品技术要求中制定相应的项目要求、试验方法并出具检测报告。		2018-09-21
金属骨针类产品的注册单元申报时应注意哪些内容？	金属骨针包括完全植入型金属骨针、配合外固定支架用金属骨针。其中，外固定支架用金属骨针与其配合使用的外固定架可为同一注册单元，该注册单元不包括完全植入的金属骨针；外固定架用金属骨针与完全植入的金属骨针可按同一注册单元申报；手术过程中用于定位的导针属于手术工具，和内固定产品属于不同的注册单元。	一	2017-11-02

2.4.2　产品分类

问题	回复	供稿	发布时间
现在市面上含透明质酸钠的产品多种多样，比如含透明质酸钠的滴眼液、面膜、关节腔注射液等。到底哪些产品属于医疗器械呢？	按照《关于医用透明质酸钠产品管理类别的公告》（国家食品药品监督管理局2009年第81号公告）规定，根据不同临床用途（适应证），医用透明质酸钠（玻璃酸钠）产品按照以下情形分别管理： （1）用于治疗关节炎、干眼症、皮肤溃疡等具有确定的药理作用的产品，按照药品管理。 （2）用于辅助眼科手术产品、外科手术防粘连产品、填充增加组织容积等的产品，按照医疗器械管理。 根据《总局关于发布医疗器械分类目录的公告》（2017年第104号），见下表：	—	2018-07-20

序号	一级产品类别	二级产品类别	产品描述	预期用途	品名举例	管理类别
09	整形及普通外科植入物	01 整形填充材料	一般采用聚四氟乙烯、硅橡胶等材料制成。	用于面部或其他部位软组织的填充。	硅橡胶外科整形植入物、面部假体、面部整形填充材料、硅橡胶整形植入物、硅橡胶皮下软组织植入体	Ⅲ
		02 整形用注射	通常由注射器以及预装在注射器中的填充材料组成。	用于注射到真皮层和或皮下组织，以填充增加组织容积。	注射用交联透明质酸钠凝胶、注射用透明质酸钠凝胶、胶原蛋白植入剂、注射用聚左旋乳酸填充剂	Ⅲ

（续上表）

问题	回复						供稿	发布时间
	序号	一级产品类别	二级产品类别	产品描述	预期用途	品名举例	管理类别	
现在市面上含透明质酸钠的产品多种多样，比如含透明质酸钠的滴眼液、面膜、关节腔注射液等。到底哪些产品属于医疗器械呢？	09	整形及普通外科植入物	03 乳房植入物	通常由外壳和壳内填充物组成。植入体外壳一般采用多层医用硅胶制成，壳内充有医用级硅凝胶等材料。	用于隆乳和乳房再造。	人工乳房植入体、乳房植入体、硅凝胶充填乳房植入体	Ⅲ	—	2018-07-20
			04 外科补片/外科修补网	一般采用一种或多种合成高分子材料或天然高分子生物材料制成。	用于植入人体加强和修补不完整的腹壁和/或腹股沟区等软组织的缺损。	疝气补片、外科修复补片、外科修复网、疝修补补片	Ⅲ		
			05 修补固定器	通常由缝钉和置入装置（器械杆、手柄、击发扳机）组成。	在多种微创及开放外科手术（如疝修补术）中，用于固定对软组织进行修补的材料。	可吸收钉修补固定器、可吸收夹固定装置、固定夹	Ⅲ		

（续上表）

问题	回复						供稿	发布时间
	（续上表）							
	序号	一级产品类别	二级产品类别	产品描述	预期用途	品名举例	管理类别	
			06 非血管支架	通常由支架和/或输送系统组成。支架一般采用金属材料制成，可覆高分子材料制成的膜。经腔放置的植入物，扩张后通过提供机械性的支撑，以维持或恢复腔道的完整性。	用于预防非血管腔道的狭窄或重建腔道的结构和/或功能，也可用于胆汁、胰液的内引流。	胆道支架、尿道支架、肠道支架、气管支架、食道支架、前列腺尿道支架、胰管支架、十二指肠支架、结肠支架、幽门支架、气管造口支架、鼻窦支架系统、鼻腔造口支架	Ⅲ	—	2018-07-20
		整形及普通外科科植入物	07 支气管内活瓣	通常由活瓣、输送导管、装载器和气道定径套件（玻璃注射器、活塞和量规）组成。活瓣支撑架一般采用镍钛合金制成，覆有聚氨酯膜。	用于控制气流以改善病变分布不均匀的肺气肿患者的肺功能及减少漏气。	支气管内活瓣	Ⅲ		
	09		08 肛瘘塞	一般采用生物组织材料制成，通常为卷筒状结构。	通过填塞卷筒状结构增强软组织强度，用于修补肛门。	肛瘘塞	Ⅲ		

现在市面上含透明质酸钠的产品多种多样，比如含透明质酸钠的滴眼液、面膜、关节腔注射液等。到底哪些产品属于医疗器械呢？

（续上表）

问题	回复							供稿	发布时间
	序号	一级产品类别	二级产品类别	产品描述	预期用途	品名举例	管理类别		
现在市面上含有透明质酸钠的产品多种多样，比如含透明质酸钠的滴眼液、面膜、关节腔注射液等。到底哪些产品属于医疗器械呢？	09	整形及普通外科植入物	09 阴茎假体	通常由液囊、液泵阀与圆柱体组成。液囊一般采用聚甲基乙烯基硅氧烷材料制成；液泵阀采用硅橡胶、不锈钢及聚丙烯材料制成；圆柱体一般采用硅橡胶及涤纶材料制成。	用于植入患者阴茎海绵体的白膜腔内，以取代海绵体丧失的膨胀、勃起、支撑阴茎的功能。	阴茎支撑体	Ⅲ	—	2018-07-20
			10 软组织扩张器	一般由扩张器壳体、导管、注射座及连接管组成，其中注射阀一般由硅橡胶和不锈钢碗组成。	用于获取自体皮肤组织以解决皮肤供区不足，也可用于头皮缺损、秃发再造、耳鼻再造和各类疤痕的修补。	软组织扩张器	Ⅲ		

（续上表）

问题	回复	供稿	发布时间
现在市面上含透明质酸钠的产品多种多样，比如含透明质酸钠的滴眼液、面膜、关节腔注射液等，到底哪些产品属于医疗器械？	整形时使用的注射用修饰透明质酸钠，其预期用途为增加组织容积，应按照第三类医疗器械进行管理。 对于不是以增加组织容积为预期用途的注射整形美容产品，需按照其具体成分和主要作用机理判定其是否属于医疗器械。企业在申报前需向有关部门提出产品管理类别或管理属性界定的申请。	—	2018-07-20
有粘胶背衬的聚氨酯泡沫敷料是否符合免于进行临床试验的第三类医疗器械目录中的"聚氨酯泡沫敷料"？	包括在该目录内，但注意豁免情况不包括以下四种情况： （1）适应证宣称可以促进上皮化、引导组织再生、促进伤口愈合、减轻疼痛、止血、减少疤痕、防粘连等作用的产品。 （2）宣称可以用于体内伤口、三度烧伤、感染创面、坏死组织较多的创面、发生创面脓毒症的患者等情况的产品。 （3）含有活性成分的产品：如药品/药用活性成分、生物制品/生物活性成分、银、消毒剂等。 （4）其他新型产品。		2017-11-02

2.4.3 注册单元

问题	回复	供稿	发布时间
如何划分面部注射填充材料产品注册单元？	根据《医疗器械注册单元划分指导原则》第三条"产品结构组成或加工处理方式不同而导致产品性能指标不同时，原则上划分为不同注册单元"，当面部注射填充材料、化学成分、配比（浓度）、交联方式、交联程度、凝胶颗粒尺寸分布、设计平均分子量及其分布不同时，原则上均应划分为不同的注册单元。 　　对于同一申报产品，用于面部不同部位的，如用于改变面中部轮廓的、用于隆鼻的，可划分为同一注册单元。	审评三部	2022-04-22
裸支架和药物洗脱支架能否划分为同一注册单元？	不能。涂层是药物洗脱支架重要的组成部分，对产品的安全性和有效性有重大影响，根据《医疗器械注册单元划分指导原则》中的无源医疗器械注册单元划分原则，含药（活性物质）与不含药（活性物质）的医疗器械宜划分为不同的注册单元。		2021-11-19
脊柱内固定钉棒系统产品注册单元应如何划分？	脊柱内固定钉棒系统产品用于脊柱内固定，主要由连接棒和螺钉组成。不同入路方式的产品应划分为不同注册单元，如前路和后路。不同脊柱节段的产品应分为不同的注册单元，如颈椎和胸腰椎部位。若产品组成部件材料不同，但作为整体组配或组合使用的产品可按同一注册单元申报。系统中起主要功能作用的部件材料（如棒）不同，划分为不同注册单元。	审评四部	2021-04-16
脊柱内固定钉板系统产品注册单元应如何划分？	脊柱内固定钉板系统产品用于脊柱内固定，一般由固定板和螺钉组成。不同入路方式的产品应划分为不同注册单元，如前路和后路。不同脊柱节段的产品应分为不同的注册单元，如颈椎和胸腰椎部位。若产品组成部件材料不同，但作为整体组配或组合使用的产品可按同一注册单元申报。系统中起主要功能作用的部件材料（如板）不同，应划分为不同注册单元。		2021-03-19

（续上表）

问题	回复	供稿	发布时间
椎板固定系统产品注册单元应如何划分？	椎板固定系统用于椎板成形术，主要由椎板固定板和螺钉组成。系统中起主要功能作用的部件材料（如椎板）不同，应划分为不同注册单元。按照椎板固定板常用的金属材料，可分为TA4纯钛、Ti6Al4V钛合金等注册单元。若产品组成部件材料不同，但作为整体组配或组合使用的产品可按同一注册单元申报。	审评四部	2020-09-24
人工椎间盘假体注册单元应如何划分？	人工椎间盘假体用于椎间盘置换，一般由上、下终板和中间的髓核假体组成。按照适用部位，分为人工颈椎间盘和人工腰椎间盘。人工椎间盘假体中起主要功能作用的部件材料（包括材料牌号）不同、涂层材料不同，应分为不同的注册单元。不同结构设计型式的产品，如运动保留型式、运动限制型式、固定结构型式，应分为不同的注册单元。人工椎间盘假体关节面材料组配不同，应分为不同的注册单元。例如，按照人工椎间盘上、下终板常用的金属材料，可分为锻造钴铬钼合金、TC20钛合金、TC4钛合金等注册单元。若产品组成部件材料不同，但作为整体组配或组合使用的产品可按同一注册单元申报。		2020-07-16
透析浓缩物注册单元划分常见原则是什么？	除了应遵照《医疗器械注册单元划分指导原则的通告》（2017年第187号）中"二、无源医疗器械注册单元划分指导原则"条款外，还应符合以下情形规定： （1）浓缩物配成透析液最终离子浓度不同的，建议区分不同注册单元。 （2）浓缩物提供状态不同的，如液体-液体、粉剂-粉剂，建议区分不同注册单元。	审评五部	2020-07-16

（续上表）

问题	回复	供稿	发布时间
椎间融合器产品注册单元应如何划分？	椎间融合器主要用于脊柱椎间融合。产品主体组成材料（包括材料牌号）不同，应分为不同的注册单元。按椎间融合器主体常用材料，椎间融合器可分为Ti6Al4V钛合金、PEEK等注册单元。若产品组成部件（如显影丝、自稳定螺钉）材料不同，但作为整体组配或组合使用的产品可按同一注册单元申报。自稳定型的椎间融合器和配合内固定使用的椎间融合器应划分为不同注册单元。采用增材制造工艺生产的椎间融合器与采用常规工艺（如机加工）生产的椎间融合器应划分为不同注册单元。	审评四部	2020-05-29
脊柱用钛笼产品注册单元应如何划分？	脊柱用钛笼主要是用于椎体替代或脊柱融合。常见的钛笼椎体替代植入物和钛笼椎体内植入物，应划分为不同的注册单元。产品组成材料（包括材料牌号）不同，应分为不同的注册单元。按照钛笼常用的制作材料，脊柱用钛笼可分为TA3纯钛、TC4钛合金、TC4 ELI钛合金等注册单元。		2020-04-28
脊柱后路弹性融合固定系统产品注册单元应如何划分？	脊柱后路弹性融合固定系统用于脊柱后路融合固定，与用于融合的脊柱后路刚性内固定系统不同，应划分为不同的注册单元。产品的结构设计不同、力学性能不同，应划分为不同的注册单元。产品起主要功能作用的材料不同，应划分为不同注册单元。若产品组成部件材料不同，但作为整体组配或组合使用的产品可按同一注册单元申报。		2020-02-13
根管预备辅助材料产品注册单元应如何划分？	根管预备辅助材料是用于根管治疗手术中清洗去除牙根管壁、牙髓组织等残渣，或为根管壁脱钙等辅助根管预备，或进行根管充填前根管处理，或溶解已充填于根管内的根管充填材料。预期用途不同的产品应划分为不同的注册单元；主要成分不同的产品应划分为不同的注册单元；作用机理不同的产品应划分为不同的注册单元。		2019-11-22

（续上表）

问题	回复	供稿	发布时间
脊柱后路非融合固定系统产品注册单元应如何划分？	脊柱后路非融合固定系统用于脊柱后路非融合固定，与用于融合的脊柱后路内固定系统不同，应划分为不同的注册单元。产品的工作原理不同、结构设计不同，应划分为不同的注册单元。产品起主要功能作用的材料不同，应划分为不同注册单元。若产品组成部件（如钉）材料不同，但作为整体组配或组合使用的产品可按同一注册单元申报。	审评四部	2019-09-12
人工椎体产品注册单元应如何划分？	人工椎体产品用于椎体置换以提供即时的稳定性。产品中起主要功能作用的部件材料（如替代椎体的材料，包括材料牌号）不同，应划分为不同注册单元。按照人工椎体产品常用材料，将聚醚醚酮（PEEK）、TC20钛合金、TC4钛合金等材料组成的人工椎体分为不同的注册单元。若产品组成部件材料不同，但作为整体组配或组合使用的产品可按同一注册单元申报。标准化人工椎体与个性化人工椎体属于不同的注册单元。		2019-08-09
口腔用复合树脂产品注册单元应如何划分？	口腔用复合树脂材料通常是指至少由两种具有明显界面分隔的不同化学物质组成的三维化合物，主要包括树脂基质、表面处理的无机或有机填料、引发体系等三部分，还含有阻聚剂、颜料等其他组分和用于牙体缺损的直接充填修复或垫底等。固化机理不同（如光固化、化学固化）的产品应划分为不同的注册单元。树脂基质的主要化学成分不同的产品应划分为不同的注册单元。反应体系中的化学组分改变导致产品关键性能指标（如耐磨耗性、聚合收缩性等）和产品预期临床使用方式或预期用途发生改变的产品应划分为不同的注册单元。临床应用技术不同的产品应划分为不同的注册单元。仅色号不同的产品可以作为一个注册单元申报。		2019-06-28

（续上表）

问题	回复	供稿	发布时间
氧化锆瓷块产品注册单元应如何划分？	氧化锆瓷块一般由氧化锆、氧化钇、氧化铪、氧化铝及其他氧化物制成。用于口腔固定义齿的冠、桥、嵌体、贴面及其他修复体的制作。主要组成成分不同的产品应划分为不同的注册单元；组成成分不同导致挠曲强度、烧结密度、收缩率/放尺率、透光性等关键性能不同的产品应划分为不同的注册单元；成型工艺不同的产品应划分为不同的注册单元，如注浆成型工艺和干法成形工艺生产的瓷块应划分为不同的注册单元。成分及工艺相同、形状或尺寸不同的氧化锆瓷块可作为一个注册单元申报。		2019-04-19
合成树脂牙产品注册单元应如何划分？	合成树脂牙主要由丙烯酸酯类聚合物制作而成，用于局部义齿和全口义齿的制作，替代牙列的缺失或缺损，并构成人工牙列，用以恢复牙冠外形和咀嚼功能。材料主要化学成分不同的产品应划分为不同的注册单元，仅色号不同可以作为一个注册单元申报。关键生产制造工艺、成型方法不同的产品应划分为不同的注册单元（如模压法、注塑法、3D打印、CAD/CAM等）。较传统材料改性机制不同导致关键性能指标不同的产品应划分为不同的注册单元（如表面硬度、耐磨耗性等关键性能）。临床应用技术不同的产品应划分为不同的注册单元。	审评四部	2019-03-15
人工韧带、人工肌腱和人工腱膜产品注册单元应如何划分？	人工韧带用于加强自然韧带或韧带的修复，人工肌腱用于肌腱的修复，人工腱膜用于腱膜的修复。它们的适用范围及预期用途不同，应划分为不同注册单元。不同材料的产品应划分为不同注册单元。组成部件（如人工韧带附件螺钉）材料不同，但作为整体组配或组合使用的产品可按同一注册单元申报。		2019-02-28

（续上表）

问题	回复	供稿	发布时间
牙科种植体产品注册单元应如何划分？	牙科种植体是用外科手术植入颌骨内，用以支持义齿修复的医疗器械。本体材质不同的种植体应划分为不同的注册单元。表面处理方式不同的种植体应划分为不同的注册单元。组成结构不同的种植体应划分为不同的注册单元。成型工艺不同的种植体应划分为不同的注册单元。必须联合使用不可分割才能发挥预期用途的种植体系统可以作为一个注册单元申报。	审评四部	2019−02−02
牙科印模材料产品注册单元应如何划分？	牙科印模材料用于制作记录口腔各组织形态及关系的印模。材质不同的产品应划分为不同的注册单元，如牙科硅橡胶印模材料与牙科藻酸盐印模材料应为不同注册单元。聚合反应机理不同的产品应划分为不同的注册单元，如加成型硅橡胶与聚醚型硅橡胶应为不同的注册单元。		2019−01−18
牙科正畸丝类产品注册单元应如何划分？	牙科正畸丝为丝状固体，用于矫正牙齿畸形，与托槽、带环、颊面管等组合使用，一般采用不锈钢、镍钛合金、钛合金、钛钼合金、铜镍钛合金等材质制成。材质不同的产品应划分为不同的注册单元，如高分子材料正畸丝与镍钛合金正畸丝应为不同注册单元。关键性能指标不同的产品应划分为不同的注册单元。		2019−01−04
玻璃离子水门汀类产品注册单元应如何划分？	玻璃离子水门汀是用于口腔修复体的粘固、窝洞衬层、垫底以及充填的口腔材料。主要化学成分不同的产品应划分为不同的注册单元。关键性能指标、产品预期临床使用方式与临床适用范围不同的产品应划分为不同的注册单元。作用反应机理不同的产品应划分为不同的注册单元。如同一产品有多种临床用途可作为同一注册单元。必须联合使用才能发挥预期用途的产品可作为同一注册单元。		2018−12−14

（续上表）

问题	回复	供稿	发布时间
牙科纤维桩产品注册单元应如何划分？	牙科纤维桩是一种纤维增强的高分子复合材料产品，在牙科临床治疗中置入已经过根管治疗的根管内，通过黏结剂与根管内壁牢固结合，形成冠核和牙冠固位的基础。主要化学成分不同的产品应划分为不同的注册单元，如碳纤维桩、玻璃纤维桩、石英纤维桩、聚乙烯纤维桩应为不同注册单元。生产制造工艺不同的产品应划分为不同的注册单元，如纤维拉挤工艺纤维桩与CAD/CAM工艺纤维桩应为不同注册单元。应用技术不同的产品应划分为不同的注册单元，如预成纤维桩与半预成纤维桩应为不同注册单元。	审评四部	2018-11-30
牙科车针产品注册单元应如何划分？	牙科车针是牙科旋转器械的一种，由柄部和头部工作端组成，用来切削牙体组织，以去除病变组织、治疗钻孔或制备牙体。组成材料不同的产品应划分为不同注册单元，如钨钢车针与金刚砂车针应为不同注册单元。生产制造工艺不同的产品应划分为不同注册单元，如机械加工、粉末冶金技术加工、化学气相沉积技术（CVD）加工的车针应为不同注册单元。不同粗细磨料的产品可作为同一注册单元。		2018-10-31
牙科基托聚合物产品注册单元应如何划分？	牙科基托聚合物材料是制作义齿基托和正畸基托的聚合物基材料。主要化学成分不同的产品应划分为不同的注册单元，仅色号不同或仅添加纤维成分不同以实现产品美观性能改性的产品可以作为一个注册单元。聚合机理不同的产品应划分为不同的注册单元，如一种材料具有多种聚合方式的产品可作为一个注册单元。关键性能指标不同的产品应划分为不同的注册单元。必须联合使用不可分割才能发挥预期用途的产品可以作为一个注册单元。		2018-10-11

（续上表）

问题	回复	供稿	发布时间
牙科附着体产品注册单元应如何划分？	牙科附着体用于可摘局部义齿、覆盖义齿等修复体的辅助固位。结构组成不同的产品应划分为不同的注册单元，如栓道式、杆卡式、按扣式与球帽式附着体应为不同注册单元。	审评四部	2018-08-15
颌骨牵开器产品注册单元应如何划分？	颌骨牵开器主要分为上颌牵开器和下颌牵开器两类，应分为不同的注册单元。产品组成材料（包括材料牌号）不同，分为不同注册单元。组成部件材料不同，但作为整体组配或组合使用的产品可按同一注册单元申报。		2018-08-03
胸骨板产品注册单元应如何划分？	胸骨板用于胸骨切开术后的胸骨固定或胸骨骨折内固定。产品组成材料（包括材料牌号）不同，应分为不同的注册单元。组成部件材料不同，但作为整体组配或组合使用的产品可按同一注册单元申报。与胸骨板配合使用的接骨螺钉等配件，可与胸骨板组成胸骨固定系统进行注册申报。		2018-07-20
肋骨板产品注册单元应如何划分？	肋骨板用于肋骨骨折内固定或畸形矫正。肋骨板与四肢用接骨板属于不同的注册单元。产品组成材料（包括材料牌号）不同，应分为不同的注册单元，按照肋骨板常用的金属材料，肋骨板产品可分为TA3纯钛、Ti6Al7Nb钛合金、镍钛合金等注册单元。		2018-06-29
带线锚钉产品注册单元应如何划分？	带线锚钉用于骨与软组织之间的固定，由缝线和锚钉组成。锚钉的组成材料（包括材料牌号）不同的产品，应分为不同的注册单元。其配合使用的缝线组成材料不同，也应分为不同的注册单元，若申报产品由多根缝线组成或一根缝线由多种材料制成，但作为整体组配或组合使用，可按同一注册单元申报。		2018-06-07

（续上表）

问题	回复	供稿	发布时间
牙科酸蚀剂产品注册单元应如何划分？	牙科酸蚀剂用于口内修复或正畸治疗时，利用酸蚀剂的腐蚀性对牙体、金属、陶瓷等修复体表面进行处理，以去除污染层、使表面粗糙、提高其表面性能。主要化学成分不同的产品应划分为不同的注册单元，如磷酸酸蚀剂与柠檬酸酸蚀剂应为不同注册单元。	审评四部	2018-05-07
可吸收接骨板类创伤产品注册单元应如何划分？	可吸收接骨板类创伤产品主要用于低负重部位，常见的主要有可吸收四肢接骨板固定系统、可吸收颅颌面接骨板固定系统，应划分为不同的注册单元。产品的组成材料（包括化学组成、分子量、旋光度、结晶度等方面）不同，应划分为不同的注册单元。按照常见的可吸收高分子材料，可吸收接骨板类创伤产品可分为聚左旋丙交酯、聚DL-丙交酯、丙交酯乙交酯共聚物等注册单元。		2018-04-14
口腔正畸托槽产品注册单元应如何划分？	正畸托槽是粘接于牙冠表面，用于在口腔正畸治疗中承接并转移矫形力的医疗器械。一般采用金属、陶瓷或高分子材料制成，通常带有槽沟、结扎翼，部分带有牵引钩。材质不同的正畸托槽产品应划分为不同的注册单元，如陶瓷托槽与金属托槽应为不同注册单元。结构组成不同的产品应划分为不同的注册单元，如自锁托槽与非自锁托槽应为不同注册单元。设计原理不同的产品应划分为不同的注册单元，如舌侧托槽与唇侧托槽应为不同注册单元。必须联合使用才能发挥预期用途的产品可作为同一注册单元。		2018-03-21

（续上表）

问题	回复	供稿	发布时间
髓内钉类产品分为哪几个注册单元？	（1）按照固定机理，可分为带锁髓内钉、不带锁髓内钉两个注册单元，结构参见YY/T 0727.1、YY/T 0019.1。髓内钉类产品与髓内针类产品结构不同，属于不同注册单元。 （2）产品组成材料（包括材料牌号）不同，分为不同注册单元。按照髓内钉常用金属材料，可分为TC4钛合金髓内钉、TC4 ELI钛合金髓内钉、TC20钛合金髓内钉、00Cr18Ni14Mo3不锈钢髓内钉等注册单元。组成部件材料不同，但作为整体组配或组合使用的产品可按同一注册单元申报。	审评四部	2018-01-03
金属缆线、缆索系统类产品的注册单元划分时应注意哪些内容？	金属缆线、缆索系统适用于四肢骨折捆扎内固定，结构参见YY/T 0812。产品按照组成材料（包括材料牌号）不同，分为不同注册单元。缆线、缆索按照主要部件常用金属材料，可分为TC4钛合金、TC4 ELI钛合金、TC20钛合金、00Cr18Ni14Mo3不锈钢、钴铬钨镍合金等注册单元。与金属缆线、缆索配合使用的金属部件，如锁扣等，组成部件材料不同，但作为整体组配或组合使用的产品可按同一注册单元申报。金属缆线、缆索系统和柔性金属丝属于不同注册单元。		2017-12-16
锁定金属接骨板类产品与非锁定金属接骨板类产品的注册单元如何划分？	锁定金属接骨板类产品和非锁定金属接骨板类产品属于不同注册单元，需分开申报。 与锁定金属接骨板配合使用的锁定金属接骨螺钉、锁定金属空心螺钉、钉帽、垫圈、固定扣等配件，可与金属接骨板组成接骨板系统进行注册申报。若锁定金属接骨板包含非锁定孔，非锁定金属接骨螺钉可与其划分为同一注册单元。	—	2017-11-02

2.4.4 产品研究资料

问题	回复	供稿	发布时间
关节类产品在以系统或以组件进行注册申报时（特别是以组件形式进行注册申报时），产品的研究资料评价需包含的产品范围是什么？	关节类产品无论以系统形式还是组件形式申报（如产品注册、许可事项变更），需对申报产品（以系统形式申报）整体性能以及系统内组件的性能，或对申报产品（以组件形式申报）以及该组件与其相邻组件配合的相关性能进行研究，提交相关研究资料，论证产品的安全有效性。	审评四部	2020-12-24
软性角膜接触镜产品中萃取限值制定是否可以提交同类或相似产品的萃取研究报告作为依据？	申请人应按照 GB 11417.3中4.4.3.1萃取试验中的要求制定萃取限值并提供依据，并推荐参考深圳市市场监督管理局许可审查中心网站2016年公布的《关于接触镜类产品审评中有关问题的通知》及全国医用光学和仪器标准化分技术委员会发布的《关于GB 11417〈眼科光学接触镜〉系列国家标准中"新材料"表述及其适用试验的解释》（光视函字〔2017〕3号）的相关要求，提交申报产品的萃取研究报告。如欲提交同类或类似产品萃取研究报告作为依据的，建议二者配方相近，例如仅染料含量存在差异的情形等；不建议对比产品的配方与申报产品存在较大差距。同时建议论证选用产品的代表性与申报产品的异同点等，可从原材料配方、产品的干重、产品的佩戴周期等方面进行论述，分析其差异是否影响萃取研究的结果。最后还应注意合理制定萃取率的上限值。	审评三部	2019-03-15
对于可降解/吸收的植入性医疗器械产品，能否提供研究机构公开发表的文献作为产品降解性能的研究资料？	对于成熟材料，申请人可提交第三方公开发表文献作为降解产物代谢研究的支持性资料，但由于产品降解周期研究中的性能指标、观察时间点等要素与产品设计相关，因此申请人应对产品降解周期开展实验研究。	—	2017-11-02

2.4.5　可沥滤物研究

问题	回复	供稿	发布时间
灌流器产品需要控制哪些可沥滤物？	首先，申请人应严格限制原材料、生产工艺等过程中相关高风险物质的使用以确保其残留满足预期使用条件下的安全性要求，并确保批次间稳定，或者进行相关高风险物质的替代研究。其次，申请人还应对各环节可能引入到最终成品的可沥滤物进行充分的风险评估，如单体、溶剂、催化剂、交联剂等，还有一些原材料制备过程中可能出现的副产物，如二乙烯苯制备时可能出现的副产物萘等。	审评五部	2020-10-10
以采用DEHP增塑PVC原材料制成的一次性使用血液透析管路，如何评价产品中的DEHP的安全性？	选择采用DEHP含量最多的成套管路，采用适宜浸提的溶液（如乙醇水）和检测方法，模拟临床最严格的使用条件（如参考YY 0267《心血管植入物和人工器官　血液净化装置的体外循环血路》化学性能检验液制备规定方法，在200 mL/min流速和产品宣称临床使用最大血液流速下，37℃循环5.5小时），检测DEHP溶出总量。提供人体血液接触DEHP溶出总量。提供人体血液接触DEHP的毒性分析、安全限量和来源文件，并对不同体重适用人群的生理特点分别进行安全性评价。		2018-09-21

2.4.6　工艺研究

问题	回复	供稿	发布时间
增材制造口腔修复用激光选区熔化金属粉末与打印参数匹配性应考虑哪些内容？	金属粉末与打印参数匹配性涉及粉末的生产工艺及打印设备的关键工艺参数。关于生产工艺，需提交关键工艺原理及选择依据（如电极感应熔化气体雾化、等离子惰性气体雾化、真空感应熔化气体雾化、等离子旋转电极雾化等），提交关键工艺参数（如气体压力、流速和温度、气雾化喷嘴的内径和喷射角度、气雾化塔里的压力和氧含量、旋转电极雾化工艺的电流和转速等），并提交相关研究验证资料。关于与打印设备关键工艺参数的匹配性，需考虑激光功率、光斑直径、扫描速度、扫描间距、铺粉厚度、打印方向、气氛保护、支撑结构、成形室温度等工艺参数，并提交相关研究验证资料。	审评四部	2021-10-22
增材制造口腔修复用激光选区熔化金属材料的热处理工艺应考虑哪些内容？	需先明确产品的热处理工艺方法及热处理参数，并对热处理方法的适宜性进行评估及验证，明确热处理参数（包括升温时间、保温温度、保温时间等）确定的依据及热处理后结果的可接受性准则。		2021-07-16
骨科金属植入物进行阳极氧化工艺，由申请人自行完成阳极氧化或由申请人委托第三方进行阳极氧化工艺，其提交的资料有何区别？	由申请人进行阳极氧化的，应由申请人提交阳极氧化工艺资料（包括细胞毒性、表面元素定性分析、工艺验证资料等）；由申请人委托第三方进行阳极氧化的，除提供认可第三方的阳极氧化工艺资料，同时申请人应提交对第三方阳极氧化工艺的审核文件，包括质控要求和要求的确定依据。		2020-12-03

2.4.7　生物学试验及评价

问题	回复	供稿	发布时间
动物源性医疗器械是否必须对病毒灭活工艺进行实验室验证以评价病毒灭活效果？	根据《动物源性医疗器械注册技术审查指导原则》（2017年修订版），申请动物源性医疗器械的注册申报，所提交的研究资料中需包含对生产过程中灭活和去除病毒和/或传染性因子工艺过程的描述及有效性验证数据或相关资料，即可以通过实验室验证获取验证数据，或者从动物源材料供应商处获取验证数据，也可以通过文献或历史数据对病毒灭活效果进行评价。若所提交的验证数据不是基于申报产品本身验证获得的数据，则需要进行适用性的分析论证。	审评三部	2021-09-10
环氧乙烷（EO）残留限量的指标如何确定？	申请人可参考相关标准中对于单件/套器械EO残留限量指标。若参考GB/T 16886.7—2015中允许限量，申请人应考虑产品实际使用时多器械联用情况，并结合产品EO残留限量实际控制水平，制定单件/套产品符合要求的环氧乙烷残留限量，并提供相关依据。		2021-06-18
一次性使用结扎夹为什么需要做动物实验？	一次性结扎夹夹闭组织时需提供合适的闭合力，闭合力过小不利于止血，闭合力过大易导致闭合处组织断端的缺血性坏死，不利于伤口愈合。台架试验一般选用乳胶、硅胶管或离体组织/血管代替人体血管，其不能充分模拟术中及术后愈合阶段血管的状态，如管壁结构、术后存在的炎症、水肿、纤维化等病理生理状态，因而不能充分评价产品的有效性和安全性，需要开展动物实验研究。	审评五部	2020-11-13

（续上表）

问题	回复	供稿	发布时间
骨科植入医疗器械产品的生物学评价资料应如何提交？	申请人应参照GB/T 16886.1的要求进行生物学评价。对于需进行生物学试验的，应提交相应的生物学试验报告，生物学试验应针对申报产品开展。若提交原材料的生物学试验报告，应论证从原材料到终产品的加工工序过程没有对产品引入新的生物学风险。关于生物学评价相关规定，请参考《关于印发医疗器械生物学评价和审查指南的通知》（国食药监械〔2007〕345号）。	审评四部	2020-08-21
如何开展药物洗脱支架的细胞毒性评价？	支架部分和输送系统应分别开展细胞毒性评价。如含药支架部分细胞毒性较高，应进行原因分析，并进行综合评价。例如，细胞毒性考虑由药物引起时，应分别开展裸支架及含药支架的细胞毒性试验，并对含药支架细胞毒性进行风险分析，综合评价所含药物的影响。	审评三部	2020-02-10
输液无针连接件是否应进行微生物侵入评价？	企业应对输液无针连接件进行微生物侵入评价，参照YY/T 0923并结合YY 0581.2附录C开展微生物侵入试验，试验过程中应采用企业宣称的临床使用的消毒方式，模拟临床最大使用次数或最长使用天数所确定的使用次数等。同时，企业应当将微生物侵入评价列入产品技术要求的性能指标中，并提交具有承检资质的检测机构出具的检测报告。此外，企业在产品说明书中应注明产品消毒方式和使用次数等，应与技术要求中微生物侵入评价试验中相应内容保持一致。	审评五部	2019-07-19

（续上表）

问题	回复	供稿	发布时间
如何考虑牙科设备相关附件的生物相容性要求？	牙科手机、喷枪等口腔设备，在临床使用过程中机头、喷头等在口内操作，可能与口腔内生理组织接触，应进行生物相容性评价。申请人应描述与口腔内组织接触部分的材料，以及在使用过程中接触的性质和时间。参照《关于印发医疗器械生物学评价和审评指南的通知》（国食药监械〔2007〕345号），若企业提交了没有发生附件1第四条第（一）款所规定的重新评价情况的声明，可不重新开展生物学评价。否则，应按照国食药监械〔2007〕345号、GB/T 16886.1《医疗器械生物学评价　第1部分：风险管理过程中的评价与试验》或者YY/T 0268《牙科学　口腔医疗器械生物学评价　第1单元：评价与试验》的要求进行生物相容性评价。	审评一部	2019-03-29
生物学试验浸提介质种类有何注意事项？	参照GB/T 16886系列标准的规定，开展生物学试验时，所选择浸提介质应与最终产品的特性和使用以及试验目的相适应，并需考虑器械材料的材料化学特性、可溶出物质或残留物。对于细胞毒性试验，由于含血清培养基是支持试验体系中细胞生长的必需介质，且具有浸提极性和非极性两种物质的能力，应当考虑作为细胞毒性试验首选浸提介质，此种情况下可仅选用含血清培养基的一种浸提介质。对于致敏试验、刺激或皮内反应试验、急性全身毒性试验等项目，需考虑选择极性、非极性两种浸提介质；对于遗传毒性试验，根据GB/T 16886.3标准规定，适当时应使用两种适宜的浸提溶剂，一种是极性溶剂，另一种是非极性溶剂或适合于医疗器械性质和使用的液体，两种溶剂均应与试验系统相容。	审评三部	2018-08-09

（续上表）

问题	回复	供稿	发布时间
体外辅助生殖用耗材（体外辅助生殖用液除外）产品按照GB 16886.1进行了生物学评价后还应进行鼠胚试验吗？	体外辅助生殖用耗材（体外辅助生殖用液除外）产品的作用对象是配子、合子及不同发育阶段的胚胎细胞，除常规生物学评价外，还应参照YY/T 1434—2016进行体外鼠胚试验。	审评五部	2018-06-21
热原同细菌内毒素是否等同？	热原泛指能引起机体发热的物质，热原包含了材料致热及细菌内毒素致热两方面信息，属于生物学评价项目。细菌内毒素是革兰氏阴性菌死亡、自溶后，释放出的细胞壁中的脂多糖成分，通常来源于生产中引入的生物污染，不属于生物学评价项目。一般来说，细菌内毒素是热原，但热原不全是细菌内毒素。	审评三部	2018-02-09
无针接头类产品进行微生物侵入试验时，试验用微生物如何选择？	微生物侵入试验应当模拟临床上多次使用的情况，试验中所使用的微生物的种类和数量应当和临床上所使用器械接入部位可能感染微生物的状态相似，建议采用2种革兰氏阴性细菌和2种革兰氏阳性细菌，至少应采用1种革兰氏阴性细菌和1种革兰氏阳性细菌，所选择用于试验的微生物应是临床输液感染常见的微生物，可参考《血管内导管相关感染的预防与治疗指南》（中华医学会重症医学分会发布）进行选择。	审评五部	2018-01-30

2.4.8　产品技术要求

问题	回复	供稿	发布时间
个性化基台配合性能研究需考虑哪些内容？	个性化基台产品为《医疗器械分类目录》（2017版）中17-08-02基台及附件产品，其配合性能研究通常需结合配合使用种植体系统，针对不同系列分别进行配合性能研究测试，需参照YY 0315标准考虑产品锥度配合、配合间隙、螺纹偏差、抗扭性能、紧固扭矩等性能研究。	审评四部	2022-05-26
凡士林纱布产品对原材料有哪些要求？	凡士林应符合《中华人民共和国药典》的要求，进口产品可参考美国药典或欧洲药典等要求。脱脂棉纱布或脱脂棉粘胶混纺纱布建议参考YY 0331《脱脂棉纱布、脱脂棉粘胶混纺纱布的性能要求和试验方法》的要求。	审评五部	2022-05-10
椎间融合器力学性能如何进行最差情形样品的选择？	应考虑不同型号规格融合器的植骨区尺寸、侧孔尺寸、倾角、长度、宽度和高度等因素对产品力学性能的影响，同时力学性能指标不同（如压缩、压缩剪切、扭转等），最差情形样品的型号规格也可能不同，应结合颈椎和胸腰椎椎间融合器动静态力学性能试验方法和加载方式，综合考虑颈椎和胸腰椎椎间融合器最差情形样品的选择。	审评四部	2022-02-18
GB 11417《眼科光学　接触镜》强制性标准中货架有效期是否需在产品技术要求中制定指标并检测？	根据《医疗器械产品技术要求编写指导原则》等相关要求，角膜接触镜的货架有效期在产品技术要求中可不作为性能指标进行制定并检测，但需按相关标准等要求在注册申报时提交货架有效期研究资料。	审评三部	2021-10-15

（续上表）

问题	回复	供稿	发布时间
对血管内造影导管的动力注射要求有哪些？	（1）对于采用高压注射装置注射的造影导管产品，需在技术要求和说明书（标签）中标注最大爆破压力信息，同时按照YY 0285.1—2017对动力注射要求进行规定。 （2）对于采用环柄注射器注射造影剂的造影导管产品，可不制定动力注射要求。宜在说明书中明确以下警示：请勿使用高压注射装置注射造影剂。 适用范围中包含血管造影功能的其他导管，宜参照以上要求。	审评三部	2020-12-18
药物涂层球囊扩张导管的体外药物释放应开展哪些研究？	选择合适的靶向血管模型（不需模拟输送过程），在体外将球囊扩张至标称直径并泄压后，测试血管模型系统中的药物含量。在技术要求中建议制定该项目。		2020-11-20
对于骨科金属植入物，不同阳极氧化表面处理的产品，其性能研究资料和检测报告的典型型号/最差情况应注意哪些问题？	对于骨科金属植入物，表面经着色阳极氧化产品与表面无着色产品可相互替代，可选取一个典型型号/最差情况进行检测/性能研究；表面无着色/经着色阳极氧化产品与表面经微弧阳极氧化产品不可相互替代，应分别选取典型型号/最差情况，进行检测/性能研究。	审评四部	2020-10-27
制定接触镜护理产品的物理相容性性能指标，如何明确循环操作的次数？	依据YY/T 0719.5—2009接触镜护理产品与接触镜的物理相容性试验，对于每日使用的接触镜护理产品，需进行30次循环操作；对作为护理过程中一部分的产品（如酶清洁剂），循环次数应能代表一个月的使用次数或至少5次。以上循环次数建议在产品技术要求的检测方法中明确。	审评三部	2020-10-16

（续上表）

问题	回复	供稿	发布时间
对血管内导管的流量要求的审评建议有哪些？	（1）如果说明书、标签或其他资料中有标称流量的，需提供流量的相关研究资料。 （2）对于向体内输注药液的导管，如中心静脉导管，应对流量/流速进行规定，同时在技术要求中制定流量/流速要求。 （3）因YY 0285.1—2017附录E流量/流速检测方法中的压力约为10 kPa，因此YY 0285.1—2017中流量要求不适用于标称流量的灌注压力大于10 kPa的产品，对于灌注压力超过10 kPa的产品，可不在产品技术要求中制定流量要求，但需要在研究资料中提供并给予验证。	审评三部	2020-09-18
骨科医疗器械技术要求中如何确定产品力学性能指标？应如何提交力学性能指标的确定依据？	骨科医疗器械技术要求中产品力学性能指标是可进行客观判定的，满足设计输入的，并能够得到确认的产品功能性、安全性指标的静态力学指标。其指标的确定是确保产品满足临床基本需求。申请人可借鉴已上市同类产品的力学性能测试数据，并结合自身测试数据进行对比，得出指标的具体要求。	审评四部	2020-09-04
如何评价循环血液接触器械的微粒？	可以采用YY/T 1556—2017中微粒污染指数法，也可以采用中国药典中不溶性微粒检查法。采用不溶性微粒检查法时，建议增加不能出现的微粒粒径上限要求，且应证明微粒粒径上限要求的合理性。在产品技术要求中需对微粒进行要求。		2020-08-28
对于注射用交联透明质酸钠凝胶产品，若预灌封注射器为外购有注册证书的产品，是否需要在产品技术要求中制定相关性能要求？	预灌封注射器不仅作为器械的内包装容器，同时还具有注射的功能，因此无论其是否取得药品包装材料或医疗器械注册证书，均需从最终产品的角度考虑在产品技术要求中制订与之相关的性能指标和检验方法，如推挤力、注射器外观（可合并到产品外观中）、刻度、鲁尔接头（对于非鲁尔接头，需要求注射器与注射针的配合无泄漏）、有效容量（或装量）、器身密合性（活塞处无凝胶泄漏或用水进行测试）、活塞与外套的配合（保持垂直时芯杆不因重力而移动）等，具体性能指标及试验方法可参考GB 15810或相关国家/行业标准。	审评三部	2020-07-10

（续上表）

问题	回复	供稿	发布时间
接触镜护理产品如宣称适用于硅水凝胶镜片，需提交的资料及注意事项有哪些？	根据YY 0719.5—2009《眼科光学 接触镜护理产品 第5部分：接触镜与接触镜护理产品物理相容性的测定》，应单独进行护理产品与硅水凝胶镜片的相容性试验。申请人应选择已上市的有代表性的硅水凝胶镜片进行研究并提交验证资料。产品技术要求中应明确检测使用了硅水凝胶镜片，并提交由检测中心出具的检测报告作为支持性资料。如不符合该要求，适用范围中应明示不适用于硅水凝胶镜片。	审评三部	2020-05-15
脊柱用PMMA骨水泥产品性能研究至少应关注哪些方面？	脊柱用PMMA骨水泥产品的性能研究不仅应关注粉剂和液剂的性能研究，还应关注粉剂和液剂混合后形成终产品的性能研究。至少应关注以下方面： （1）粉剂和液剂各组分、配比研究，粉剂组分形态及粒径分布。 （2）分子量，如粘均分子量、数均分子量/重均分子量。 （3）聚合物结构，如接枝，线性或共聚。 （4）物理性能，如收缩率、吸水率等。 （5）组分的稳定性，如液体吸收和聚合导致的老化、加热后液体黏度变化、过氧化苯甲酰水平的变化（老化）。 （6）对聚合物的单体进行的残留评价，如聚合时及聚合后单体析出量、聚合后单体残留量，并在此基础上对单体残留毒性进行的安全性评价。 （7）结合产品适用部位，进行的相关动静态力学性能研究。 （8）在预期使用方式下骨水泥粉剂和液剂混合的聚合反应过程研究。	审评四部	2020-03-27

（续上表）

问题	回复	供稿	发布时间
PVP涂层导致还原物质超标，是否需要在技术要求中制定还原物质的要求？	涂覆PVP涂层产品，涂层材料导致还原物质测试结果异常时，建议对不涂覆涂层的产品进行测试，确认其化学性能试验结果是否受到涂层的干扰，同时结合涂层材料的临床应用史及生物相容性数据，进行综合评价，不需在产品技术要求中制定还原物质要求。	审评三部	2020-03-20
种植体与基台的连接方式是否应在产品结构及组成中明确？	种植体与基台的连接方式主要分为外连接、内连接两类，按照几何形状可分为内四方连接、外六角连接、外八角连接、花键连接、莫氏锥度连接等。种植体与基台的连接方式属于产品结构及组成应规定的内容，不同连接方式应分别进行种植体内连接锥度配合、种植体与种植体基台的配合间隙、抗扭性能、紧固扭矩、疲劳极限等系统兼容性验证的相关研究。		2020-02-25
在骨科植入产品的生产加工过程中对加工助剂的质量控制应考虑什么？	行政相对人应在产品设计开发过程中充分考虑加工助剂对产品性能的影响，包括明确加工助剂的使用情况和选择依据，明确加工助剂的清洗方法，并提供相应的清洗验证资料；对于清洗后的加工助剂残留，应明确可接受标准，并提供可接受标准的确定依据，应不影响最终产品的安全有效性。	审评四部	2020-01-10
带线锚钉产品中缝线的性能研究应注意哪些方面？	带线锚钉产品设计开发过程中，其缝线的性能指标及其要求的制定应从产品的临床需求和预期用途角度出发，结合产品的适用部位及具体使用方式，综合考虑对缝线本身性能的质量控制要求，确定带线锚钉中缝线的性能指标及要求。带线锚钉通常用于骨与软组织的固定，属于第三类医疗器械，不同于第二类的非可吸收外科缝线。在产品设计研发中参考相关国家或行业标准时，应注意标准的适用性。		2019-12-13

（续上表）

问题	回复	供稿	发布时间
对于产品生产过程中涉及的加工助剂的控制，是否需要在技术要求中制定相应要求？	若器械生产过程中加入了预期对人体安全性可能造成一定影响的加工助剂且未能验证在生产过程中完全去除时，或者当加工助剂对人体可能产生重大危害需严格控制时，考虑到与最终产品的安全性及质量控制密切相关，应在产品技术要求中制定有关加工助剂的残留限量等控制项目，同时应对产品生产过程涉及的所有加工助剂控制提交相应的研究资料。	审评三部	2019-11-29
关于YY/T 0308—2015《医用透明质酸钠凝胶》中剪切黏度、分子量分布系数的要求，注射用交联透明质酸钠凝胶产品应如何参考？	申请人需对上述项目的适用性进行验证或论述分析，在交联透明质酸凝胶不适用或可能无法在最终产品中测定时，申请人需在产品研究资料中提供未经交联处理的中间品相关性能的质控资料。		2019-11-01
辅助生殖用取卵针和胚胎移植导管在生物相容性项目中包括了鼠胚试验项目，可否不在产品技术要求中规定鼠胚试验要求？	否。因鼠胚试验结果是评价该类产品安全性的重要指标，根据行业内和临床辅助生殖对该类产品的要求，鼠胚试验应作为该类产品的常规质控项目在产品技术要求中受到规定。	审评五部	2019-09-02
软性接触镜在变更产品中心厚度时是否应考虑透氧性能的影响？	产品透氧性能的考察指标主要包括透氧系数和透氧量，其中透氧系数与镜片材料配方相关，与镜片厚度无关，但透氧量与镜片厚度直接相关，变更产品中心厚度时，应考虑进行镜片厚度变化对镜片透氧量影响的风险分析，必要时提供相应验证资料。应关注透氧量标称值是否修改，如确实需要修改，需提交相应的检测报告作为支持性资料，并提供透氧量指标的制定依据。	审评三部	2019-07-15

（续上表）

问题	回复	供稿	发布时间
对于动物及同种异体等生物组织材料经脱细胞工艺制备的医疗器械产品，在产品技术要求中可以制定哪些与免疫原性质量控制相关的项目要求？	建议申请人从产品材料来源、免疫原性控制工艺、产品性能等方面分析终产品中可能含有的引起人体免疫反应的物质，如DNA、RNA、α-Gal抗原、磷脂质、杂蛋白、多糖等。适当时，选取有代表性的物质进行定性定量检测，其残留量控制可作为产品免疫原性质量控制要求之一。	审评三部	2019-01-04
吻合器的部件硬度有何要求？	依据《吻（缝）合器产品注册技术审查指导原则》，采用20Cr13材料制成的部件应经热处理，其硬度在40 HRC ~ 48 HRC之间；切割刀的硬度应不低于377HV0.2。制造商也可根据自己产品的性能，制定部件和切割刀的硬度，但是需要提供完整的验证资料予以证明。	审评五部	2018-12-07
对于血管内支架产品，疲劳试验要求是否可以不作为技术要求中的规定项目？	由于疲劳试验是可客观判定成品的功能性、安全性指标，因此应在血管内支架产品的技术要求中制定疲劳试验要求。	审评三部	2018-11-08
整形用注射透明质酸钠凝胶是否要求体外降解试验，具体要求是怎样的？	参考YY/T 0962—2014《整形手术用交联透明质酸钠凝胶》，对于整形用注射透明质酸钠凝胶，建议在产品技术要求中制定体外降解试验要求，以对透明质酸钠凝胶的降解性能起到质量控制的作用。建议设置数个观察时间点，观测至透明质酸钠凝胶完全降解，对于不同时间点的降解程度需制定上下限要求。体外试验可通过调节降解酶的浓度等试验条件实现加速降解。		2018-03-21

（续上表）

问题	回复	供稿	发布时间
透析浓缩物产品有效期应如何确定？透析浓缩物产品应如何开展其稳定性验证研究？	浓缩物稳定性验证建议参考《中国药典》中《原料药物与制剂稳定性试验指导原则》药物制剂长期试验要求提交验证资料，并根据该结果确定产品有效期。 观察所有型号和装量产品，在实际储运包装时，在所选择的南方或北方对应温度和湿度贮存条件下，考核不同时间点的浓缩物稳定性。观察项目应包括技术要求中的条款和化学污染物分析。 按照技术要求规定，提供浓缩物在不同考核时间点溶质浓度、不溶性微粒、微生物限度（或无菌）、内毒素等项目的检验结果。干粉应增加溶解时间比较结果。在线使用B干粉产品还应提供至少四个时间点（透析开始时、临床使用时间三等分点、透析结束时）离子浓度、pH值指标的检测结果。不同考核时间点的化学污染物分析建议参考YY 0572《血液透析和相关治疗用水》中的检测指标，组方原料中已经包含的化学离子无须检测。	审评五部	2018-02-27
无源产品MRI兼容性是否需在技术要求的性能指标部分进行规定？	MRI兼容性属于产品设计开发中的评价性内容，申请人申报注册时应提供MRI兼容性评价报告，但不需在性能指标中进行规定，建议将MRI兼容性信息以技术要求的附录方式给予描述。	审评三部	2018-01-09
一次性使用避光输液器产品应如何确定适用范围？	注册人应模拟临床最恶劣使用条件，对适用范围中宣称的可输注药液逐一进行药物相容性评价，考察输液器与药液间的相互作用，包括单方面或相互的物质迁移、吸附、质量变化，以及输液器的避光效果等。依据药物相容性评价的结论，确定申报产品的适用范围。	—	2017-11-02

2.4.9 产品检验及报告

问题	回复	供稿	发布时间
骨科及口腔植入器械，变更注册增加灭菌方式，需要进行哪些检测？	通过许可事项变更注册增加灭菌方式，需要提交相应灭菌验证资料并进行无菌性能检测。若有因增加灭菌方式而引起其他性能改变的情况，均应进行检测。如新增环氧乙烷灭菌方式，须增加无菌检测项和环氧乙烷残留量检测项。	审评四部	2021-06-25
申请注册一次性使用注射笔用针头产品，针头与注射笔的适配性需要验证哪些项目？	申请人应提供申报产品与注射笔配合使用的相关验证资料，性能指标一般包括针座装配性能、针头剂量准确度、针座拆卸扭矩等。	审评五部	2020-06-18
牙科光固化机类产品如配有导光元件应如何检测？	如果光固化机在临床使用过程中必须配有导光元件，则检测时，光固化机应配合导光元件进行测试，来评估是否符合YY 0055.1—2009或YY 0055.2—2009中辐射条款7.2的要求。检测时选择的导光元件类型或型号应能涵盖申报产品组成中所有的导光元件，或随机文件中明确的可配合使用的所有导光元件。检测报告中体现导光元件类型或型号。 临床使用过程中不需导光元件的光固化机应在正常使用条件下进行测试。	审评一部	2020-04-03
X射线图像引导系统是否需配合放疗系统检测？	通用型图像引导系统，应选择有代表性的放疗系统进行兼容性验证，提供验证测试资料，说明选择测试的放疗系统具有代表性的理由。综述资料中应明确可配合使用的放疗系统的总体要求、接口的类型等信息。 专用型图像引导系统应和配合使用的放疗系统进行验证测试，并提供验证测试资料。综述资料中应明确配合使用的放疗系统的制造商、型号、注册证号（提供注册证复印件）等信息。		2019-12-06

（续上表）

问题	回复	供稿	发布时间
在医用缝合针产品的首次注册以及许可事项变更中，同一注册单元内注册检验典型性产品的确定原则是什么？	按照"同一注册单元内，所检测的产品应当是能够代表本注册单元内其他产品安全性和有效性的典型产品"的原则，进行注册检验的典型性产品应能涵盖该注册单元全部产品特征。如同一注册单元中有不同针型、不同牌号不锈钢的缝合针，则应考虑分别进行注册检验。	审评五部	2019-11-22
输注类产品能否以细菌内毒素指标来判定有无热原反应的潜在风险？	热原反应是临床使用输注类产品最严重的不良反应之一。热原包括细菌性热原、内源性高分子热原、内源性低分子热原及化学热原等，内毒素检测做的是革兰性阴性菌产生的细菌内毒素。 （1）热原是无法通过灭菌的方法消除的。 （2）除内毒素外的其他致热物质，亦可引起热原反应。 因此，不能单纯以检测内毒素的限量来判定有无热原反应的潜在风险，需通过生产工艺及过程控制降低该风险。		2019-05-27
眼科粘弹剂产品是否必须采用终端灭菌方式，是否可以接受非终端灭菌的无菌加工？	此类产品建议优先采用终端灭菌方式。如产品确实无法采用终端灭菌，可以考虑采用过滤除菌等无菌加工相关过程控制方式，但应提供文件证明此类产品选择无菌加工的合理性，同时申请人需对用于保证产品无菌的质量保证体系和灭菌方法进行描述并提供相应的验证资料。	审评三部	2019-04-15
胆红素血浆吸附器检测时典型性产品的选择依据是什么？	选择包含全部原材料和组件、结构最复杂、风险最高、使用性能可以覆盖本注册单元其他型号的产品，进行全项目注册检测。同一注册单元产品，建议至少对吸附剂装量最大型号进行全项目检测，同时再检测吸附剂装量最小型号的物理性能。	审评五部	2019-04-15

（续上表）

问题	回复	供稿	发布时间
对于灭菌确认报告，申请人是否可采用其他同类产品的灭菌确认资料进行申报？	如同类产品的材料、结构组成、初包装、生物负载等方面的灭菌相关风险可覆盖申报产品，申请人可利用同类产品的灭菌确认报告作为支持资料，但应特别注意差异对灭菌风险覆盖性的影响。申报时应同时提交可采用同类产品灭菌确认报告的论证性资料及其灭菌确认报告。	审评三部	2019-01-11
是否透析浓缩物所有型号和装量产品均应进行稳定性验证？	透析浓缩物所有型号和装量产品，均应提交实时稳定性验证资料。应考核实际储运包装状况、温度、湿度、时间等的影响，应包括技术要求中的项目要求，应考虑产品自身特点。可参考《中国药典》中《原料药物与制剂稳定性试验指导原则》中的药物制剂，以及YY 0572—2015《血液透析和相关治疗用水》中的检测指标项目等相关要求。		2018-10-18
血液浓缩器如何选择典型性产品进行检测？	典型性产品选择包含全部原材料和组件、结构最复杂、风险最高、使用性能可以覆盖本注册单元其他型号的产品，进行全项目注册检测。同一注册单元产品，建议至少对膜面积最大的型号进行全项目检测，同时再检测膜面积最小型号的物理性能。所有组件均应进行注册检测，特别是具有特殊结构、性能的组件。完成典型性产品检测后，同一注册单元其他型号可进行差异性检测。	审评五部	2018-08-03
什么是血液净化用中心静脉导管的再循环率？其测定意义是什么？	在临床治疗过程中，部分净化后血液会再次回到体外循环管路的入口，即血液从静脉端向动脉端逆向流动，这部分净化过的逆流血流量构成了通路再循环。血管通路的再循环不仅影响透析效果，而且干扰对透析充分性的评估。对血管通路再循环的测定、评价以及应用，对临床医生针对不同透析患者进行处方个体化的制定以及测量血管功能不良、增强透析效果等具有重要指导意义。		2018-04-14

（续上表）

问题	回复	供稿	发布时间
输注类产品申报企业应如何对产品所宣称的特殊性能进行验证？	申报企业除应根据产品特点在技术要求中制定相应的物理、化学要求外，还应模拟临床实际使用状态，对该特殊性能进行验证。验证试验应至少考虑产品设计、预期用途、使用方法、使用期限等方面，根据产品特点来制定适合所申报产品的试验方法。在制订试验方案的过程中，应至少考虑以下内容： （1）试验步骤，应与临床实际操作一致。 （2）试验条件的选择，应能覆盖临床可能涉及的情况。 （3）试验样本大小，应能体现试验科学性。 （4）验证次数，应不小于产品宣称的使用次数。 （5）其他相关的指南文件等。	审评五部	2018-02-09
血液透析浓缩物申报注册时，产品检测报告关注点有哪些？	（1）透析液最终离子浓度、AB剂单剂化学原料成分和比例、透析浓缩物提供状态、浓缩物及透析用水配合比例，上述四者中只要存在一种情况不同，应分别提供全性能注册检测报告。 　（2）如产品以浓缩液状态提供，则需提供生产中使用的符合YY 0572透析用水标准的全项目注册检验报告。 　（3）申报在线联机使用B干粉时，根据说明书中规定的适用机型，提供不同包装形式、按照临床使用方式进行的注册检测报告，其中应包括至少四个时间点（透析开始时、临床使用时间三等分点、透析结束时）与A剂配合形成透析液相关指标的注册检测报告。		2017-12-14

（续上表）

问题	回复	供稿	发布时间
可吸收止血产品体外降解试验需考虑的因素有哪些？	可吸收止血产品进行体外降解研究时，建议模拟体内条件（例如37 ℃的环境下，蛋白水解等）研究产品完全吸收降解所需时间及所有的降解产物。建议结合产品特性及临床应用建立合理的体外降解研究方法。建议参照已有的标准方法并与已上市的同类产品进行比较。体外降解研究建议观察的指标包括：产品溶解性、降解周期、降解所需的条件、降解速度与降解条件之间的关系、降解的主要产物及含量、形态改变（崩解过程、是否有碎片掉落、碎片溶胀等）。	—	2017-11-15

2.5　IVD 类

2.5.1　产品注册、变更

问题	回复	供稿	发布时间
体外诊断试剂包装规格的变更申请，需要提交什么资料？	体外诊断试剂包装规格发生变化，应详细描述变更前后包装规格的差异，根据具体差异，识别所有相关的潜在风险，并针对这些风险因素进行分析和验证。例如：（1）变更前后包装规格的反应形式（如毒品类检测产品）、反应膜条大小（如PCR扩增杂交法产品）存在差异，应提交变更后包装规格的性能分析评估资料；（2）变更前后包装规格的装量和容器发生显著变化，导致其蒸发、损耗等风险增加，应考虑产品的货架有效期、使用稳定性及校准频率等是否发生变化。	审评六部	2021-04-12

（续上表）

问题	回复	供稿	发布时间
申请体外诊断设备注册变更时，在什么情况下需要补充网络安全注册检验/委托检验？	依据《医疗器械网络安全注册技术审查指导原则》，注册申请人应在产品技术要求性能指标中明确数据接口、用户访问控制的要求。指导原则发布之前批准的产品如未体现该指标，在申请注册变更时若涉及网络安全内容，应在产品技术要求中补充网络安全的性能指标，并在有资质的检验机构对补充项目进行注册检验或委托检验，申报资料中应同时提交网络安全描述文档。	审评六部	2020-08-14
基于二代测序技术的体外诊断试剂盒，是否应将预建库试剂包含于试剂盒的组成中进行注册申报？	预建库试剂一般包含末端修复、接头连接和扩增等预文库制备的相关组分，用于完成对基因测序文库的通用处理，后续需采用试剂盒中其他组分进行文库的特异性识别或富集。考虑到预文库制备步骤在基于二代测序技术的检测中为关键步骤，预建库试剂的质量是否稳定，直接影响到检测结果的准确性，若单独拆出，不利于申请人对产品性能的稳定控制。因此，申请人应将预建库试剂包含于试剂盒的组成中进行注册申报。　　值得注意的是，医疗器械分类目录中目前已有分类界定的（预）建库试剂，管理类别均为三类，所以，不可将预建库试剂单独拆分进行备案。		2020-07-14
体外诊断试剂非注册证及其附件载明的事项发生变化，是否需要申请注册变更？	体外诊断试剂非注册证及其附件载明的事项发生变化无须申请注册变更，企业应针对变化内容进行充分的风险分析，并通过内部质量管理体系进行控制，对变更内容进行充分评估、验证和确认以保证产品质量。		2020-06-18

（续上表）

问题	回复	供稿	发布时间
如何确定多项联检试剂是否可以作为同一注册单元？	多项标物联合检测，应先考虑多项标物是否存在协同诊断意义，联检产品应能够针对统一的适用人群、适应证，考虑临床应用的联合检测需求和必要性。无协同诊断意义的多项标物不建议设计为联检试剂。 　　对于不同的排列组合多项联检试剂盒，可作为同一注册单元。不同组合的情形仅限于各单项的检测反应体系之间相对独立，不相混合的情况。如：毒品检测试纸条，五项单项检测试纸条和其中三项或四项的联检卡，对于产品本身来讲，无论是联检还是拆分，其单项检测之间相对独立互不干扰，性能不存在差异，如果作为同一注册单元，提交所有五项的所有技术资料能够涵盖所有产品。对于不同组合的联检试剂盒，可以将产品名称统一为与产品相关的适应证名称，如包含三项的联检试剂与五项联检试剂作为同一注册单元，命名为多项毒品联合测定试剂盒（胶体金法）。但是单项检测试剂盒因产品名称及用途等无法与多项检测试剂盒统一，不建议与多项联检试剂作为同一注册单元。又如：芯片杂交法的多项检测试剂、每个被检物（待测基因）单管反应的PCR方法的多项检测试剂。但各被测物反应体系相混合的情况，不属于上述情形，如多个被测物混合在一管反应体系中的PCR试剂等。 　　如产品注册单元中包含多项联检的不同组合，则注册检验/委托检验和临床评价等应使用最全项目组合的规格进行，产品性能研究资料应覆盖所有被测物。	审评六部	2018-11-30

（续上表）

问题	回复	供稿	发布时间
是否可以通过变更形式在试剂注册单元中增加校准品、质控品？	申请人如要在原不包含校准品、质控品的体外诊断试剂注册单元中增加校准品和/或质控品，在以下情况下可以通过许可事项变更方式申请：应能够提供证据，证明申请增加的校准品和/或质控品确为该试剂注册申报时配套使用的校准品和质控品；增加的校准品和/或质控品在原产品反应体系和检验过程中与原注册产品匹配使用；注册单元内增加校准品和/或质控品不改变原产品的溯源和质量控制方式；产品注册时质量体系能覆盖拟增加校准品与质控品。 　　证明性资料可包括但不限于：试剂产品注册检验时使用拟增加校准品与质控品的证明、质量体系覆盖证明、原注册资料中能够证明上述内容的资料等。 　　否则不能通过许可事项变更形式在原注册单元中增加校准品和/或质控品。	审评六部	2018-07-13
体外诊断试剂说明书的变化是否均需申请许可事项变更？	体外诊断试剂产品说明书的内容变化包括两种情况：信息性内容的文字性变化和其他内容变化。 　　（1）信息性内容的文字性变化。 　　依据《关于体外诊断试剂说明书文字性变更有关问题的通知》（食药监办械管〔2016〕117号），信息性内容的文字性变化可由申请人自行修改。具体内容包括： 　　"基本信息"项目中体外诊断试剂的注册人或者生产企业联系方式、售后服务单位名称及联系方式、生产许可证编号或者生产备案凭证编号的变化、进口体外诊断试剂代理人联系方式的变化。其中，生产许可证编号或者生产备案凭证编号应在相应省级食品药品监督管理部门发放生产许可证或者生产备案凭证后再行修改。 　　"医疗器械注册证编号/产品技术要求编号"项目，在相应食品药品监督管理部门发		2018-03-09

（续上表）

问题	回复	供稿	发布时间
体外诊断试剂说明书的变化是否均需申请许可事项变更？	放医疗器械注册证后，导致该项内容变化的情况，注册人应自行修改。 　　"标识的解释"项目，因注册人按照YY/T 0466系列标准完善体外诊断试剂说明书中相应标识的解释内容，导致该项内容变化，但不涉及其他需办理许可事项变更的情况，注册人应自行修改。 　　"主要组成成分"中列明，必须配套使用的医疗器械或体外诊断试剂，由于相应食品药品监督管理部门发放医疗器械注册证/备案凭证后，导致说明书中载明的配套使用的医疗器械或体外诊断试剂注册证编号/备案凭证编号发生变化的情况，注册人应自行修改。 　　（2）其他内容变化。 　　作为注册证附件，体外诊断试剂说明书的内容应被视为注册证载明内容，除上述信息性内容外，其他内容变化应通过许可事项变更申请进行修改。 　　说明书更改告知不适用于体外诊断试剂。	审评六部	2018-03-09

2.5.2　核发注册

问题	回复	供稿	发布时间
新研制试剂的配套专用仪器尚未取得注册证，是否可以申请试剂注册？	对于新研制体外诊断试剂及其配套专用仪器，由于分属不同的法规管理，因此需分别提交注册申请。但试剂及其专用仪器检测性能的验证和确认是密不可分的整体验证过程，因此，在试剂和仪器均已定型的情况下，并不限定试剂和其配套专用仪器的上市顺序。但试剂注册申请时，应能够确保配套仪器及检测系统定型，如使用非本企业生产的仪器，则所使用配套仪器应已作为医疗器械在中国境内上市，并能够对其在配套仪器上的性能进行全面验证和确认。	审评六部	2019-03-22

2.5.3 产品分类

问题	回复	供稿	发布时间
如何判定一个体外诊断试剂是否属于防治罕见病相关产品？	体外诊断试剂产品是否属于防治罕见病相关产品，应依据《用于罕见病防治医疗器械注册审查指导原则》（国卫医发〔2018〕101号）、《关于公布第一批罕见病目录的通知》（国卫医发〔2018〕10号）及《关于印发罕见病诊疗指南（2019年版）的通知》（国卫办医函〔2019〕198号）等文件判定。如申报产品临床适用症为第一批罕见病目录中的疾病，且依据《罕见病诊疗指南》（2019年版），该疾病的诊疗流程中需进行申报产品对应的检测项目的检测，则该产品可认定为防治罕见病相关产品。对于申报产品检测项目为新研发的生物标志物，应明确产品预期用途及其与相关罕见病诊疗的关系，从而判定其是否属于防治罕见病的产品。	临床二部	2020-01-03

2.5.4 综述资料

问题	回复	供稿	发布时间
关于体外诊断试剂注册申报资料中综述资料第五部分编写注意事项。	体外诊断试剂注册申报资料中综述资料第五部分："其他"内容的编写往往容易被忽视，该部分内容是对拟申报产品创新性和已上市同类产品情况的总结，包括同类产品在国内外批准上市的情况、相关产品所采用的技术方法及临床应用情况、申请注册产品与国内外同类产品的异同等。对于新研制的体外诊断试剂产品，需要提供被测物与预期适用的临床适应证之间关系的文献资料。 如境内外已有同类产品上市，申请人应说明已上市同类产品的注册人、产品名称以及数量，并比较拟申报产品与同类产品在技术方法、产品性能及临床应用情况等方面的异同，在境内外临床使用的情况等。 如境内外尚无同类产品上市，或申报产品改变常规预期用途并具有新的临床诊断意义，申请人需提供被测物与预期的临床适应证之间关系的文献资料，包括相关指南性文件、专家共识等。	审评六部	2018-08-09

2.5.5 主要原材料

问题	回复	供稿	发布时间
主要原材料的生产商变化，什么时候不可按注册变更进行申报？	2019年7月的"中国器审"微信公众号推文《体外诊断试剂产品技术要求附录中主要原材料的供应商该如何填写？》，强调了供应商应为原材料的生产商，而不是经销商或代理商，相应的注册变更情形中主要原材料的供应商的变更是指原材料的生产商发生变化的情形。需要指出的是，并非所有主要原材料生产商的变化都可以按注册变更进行申报，比如生产商变化导致抗原抗体发生实质变化、引物探针序列变化等，属于产品设计发生重大改变，以上变化应按首次注册进行申报。		2020-02-20
关于体外诊断试剂"抗原、抗体等主要材料供应商变更"的法规理解。	《体外诊断试剂注册管理办法》（国家食品药品监督管理总局第5号令）第七章第五十八条规定"注册证及附件载明内容发生以下变化的，申请人应当向原注册部门申请许可事项变更：（一）抗原、抗体等主要材料供应商变更的"。关于本条款的执行解释如下： （1）许可事项变更仅针对注册证及其附件载明内容，即产品技术要求附录中明确载明的主要原材料供应商的变更。未在注册证及其附件内容中载明的主要原材料供应商的变更，如第二类体外诊断试剂的产品技术要求无附件的情形，申请人应在产品主要原材料供应商发生变更时自行对变更情形进行研究及质量控制，无须申报许可事项变更。 （2）"抗原、抗体等主要材料供应商变更的"情形，仅限于主要原材料的供应商变更，主要原材料自身发生变化的，如抗体本身发生变化等情形，均不属于变更事项。	审评六部	2018-09-13 2018-09-13

2.5.6 国家参考品

问题	回复	供稿	发布时间
国家标准品、参考品发生何种更新时，体外诊断试剂延续注册时需要提供产品能够符合国家标准品、参考品要求的产品检验报告？	根据中国食品药品检定研究院（以下简称"中检院"）对体外诊断试剂国家标准品、参考品的管理，国家标准品、参考品的批号由"品种编号（6位数字）+批号（6位数字）"组成，在中检院官方网站对外公布，可查询。国家标准品、参考品的更新包括"换批"与"换代"两种情况，其区别在于："换批"是为了保证国家标准品、参考品供应量而制备的新批次，国家标准品、参考品的设置、量值和性能接受标准均未发生变化，品种编号不变，仅批号发生变化；"换代"则表明国家标准品、参考品整体发生变化，其设置、量值或者性能接受标准均可能发生改变，品种编号和批号均发生变化。 若体外诊断试剂产品前次注册时已提交符合国家标准品、参考品要求的检验报告并获得批准，批准后若国家标准品、参考品发生"换代"更新，则注册人在下一次延续注册时应当提供产品能够符合"换代"后国家标准品、参考品要求的检验报告。若国家标准品、参考品仅发生"换批"更新，则注册人在下一次延续注册时无须提交产品符合"换批"后国家标准品、参考品的检验报告，但应当在注册申报资料中对延续注册产品符合国家标准品、参考品要求的情况进行说明。	项目管理部、审评六部、临床二部	2021-08-06

（续上表）

问题	回复	供稿	发布时间
国家参考品发布和更新后，不同注册阶段的试剂检验相关执行问题。	《体外诊断试剂注册管理办法》第二十五条规定："有国家标准品、参考品的产品应当使用国家标准品、参考品进行注册检验。"《关于公布体外诊断试剂注册申报资料要求和批准证明文件格式的公告》（国家食品药品监督管理总局2014年第44号公告）附件4《体外诊断试剂延续注册申报资料要求及说明》要求："如有国家标准品、参考品发布或者更新的，应提供产品能够符合国家标准品、参考品要求的产品检验报告。产品检验报告可以是自检报告、委托检验报告或符合相应通知规定的检验报告。" 基于以上要求，体外诊断试剂产品注册申报和延续注册时，如有适用的国家标准品、参考品发布或者更新的（以国家标准品、参考品公开的说明书为依据，判断其对产品的适用性），均应符合国家参考品要求。其中，产品注册申报时，如检验收样日期前国家标准品、参考品已发布或更新，应使用国家标准品、参考品进行注册检验或委托检验并符合其要求；延续注册时，如延续申请受理日期前国家标准品、参考品已发布或更新，应使用国家标准品、参考品进行自检或委托检验并符合其要求。如产品已获得医疗器械注册证，亦可通过许可事项变更申请形式，修订产品技术要求中对新发布的国家标准品、参考品的符合性要求，提交产品符合国家标准品、参考品要求的自检报告或委托检验报告。	审评六部	2018-10-26

2.5.7　校准品、质控品

问题	回复	供稿	发布时间
体外诊断试剂的配套质控品有何要求?	体外诊断试剂的配套质控品用于对检测系统进行质量控制。申请人应对申报试剂检测的质控品的预期结果（靶值和靶值范围）进行验证，并将经验证的配套质控品在试剂说明书中予以明确。未经验证的"第三方质控品""其他商用质控品"等表述不应出现在产品说明书中。	审评六部	2019-11-29

2.5.8　分析性能评估

问题	回复	供稿	发布时间
体外诊断试剂样本稳定性研究用样本应当重点考虑的因素是什么?	应重点考虑样本浓度的选择，至少包含阴性样本、弱阳性样本和中/强阳性样本，以考察不同浓度样本的稳定性及对检测是否产生影响。	审评六部	2022-05-10
体外诊断试剂的分析性能评估中要求使用不同来源的样本进行研究，如何理解"不同来源"?	为了考察体外诊断试剂的分析性能，通常要求选择不同时间、不同地点、具有不同代表性（例如年龄、性别、人种、其他情况等）的适用人群样本进行检测能力的评价，即选择"不同来源"的样本进行评价。代表性样本的选择应根据该产品本身的特点和临床预期用途等因素进行确定。		2022-04-22
定性检测试剂的干扰试验结果是否可仅采用阴阳性表示?	干扰试验一般采用配对比对的方式，比较含有高浓度干扰物质的样本与不含或含正常浓度干扰物质样本（对照）检测结果的差异。对于可给出量值数据（如OD值、Ct值等）或计数结果的定性检测试剂，建议对数值进行差异分析，不可仅采用阴阳性表示干扰试验的结果。		2021-12-10

（续上表）

问题	回复	供稿	发布时间
体外诊断试剂各项分析性能评估过程中是否可多次重复使用样本？	体外诊断试剂分析性能包括准确度、精密度、检出限和特异性等多项内容，需根据各项性能的具体要求，纳入不同来源、型别、浓度及其他特征的样本，以充分评价产品的各项性能，所以各项分析性能的评估过程应尽量避免样本的重复使用。		2021-08-20
注册申报过程中的新型冠状病毒核酸检测试剂应如何进行变异株检出情况的评价？	为满足疫情防护的需要，对于所有新型冠状病毒核酸检测试剂，企业均应持续关注病毒变异情况，并主动进行新型冠状病毒变异株检出情况的评价。将评价结果随注册资料一并提交（包括产品注册、变更注册和延续注册）。对于已发补但未补回的产品，企业亦应补充该资料。 根据产品检测的基因位点、引物、探针的设计情况，及病毒的变异情况进行生物信息学分析。当发现变异株有可能影响产品检测时，应采用包含相关变异序列的真实临床变异株或人工合成样本进行进一步的试验验证。采用人工合成样本进行试验验证时，应对产品所有适用样本类型，分别进行稀释研究。研究应至少包含最低检出限和精密度。研究方法请参考《2019新型冠状病毒核酸检测试剂注册技术审评要点》。 如评价表明申报试剂对变异株会发生漏检，建议修改产品设计，并重新进行产品评价。	审评六部	2021-05-28
评估体外诊断试剂的检出限（LoD）时，如果不同批次试剂的LoD结果不同，该怎么办？	检出限（LoD）是体外诊断试剂的重要性能指标，一般需采用三批试剂进行LoD研究，如果不同批次试剂的LoD结果不同（一般应无显著差别），取最大值或更高值作为该试剂声称的LoD，以确保各批次试剂均符合声称。		2021-02-26

2.5.9 稳定性研究

问题	回复	供稿	发布时间
体外诊断试剂产品有效期应如何确定？	体外诊断试剂产品货架有效期应依据实时稳定性研究资料确定，实时稳定性研究试验应于注册申报前完成，并依据试验结果确定产品有效期。实时稳定性研究应包括至少三批样品在实际储存条件下保存至成品有效期后的试验资料。 　　同时，应充分考虑产品在储存、运输、使用过程中的不利条件，进行相应的稳定性研究。 　　如注册申报时实时稳定性研究仍在进行，可在注册申报时依据已进行的试验确定有效期，并可在后续完成相应稳定性研究后，通过变更申请延长有效期。	审评六部	2018-07-05

2.5.10 产品技术要求

问题	回复	供稿	发布时间
体外诊断试剂产品技术要求附录中主要原材料的供应商该如何填写？	体外诊断试剂产品技术要求附录中应标注主要原材料的来源，如为外购应写明供应商。此处的供应商应为原材料的生产商，而不是经销商或代理商。相应地，注册变更情形中主要原材料的供应商的变更是指原材料的生产商发生变化的情形。	审评六部	2019-07-08
体外诊断设备环境试验要求是怎样的？	体外诊断设备一般在其说明书或者标签中对其使用环境条件进行了限定，因此无论是境内产品还是进口产品，当申请产品注册的体外诊断设备和已批准产品的使用环境条件有变化，提出变更或者说明书更改告知时，均需提交产品进行环境试验的相关验证资料，以证明申报产品在其声称环境条件下的安全性和有效性。 （1）申报产品具有适用的强制性标准，且标准中引用了GB/T 14710，环境试验应当作为产品技术要求的内容，参照强制性标准的要求进行引用，一般无须详细列明各实验条件，仅需写明"应当符合GB/T 14710适用章节的内容"，注册检验报告中应包含环境试验的内容。		2018-07-27

（续上表）

问题	回复	供稿	发布时间
体外诊断设备环境试验要求是怎样的？	（2）申报产品无适用的强制性标准，可提交下述形式之一的文件作为环境条件对产品安全性、有效性无影响的验证资料，而产品技术要求中无须引用GB/T 14710： ①包含环境试验的注册检验报告。 ②环境试验的委托检验报告。 ③环境条件对产品安全性、有效性无影响的研究资料，包括气候环境条件（温度、湿度）、机械环境条件（振动、碰撞）、运输条件、电源适应能力等内容。	审评六部	2018-07-27

2.5.11　说明书

问题	回复	供稿	发布时间
体外诊断试剂说明书"产品性能指标"中需要说明什么内容？	体外诊断试剂说明书"产品性能指标"中需要说明产品的全部分析性能评估和临床试验结果。对免于进行临床试验的体外诊断试剂，需说明其临床评价的结果。	审评六部	2022-03-01
体外诊断设备说明书发生变化该怎么办？	根据《医疗器械说明书和标签管理规定》（原国家食品药品监督管理理总第6号令）第十六条规定："已注册的医疗器械发生注册变更的，申请人应当在取得变更文件后，依据变更文件自行修改说明书和标签。说明书的其他内容发生变化的，应当向医疗器械注册的审批部门书面告知，并提交说明书更改情况对比说明等相关文件。"		2020-12-18

（续上表）

问题	回复	供稿	发布时间
体外诊断试剂产品说明书"标识的解释"项涉及修改，应如何执行？	按照《关于体外诊断试剂说明书文字性变更有关问题的通知》（食药监办械管〔2016〕117号），体外诊断试剂说明书信息性内容的文字性变化可由注册人自行修改，其中包括体外诊断试剂说明书"标识的解释"项目，因注册人按照YY/T 0466系列标准完善体外诊断试剂说明书中相应标识的解释内容，导致该项内容变化，但不涉及其他需办理许可事项变更的情况，注册人应自行修改。此处YY/T 0466系列标准可为YY/T 0466系列标准或其对应的ISO 15223标准。如注册人自行修改，应在延续注册时予以说明。	审评六部	2019-02-02

2.5.12 其他

问题	回复	供稿	发布时间
什么是体外诊断试剂的检测系统？	体外诊断试剂的检测系统是由样本处理用产品、检测试剂、校准品、质控品、适用仪器等构成的组合，整个检测系统经过充分的安全有效性评价并获得批准。 体外诊断试剂在产品注册过程中，无论其是否包含完成检测的其他产品，均应将配套的产品在说明书中予以明确，确保检测过程按照所有配套产品组成的检测系统进行。例如，对于不包括提取试剂的核酸检测试剂，在性能评估和临床评价过程中，均应采用说明书声称的配套提取试剂。 同样，申报资料中如果涉及对比试剂，亦应按其批准的检测系统进行操作。假如，采用非对比试剂说明书声称的配套提取试剂提取核酸，并进行后续检测，其获得的检测结果未经充分验证与确认，不能作为评价考核试剂的依据。	审评六部	2020-04-09

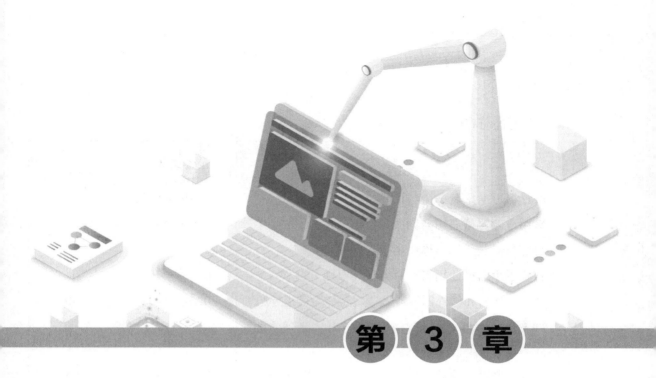

第 3 章

常用指导原则汇编

3.1 通用类

3.1.1 通用名称命名

序号	文档名称	公文号	适用范围（分类编码）
1	医疗器械通用名称命名指导原则	2019年第99号	
2	医用成像器械通用名称命名指导原则	2020年第41号	06
3	口腔科器械通用名称命名指导原则	2020年第41号	17
4	骨科手术器械通用名称命名指导原则	2020年第79号	04
5	输血、透析和体外循环器械通用名称命名指导原则	2020年第79号	10
6	妇产科、辅助生殖和避孕器械通用名称命名指导原则	2021年第48号	18
7	呼吸、麻醉和急救器械通用名称命名指导原则	2021年第48号	08
8	医用康复器械通用名称命名指导原则	2021年第48号	19
9	中医器械通用名称命名指导原则	2021年第48号	20
10	神经和心血管手术器械通用名称命名指导原则	2021年第62号	03
11	医用诊察和监护器械通用名称命名指导原则	2021年第62号	07
12	物理治疗器械通用名称命名指导原则	2022年第26号	09
13	患者承载器械通用名称命名指导原则	2022年第26号	15
14	眼科器械通用名称命名指导原则	2022年第26号	16
15	注输、护理和防护器械通用名称命名指导原则	2022年第26号	14
16	临床检验器械通用名称命名指导原则	2022年第26号	22

3.1.2 注册单元划分

序号	文档名称	公文号	适用范围（分类编码）
17	医疗器械注册单元划分指导原则	2017年第187号	—

3.1.3 软件

序号	文档名称	公文号	适用范围（分类编码）
18	医学图像存储传输软件（PACS）注册技术审查指导原则	2016年第27号	21-02-01

（续上表）

序号	文档名称	公文号	适用范围 （分类编码）
19	中央监护软件注册技术审查指导原则	2017年第198号	21-03-01
20	人工智能医疗器械注册审查指导原则	2022年第8号	通用

3.1.4 网络安全

序号	文档名称	公文号	适用范围 （分类编码）
21	医疗器械网络安全注册审查指导原则（2022年修订版）	2022年第7号	通用

3.1.5 药械组合类

序号	文档名称	公文号	适用范围 （分类编码）
22	含药医疗器械产品注册申报资料撰写指导原则	—	—
23	以医疗器械作用为主的药械组合产品注册审查指导原则	2022年第3号	通用
24	以医疗器械作用为主的药械组合产品中药物定性定量及体外释放研究注册审查指导原则	2022年第3号	通用

3.1.6 产品技术要求

序号	文档名称	公文号	适用范围 （分类编码）
25	医疗器械产品技术要求编写指导原则	2022年第8号	通用

3.1.7 生物学试验及评价

序号	文档名称	公文号	适用范围 （分类编码）
26	医疗器械生物学评价和审查指南	国食药监械〔2007〕345号	—

3.1.8 动物实验研究

序号	文档名称	公文号	适用范围（分类编码）
27	医疗器械动物试验研究注册审查指导原则　第一部分：决策原则（2021年修订版）	2021年第75号	——
28	医疗器械动物试验研究注册审查指导原则　第二部分：试验设计、实施质量保证	2021年第75号	——

3.1.9 临床试验及评价

序号	文档名称	公文号	适用范围（分类编码）
29	医疗器械临床试验设计指导原则	2018年第6号	——
30	接受医疗器械境外临床试验数据技术指导原则	2018年第13号	——
31	真实世界数据用于医疗器械临床评价技术指导原则（试行）	2020年第77号	——
32	决策是否开展医疗器械临床试验技术指导原则	2021年第73号	——
33	列入免于临床评价医疗器械目录产品对比说明技术指导原则	2021年第73号	——
34	医疗器械临床评价等同性论证技术指导原则	2021年第73号	——
35	医疗器械临床评价技术指导原则	2021年第73号	——
36	医疗器械注册申报临床评价报告技术指导原则	2021年第73号	——
37	医疗器械临床试验数据递交要求注册审查指导原则	2021年第91号	——

3.1.10 其他

序号	文档名称	公文号	适用范围（分类编码）
38	用于罕见病防治医疗器械注册审查指导原则	2018年第101号	——
39	医疗器械产品受益—风险评估注册技术审查指导原则	2019年第79号	——
40	医疗器械附条件批准上市指导原则	2019年第93号	——
41	医疗器械安全和性能的基本原则	2020年第18号	——

（续上表）

序号	文档名称	公文号	适用范围（分类编码）
42	输注产品针刺伤防护装置要求与评价技术审查指导原则	2020年第62号	13
43	关于发布医疗器械注册人开展产品不良事件风险评价指导原则的通告	2020年第78号	—
44	应用纳米材料的医疗器械安全性和有效性评价指导原则第一部分：体系框架	2021年第65号	—

3.2 有源类

3.2.1 有源手术器械

序号	文档名称	公文号	适用范围（分类编码）
45	心脏射频消融导管产品注册技术审查指导原则	2014年第5号	01-03-04
46	高频手术设备注册技术审查指导原则	2016年第21号	01-03-01
47	手术无影灯注册技术审查指导原则	2017年第30号	01-08-01
48	手术电极注册技术审查指导原则（2017年修订版）	2017年第41号	01-03-01
49	超声软组织切割止血系统注册技术审查指导原则	2018年第37号	01-01-01
50	医用激光光纤产品注册技术审查指导原则	2018年第130号	01-02-02
51	子宫内膜射频消融设备注册技术审查指导原则	2019年第59号	01-03-02
52	超声软组织切割止血系统同品种临床评价技术审查指导原则	2021年第93号	01-01-01
53	口腔种植手术导航定位系统同品种临床评价注册审查指导原则	2021年第93号	01-07-01
54	微波消融设备注册审查指导原则	2021年第93号	01-04-01
55	内窥镜手术动力设备注册审查指导原则	2021年第93号	01-09-01
56	有源手术器械通用名称命名指导原则	2022年第26号	01

3.2.2 骨科手术器械

序号	文档名称	公文号	适用范围（分类编码）
57	骨组织手术设备注册技术审查指导原则（2017年修订版）	2017年第146号	04-12-01

3.2.3 放射治疗器械

序号	文档名称	公文号	适用范围（分类编码）
58	质子／碳离子治疗系统技术审查指导原则	2015年第112号	05-01-02
59	质子碳离子治疗系统临床评价技术审查指导原则	2018年第4号	05-01-02
60	用于放射治疗的X射线图像引导系统注册技术审查指导原则	2020年第13号	05-02-02
61	放射治疗器械通用名称命名指导原则	2021年第48号	05-01

3.2.4 医用成像器械

序号	文档名称	公文号	适用范围（分类编码）
62	医用磁共振成像系统注册技术审查指导原则	2014年第2号	06-09-03
63	影像型超声诊断设备新技术注册技术审查指导原则	2015年第33号	06-07-02
64	影像型超声诊断设备（第三类）技术审查指导原则	2015年第112号	06-07-02
65	医用X射线诊断设备（第三类）注册技术审查指导原则	2016年第21号	06-01
66	X射线诊断设备（第二类）注册技术审查指导原则	2016年第22号	06-01-07
67	医用内窥镜冷光源注册技术审查指导原则	2016年第27号	06-15-01
68	口腔颌面锥形束计算机体层摄影设备注册技术审查指导原则	2017年第6号	06-01-04
69	软性纤维内窥镜（第二类）注册技术审查指导原则（2017年修订版）	2017年第40号	06-14
70	硬性光学内窥镜（第二类）注册技术审查指导原则（2017年修订版）	2017年第40号	06-14-01
71	影像型超声诊断设备（第二类）注册技术审查指导原则	2017年第60号	06-07

（续上表）

序号	文档名称	公文号	适用范围（分类编码）
72	红外乳腺检查仪注册技术审查指导原则（2017年修订版）	2017年第146号	06-13-02
73	口腔曲面体层X射线机注册技术审查指导原则	2018年第9号	06-01-04
74	气腹机注册技术审查指导原则	2018年第15号	06-15-04
75	手术显微镜注册技术审查指导原则	2018年第25号	06-13-04、16-05-05
76	X射线计算机体层摄影设备注册技术审查指导原则	2018年第26号	06-02-01
77	硬性光学内窥镜（有创类）注册技术审查指导原则	2018年第54号	06-14-01
78	双能X射线骨密度仪注册技术审查指导原则	2019年第10号	06-01-09
79	口腔颌面锥形束计算机体层摄影设备临床评价指导原则	2019年第10号	06-01-04
80	医用诊断X射线管组件注册技术审查指导原则	2019年第79号	06-03-03
81	正电子发射／X射线计算机断层成像系统注册技术审查指导原则	2020年第13号	06-17-02
82	电子上消化道内窥镜注册技术审查指导原则	2020年第87号	06-17-04
83	X射线计算机体层摄影设备同品种临床评价技术审查指导原则	2021年第2号	06-02-01
84	影像型超声诊断设备同品种临床评价技术审查指导原则	2021年第2号	06-07
85	医用磁共振成像系统同品种临床评价技术审查指导原则（2020年修订版）	2021年第12号	06-09
86	乳腺X射线系统注册技术审查指导原则	2021年第42号	06-01-03
87	含儿科应用的医用诊断X射线设备注册审查指导原则	2021年第104号	06
88	正电子发射X射线计算机断层成像系统（数字化技术专用）注册审查指导原则	2021年第108号	06-17-02

3.2.5 医用诊察和监护器械

序号	文档名称	公文号	适用范围（分类编码）
89	脉搏血氧仪设备临床评价技术指导原则	2016年第21号	07-03-05

（续上表）

序号	文档名称	公文号	适用范围（分类编码）
90	电子血压计（示波法）注册技术审查指导原则	2016年第22号	07-03-03
91	医用电子体温计注册技术指导原则（2017年修订版）	2017年第41号	07-03-04
92	动态血压测量仪注册技术审查指导原则	2017年第154号	07-03-03
93	心电图机注册技术审查指导原则	2017年第154号	07-03-01
94	病人监护产品（第二类）注册技术审查指导原则	2017年第154号	07-04-01
95	脉搏血氧仪注册技术审查指导原则（2017年修订版）	2017年第177号	07-03-05
96	超声骨密度仪注册技术审查指导原则	2017年第180号	07-07-02
97	耳腔式医用红外体温计注册技术审查指导原则	2017年第180号	07-03-04
98	动态心电图系统注册技术审查指导原则	2017年第198号	07-03-01
99	电子尿量计注册技术审查指导原则	2018年第15号	07-09-01
100	脉搏波速度和踝臂指数检测产品注册技术审查指导原则	2018年第25号	07-03-07
101	睡眠呼吸监测产品注册技术审查指导原则	2018年第30号	07-09-03
102	持续葡萄糖监测系统注册技术审查指导原则	2018年第56号	07-04-03
103	尿动力学分析仪注册技术审查指导原则	2019年第79号	07-09-01
104	肺通气功能测试产品注册技术审查指导原则	2020年第39号	07-02-03
105	听力计注册技术审查指导原则	2020年第39号	07-05-01
106	超声经颅多普勒血流分析仪注册审查指导原则	2021年第104号	07-07-01
107	医用红外额温计注册审查指导原则	2022年第35号	07-03-04
108	一次性使用脑电电极注册审查指导原则	2022年第35号	07-10-03

3.2.6 呼吸、麻醉和急救器械

序号	文档名称	公文号	适用范围（分类编码）
109	治疗呼吸机注册技术审查指导原则	2016年第21号	08-01-01
110	医用雾化器注册技术审查指导原则	2016年第22号	08-05-07
111	正压通气治疗机注册技术审查指导原则	2016年第27号	08-01-05

（续上表）

序号	文档名称	公文号	适用范围（分类编码）
112	体外除颤产品注册技术审查指导原则	2017年第6号	08-03-01
113	小型分子筛制氧机注册技术审查指导原则（2017年修订版）	2017年第180号	08-04-02
114	治疗呼吸机临床评价技术审查指导原则	2017年第212号	08-01-01
115	麻醉咽喉镜注册技术审查指导原则	2018年第30号	08-05-06
116	麻醉机注册技术审查指导原则	2019年第10号	08-02-01
117	热湿交换器注册技术审查指导原则	2020年第39号	08-05-04
118	体外同步复律产品注册技术审查指导原则	2020年第42号	08-03
119	体外经皮起搏产品注册技术审查指导原则	2020年第42号	08-03
120	笑气吸入镇静镇痛装置注册技术审查指导原则	2020年第49号	08-02-03
121	网式雾化器注册审查指导原则	2021年第104号	08-05-07
122	医用空气压缩机组注册审查指导原则	2022年第35号	08-07-01
123	医用中心供氧系统注册审查指导原则	2022年第35号	08-07-04

3.2.7 物理治疗器械

序号	文档名称	公文号	适用范围（分类编码）
124	3A类半导体激光治疗机产品注册技术审查指导原则	食药监办械函〔2011〕187号	09-03-01
125	强脉冲光治疗仪注册技术审查指导原则	2016年第21号	09-03-04
126	磁疗产品注册技术审查指导原则	2016年第22号	09-05
127	振动叩击排痰机注册技术审查指导原则	2016年第27号	09-04-01
128	可见光谱治疗仪注册技术审查指导原则	2017年第40号	09-03
129	半导体激光治疗机（第二类）注册技术审查指导原则（2017年修订版）	2017年第41号	09-03-02
130	电动牵引装置注册技术审查指导原则（2017年修订版）	2017年第60号	09-04-03
131	红外线治疗设备注册技术审查指导原则（2017年修订版）	2017年第177号	09-02-02
132	医用控温毯注册技术审查指导原则（2017年修订版）	2017年第177号	09-02-03

（续上表）

序号	文档名称	公文号	适用范围 （分类编码）
133	中频电疗产品注册技术审查指导原则	2017年第177号	09-01-03
134	超声理疗设备注册技术审查指导原则（2017年修订版）	2017年第178号	09-06-01
135	紫外治疗设备注册技术审查指导原则	2017年第199号	09-03-07
136	肌电生物反馈治疗仪注册技术审查指导原则	2019年第79号	09-08-03
137	半导体激光脱毛机注册技术审查指导原则	2020年第15号	09-03-01
138	低频电疗仪注册技术审查指导原则	2020年第39号	09-01-03
139	冲击波治疗仪注册技术审查指导原则	2020年第39号	09-04-05
140	新生儿蓝光治疗仪注册审查指导原则	2021年第104号	09-03-06
141	短波治疗仪注册审查指导原则	2022年第35号	09-07-04

3.2.8 输血、透析和体外循环器械

序号	文档名称	公文号	适用范围 （分类编码）
142	离心式血液成分分离设备技术审查指导原则	2015年第112号	10-01-01
143	血液透析用制水设备注册技术审查指导原则	2016年第22号	10-03-05
144	腹膜透析机注册技术审查指导原则	2016年第27号	10-03-06
145	离心式血液成分分离设备临床评价注册技术审查指导原则	2019年第24号	10-01-01
146	体外膜氧合（ECMO）循环套包注册审查指导原则	2021年第103号	10-06
147	体外膜肺氧合（ECMO）设备注册审查指导原则	2022年第19号	10-06-01

3.2.9 医疗器械消毒、灭菌器械

序号	文档名称	公文号	适用范围 （分类编码）
148	大型蒸汽灭菌器注册技术审查指导原则	2016年第27号	11-01-03
149	小型蒸汽灭菌器注册技术审查指导原则	2017年第198号	11-01-03
150	内镜清洗消毒机注册技术审查指导原则	2018年第30号	11-05-01
151	医疗器械消毒灭菌器械通用名称命名指导原则	2020年第79号	11
152	过氧化氢灭菌器注册审查指导原则	2021年第104号	11-03-05
153	酸性氧化电位水生成器注册审查指导原则	2022年第35号	11-03-01

3.2.10　有源植入器械

序号	文档名称	公文号	适用范围（分类编码）
154	植入式心脏起搏器注册技术审查指导原则（2016年修订版)	2016年第21号	12–01–01
155	人工耳蜗植入系统临床试验指导原则	2017年第3号	12–03–01
156	人工耳蜗植入系统注册技术审查指导原则	2017年第35号	12–03–01
157	植入式左心室辅助系统注册技术审查指导原则	2020年第17号	12–04–02
158	有源植入器械通用名称命名指导原则	2020年第41号	12

3.2.11　注输、护理和防护器械

序号	文档名称	公文号	适用范围（分类编码）
159	胃管产品注册技术审查指导原则	食药监办械函〔2009〕95号	14–05
160	植入式心脏电极导线产品注册技术审查指导原则	2014年第10号	14–01–04/14–01–05
161	注射泵注册技术审查指导原则（2017年修订版）	2017年第41号	14–01–01
162	医用吸引设备注册技术审查指导原则（2017年修订版）	2017年第180号	14–06–08
163	输液泵注册技术审查指导原则	2017年第199号	14–02–01
164	电动洗胃机注册技术审查指导原则（2017年修订版）	2017年第199号	14–07–01
165	肠内营养泵注册技术审查指导原则	2019年第79号	14–03–01
166	电动气压止血仪注册技术审查指导原则	2020年第39号	14–04–01
167	一次性使用医用冲洗器产品注册审查指导原则	2022年第41号	14–07–01

3.2.12　患者承载器械

序号	文档名称	公文号	适用范围（分类编码）
168	电动病床注册技术审查指导原则（2017年修订版）	2017年第30号	15–03–01
169	电动手术台注册技术审查指导原则（2017年修订版）	2017年第60号	15–01–01
170	防褥疮气床垫注册技术审查指导原则（2017年修订版）	2017年第178号	15–06–01

3.2.13　眼科器械

序号	文档名称	公文号	适用范围 （分类编码）
171	眼科超声乳化和眼前节玻璃体切除设备及附件注册技术审查指导原则	2016年第162号	16-05-01
172	视野计注册技术审查指导原则（2017年修订版）	2017年第178号	16-03-02
173	验光仪注册技术审查指导原则	2017年第198号	16-03-01
174	裂隙灯显微镜注册技术审查指导原则	2017年第199号	16-04-07
175	眼科光学相干断层扫描仪注册技术审查指导原则	2018年第44号	16-04-04
176	眼科飞秒激光治疗机注册技术审查指导原则	2018年第53号	16-05-02
177	眼科超声诊断设备注册技术审查指导原则	2018年第55号	16-04-03
178	眼压计注册技术审查指导原则	2018年第25号	16-04-17
179	眼科高频超声诊断仪注册技术审查指导原则	2019年第10号	16-04-03
180	用于角膜制瓣的眼科飞秒激光治疗机临床试验指导原则	2019年第13号	16-05-02
181	眼底照相机注册技术审查指导原则	2020年第87号	16-04-05
182	视力筛查仪注册技术审查指导原则	2021年第42号	16-03-01
183	眼科激光光凝机注册审查指导原则	2022年第6号	16-05-02

3.2.14　口腔科器械

序号	文档名称	公文号	适用范围 （分类编码）
184	牙科综合治疗机注册技术审查指导原则	2016年第22号	17-03-01
185	光固化机注册技术审查指导原则	2017年第6号	17-03-06
186	牙科种植机注册技术审查指导原则	2017年第124号	17-03-07
187	牙科手机注册技术审查指导原则（2017年修订版）	2017年第177号	17-03-04
188	超声洁牙设备注册技术审查指导原则（2017年修订版）	2017年第178号	17-03-03
189	口腔数字印模仪注册技术审查指导原则	2019年第37号	17-01-05
190	牙根尖定位仪注册技术审查指导原则	2019年第79号	17-03-09
191	根管预备机注册审查指导原则	2021年第104号	17-03-09

3.2.15 产科、辅助生殖和避孕器械

序号	文档名称	公文号	适用范围（分类编码）
192	超声多普勒胎儿心率仪注册技术审查指导原则	2017年第60号	18-02-02
193	医用臭氧妇科治疗仪注册技术审查指导原则（2017年修订版）	2017年第146号	18-04-01
194	超声多普勒胎儿监护仪注册技术审查指导原则（2017年修订版）	2017年第178号	18-02-01
195	子宫内膜去除（热传导、射频消融）设备临床评价技术审查指导原则	2017年第212号	18-04-01
196	电子阴道显微镜注册技术审查指导原则	2018年第15号	18-03-02

3.2.16 医用康复器械

序号	文档名称	公文号	适用范围（分类编码）
197	助听器注册技术审查指导原则	2016年第22号	19-01-07
198	电动轮椅车注册技术审查指导原则	2017年第180号	19-03-01
199	上下肢主被动运动康复训练设备注册技术审查指导原则	2019年第79号	19-02
200	步态训练设备注册审查指导原则	2021年第104号	19-02-01

3.2.17 中医器械

序号	文档名称	公文号	适用范围（分类编码）
201	电针治疗仪产品注册审查指导原则	2022年第35号	20-02-01

3.2.18 医用软件

序号	文档名称	公文号	适用范围（分类编码）
202	人工智能医用软件产品分类界定指导原则	2021年第47号	21
203	医用软件通用名称命名指导原则	2021年第48号	21
204	医疗器械软件注册审查指导原则（2022年修订版）	2022年第9号	21

3.2.19 临床检验器械

序号	文档名称	公文号	适用范围（分类编码）
205	全自动化学发光免疫分析仪技术审查指导原则	2015年第93号	22-04-02
206	自动尿液有形成分分析仪注册技术审查指导原则（2016年修订版）	2016年第22号	22-09-02
207	尿液分析仪注册技术审查指导原则（2016年修订版）	2016年第22号	22-09-03
208	凝血分析仪注册技术审查指导原则（2016年修订版）	2016年第22号	22-01-04
209	半自动化学发光免疫分析仪注册技术审查指导原则（2016年修订版）	2016年第22号	22-04-02
210	生化分析仪注册技术审查指导原则（2016年修订版）	2016年第22号	22-02-01
211	血糖仪注册技术审查指导原则（2016年修订版）	2016年第22号	22-02-02
212	酶标仪注册技术审查指导原则	2017年第154号	22-04-07
213	生物显微镜注册技术审查指导原则	2017年第199号	22-07-01
214	全自动血型分析仪注册技术审查指导原则	2017年第209号	22-01-01
215	医用低温保存箱注册技术审查指导原则	2018年第15号	22-15-04
216	医用洁净工作台注册技术审查指导原则	2018年第25号	22-16-02
217	血浆速冻机注册技术审查指导原则	2019年第79号	22-15-04
218	胶体金免疫层析分析仪注册技术审查指导原则	2020年第14号	22-04-04
219	医用二氧化碳培养箱注册技术审查指导原则	2020年第39号	22-14-01
220	特定蛋白免疫分析仪注册技术审查指导原则	2020年第80号	22-04-06
221	实时荧光PCR分析仪注册技术审查指导原则	2021年第24号	22-04-03
222	荧光免疫层析分析仪注册审查指导原则	2021年第104号	22-04-04
223	血细胞分析仪注册审查指导原则	2021年第104号	22-01-02
224	生物安全柜注册审查指导原则	2021年第108号	22-16-01
225	糖化血红蛋白分析仪注册审查指导原则	2022年第35号	22-10-04

3.2.20 其他

序号	文档名称	公文号	适用范围（分类编码）
226	移动医疗器械注册技术审查指导原则	2017年第222号	
227	有源医疗器械使用期限注册技术审查指导原则	2019年第23号	

3.3 无源类

3.3.1 无源手术器械

序号	文档名称	公文号	适用范围（分类编码）
228	α–氰基丙烯酸酯类医用粘合剂注册技术审查指导原则	2016年第6号	02–13–09
229	可吸收性外科缝线注册技术审查指导原则	2016年第70号	02–13–06
230	腹腔镜手术器械技术审查指导原则	2017年第30号	02
231	腔镜用吻合器产品注册技术审查指导原则	2017年第44号	02–13–03
232	吻（缝）合器产品注册技术审查指导原则（2018年修订）	2018年第120号	02–13
233	一次性使用皮肤缝合器注册技术审查指导原则（2019年修订）	2019年第16号	02–13–01
234	一次性使用内镜用活体取样钳注册技术审查指导原则	2019年第79号	02–04–10
235	一次性使用乳腺定位丝注册技术审查指导原则	2020年第48号	02–07–03
236	无源手术器械通用名称命名指导原则	2020年第79号	02
237	一次性使用无菌闭合夹注册技术审查指导原则	2021年第30号	02–06–01
238	包皮切割吻合器注册审查指导原则	2021年第102号	02–13–01
239	非血管腔道导丝产品注册审查指导原则	2021年第102号	02–12–05
240	一次性使用输尿管导引鞘注册审查指导原则	2021年第102号	02–12–03
241	一次性使用微创筋膜闭合器注册审查指导原则	2021年第102号	02–15
242	一次性使用腹部穿刺器注册审查指导原则	2021年第103号	02–12–01
243	一次性使用切口保护套产品注册审查指导原则	2022年第35号	02–15–06
244	非吸收性外科缝线注册审查指导原则	2022年第41号	02–13–07
245	医用缝合针注册审查指导原则	2022年第41号	02–07–01
246	取石网篮注册审查指导原则	2022年第41号	02–15–18

3.2.2　神经和心血管手术器械

序号	文档名称	公文号	适用范围（分类编码）
247	中心静脉导管产品注册技术审查指导原则	2017年第14号	03-13-03
248	血管内球囊扩张导管用球囊充压装置注册技术审查指导原则	2017年第198号	03-13-17
249	人工关节置换术用丙烯酸树脂骨水泥注册技术审查指导原则	2020年第31号	03-05-01
250	球囊扩张导管注册技术审查指导原则	2020年 第62号	03-13-06
251	血管内导管同品种对比临床评价技术审查指导原则	2021年第68号	03-13
252	神经和心血管手术器械—刀、剪及针注册审查指导原则	2021年第92号	03
253	微导管注册审查指导原则	2022年第4号	03-13-26
254	血管内导丝注册审查指导原则	2022年第11号	03-13-16
255	血管夹产品注册审查指导原则	2022年第35号	03-05-02
256	一次性使用心脏固定器注册审查指导原则	2022年第41号	03-14-02

3.3.3　骨科手术器械

序号	文档名称	公文号	适用范围（分类编码）
257	手术动力设备产品注册技术审查指导原则	2012年第210号	04-12-01
258	骨科外固定支架注册技术审查指导原则（2018年修订）	2018年第107号	04-13-02
259	骨水泥套管组件注册技术审查指导原则	2018年第107号	04-14-02
260	椎体成形球囊扩张导管注册技术审查指导原则	2020年第31号	04-17-01
261	关节镜下无源手术器械产品注册审查指导原则	2021年第102号	04-16-02

3.3.4　医用成像器械

序号	文档名称	公文号	适用范围（分类编码）
262	一次性使用高压造影注射器及附件产品注册审查指导原则	2022年第4号	06-05-05
263	医用无菌超声耦合剂注册审查指导原则	2022年第35号	06-08-01

3.3.5 医用诊察和监护器械

序号	文档名称	公文号	适用范围 （分类编码）
264	一次性使用心电电极注册技术审查指导原则	2017年第154号	07-10-03

3.3.6 呼吸、麻醉和急救器械

序号	文档名称	公文号	适用范围 （分类编码）
265	气管插管产品注册技术审查指导原则	食药监办械函〔2009〕95号	08-06
266	麻醉机和呼吸机用呼吸管路产品注册技术审查指导原则	2012年第210号	08-06-02
267	一次性使用鼻氧管产品注册技术审查指导原则	2013年第8号	08-06-08
268	一次性使用医用喉罩注册技术审查指导原则（2018年修订）	2018年第107号	08-06-05
269	一次性使用吸痰管注册技术审查指导原则（2018年修订）	2018年第120号	08-06-09
270	人工复苏器注册技术审查指导原则	2019年第79号	08-03-05
271	麻醉面罩产品注册审查指导原则	2021年第102号	08-06-13
272	持续正压通气用面罩、口罩、鼻罩注册审查指导原则	2022年第41号	08-06-11

3.3.7 物理治疗器械

序号	文档名称	公文号	适用范围 （分类编码）
273	肢体加压理疗设备注册技术审查指导原则	2019年第79号	09-04-02
274	热敷贴（袋）产品注册技术审查指导原则	2020年 第39号	09-02-01

3.3.8 输血、透析和体外循环器械

序号	文档名称	公文号	适用范围 （分类编码）
275	一次性使用透析器产品注册技术审查指导原则	2013年第3号	10-04-01
276	血液透析浓缩物产品注册技术审查指导原则	2014年第6号	10-04-01

（续上表）

序号	文档名称	公文号	适用范围（分类编码）
277	一次性使用血液分离器具产品注册技术审查指导原则	2014年第6号	10-02
278	一次性使用膜式氧合器注册技术审查指导原则	2016年第6号	10-06-01
279	一次性使用血液透析管路注册技术审查指导原则	2016年第146号	10-04-01
280	全血及血液成分贮存袋注册技术审查指导原则	2018年第3号	10-02-01
281	血液浓缩器注册技术审查指导原则	2018年第3号	10-06-04
282	一次性使用胆红素血浆吸附器注册技术审查指导原则	2018年第126号	10-04-02
283	心肺转流系统 体外循环管道注册申报技术审查指导原则	2019年第78号	10-06-06
284	柠檬酸消毒液注册技术审查指导原则	2021年第30号	10-04-03

3.3.9　无源植入器械

序号	文档名称	公文号	适用范围（分类编码）
285	乳房植入体产品注册技术审查指导原则	食药监办械函〔2011〕116号	13-09-03
286	疝修补补片产品注册技术审查指导原则	2013年第7号	13-09-04
287	透明质酸钠类面部注射填充材料注册技术审查指导原则	2016年第7号	13-09-02
288	一次性使用脑积水分流器注册技术审查指导原则	2016年第70号	13-06-10
289	脊柱后路内固定系统注册技术审查指导原则	2016年第70号	13-03-01
290	椎间融合器注册技术审查指导原则	2016年第70号	13-03-04
291	钙磷/硅类骨填充材料注册技术审查指导原则	2017年第14号	13-05-02
292	人工颈椎间盘假体注册技术审查指导原则	2017年第23号	13-03-05
293	髋关节假体系统注册技术审查指导原则	2017年第23号	13-04-01
294	冠状动脉药物洗脱支架临床前研究指导原则	2018年第21号	13-07-02
295	冠状动脉药物洗脱支架临床试验指导原则	2018年第21号	13-07-02
296	主动脉覆膜支架系统临床试验指导原则	2019年第8号	13-07-01

（续上表）

序号	文档名称	公文号	适用范围（分类编码）
297	生物可吸收冠状动脉药物洗脱支架临床试验指导原则	2019年第8号	13-07-02
298	经导管植入式人工主动脉瓣膜临床试验指导原则	2019年第8号	13-07-06
299	透明质酸钠类面部注射填充材料临床试验指导原则	2019年第13号	13-09-02
300	腹腔内置疝修补补片动物实验技术审查指导原则	2019年第18号	13-09-04
301	金属髓内钉系统产品注册技术审查指导原则	2020年第31号	13-01-04
302	肌腱韧带固定系统注册技术审查指导原则	2020年第36号	13-02-01
303	3D打印髋臼杯产品注册技术审查指导原则	2020年第36号	13-04-01
304	3D打印人工椎体注册技术审查指导原则	2020年第36号	13-03
305	整形用面部植入假体注册技术审查指导原则	2020年第36号	13-09-01
306	全膝关节假体系统产品注册技术审查指导原则	2020年第36号	13-04-02
307	硬脑（脊）膜补片注册技术审查指导原则	2020年第48号	13-06-04
308	疝修补补片临床试验指导原则	2020年第48号	13-09-04
309	生物可吸收冠状动脉药物洗脱支架动物实验研究指导原则	2020年第48号	13-07-02
310	生物型股骨柄柄部疲劳性能评价指导原则	2020年第62号	13-04
311	同种异体植入性医疗器械病毒灭活工艺验证指导原则（2020年修订版）	2020年第62号	13
312	3D打印患者匹配下颌骨假体注册审查指导原则	2020年第62号	13
313	个性化匹配骨植入物及工具医工交互质控审查指导原则	2020年第62号	13
314	无源植入器械通用名称命名指导原则	2020年第79号	13
315	听小骨假体产品注册审查指导原则	2021年第103号	13-08-01
316	人工韧带注册审查指导原则	2021年第103号	13-02-02
317	漏斗胸成形系统产品注册审查指导原则	2021年第103号	13-11-02
318	增材制造聚醚醚酮植入物注册审查指导原则	2022年第3号	13
319	金属接骨板内固定系统产品注册审查指导原则（2021年修订）	2022年第4号	13-01-01
320	可降解镁金属骨科植入物注册审查指导原则	2022年第4号	13

（续上表）

序号	文档名称	公文号	适用范围（分类编码）
321	增材制造金属植入物理化性能均一性研究指导原则	2022年第4号	13
322	无源植入性医疗器械稳定性研究指导原则（2022年修订版）	2022年第12号	13
323	高强韧性纯钛骨科内固定植入物注册审查指导原则	2022年第14号	13

3.3.10　注输、护理和防护器械

序号	文档名称	公文号	适用范围（分类编码）
324	一次性使用输注器具产品注册技术审查指导原则	食药监办械函〔2011〕116号	14-02
325	一次性使用手术衣产品注册技术审查指导原则	食药监办械函〔2011〕187号	14-13-05
326	一次性使用无菌手术包类产品注册技术审查指导原则	2013年第8号	14-13-00
327	负压引流装置产品注册技术审查指导原则	2013年第8号	14-06-03
328	一次性使用避光输液器产品注册技术审查指导原则	2014年第6号	14-02-05
329	一次性使用引流管产品注册技术审查指导原则	2014年第7号	14-06-11
330	医用口罩产品注册技术审查指导原则	2014年第7号	14-14-01
331	可吸收止血产品注册技术审查指导原则	2016年第7号	14-08-01
332	腹腔、盆腔外科手术用可吸收防粘连产品注册技术审查指导原则	2016年第7号	14-08-02
333	袜型医用压力带注册技术审查指导原则	2017年第14号	14-16-11
334	聚氨酯泡沫敷料产品注册技术审查指导原则	2017年第44号	14-10-07
335	一次性使用输注泵（非电驱动）注册技术审查指导原则	2018年第3号	14-02-04
336	一次性使用无菌导尿管注册技术审查指导原则（2018年修订）	2018年第80号	14-05
337	鼻饲营养导管注册技术审查指导原则（2018年修订）	2018年第80号	14-05-02
338	护脐带注册技术审查指导原则（2018年修订）	2018年第116号	14-10-01

（续上表）

序号	文档名称	公文号	适用范围（分类编码）
339	外科纱布敷料注册技术审查指导原则（2018年修订）	2018年第120号	14-09-01
340	一次性使用活检针注册技术审查指导原则	2018年第126号	14-01-09 或 02-07-04
341	一次性使用配药用注射器注册技术审查指导原则	2019年第16号	14-02-12
342	植入式给药装置注册技术审查指导原则	2019年第25号	14-02-10
343	凡士林纱布产品注册技术审查指导原则	2020年第31号	14-10-09
344	水胶体敷料产品注册技术审查指导原则	2020年第31号	14-10-05
345	一次性使用注射笔配套用针注册技术审查指导原则	2021年第30号	14-01-06
346	一次性使用内窥镜注射针注册审查指导原则	2022年第4号	14-01-06
347	一次性使用无菌尿液引流袋注册审查指导原则	2022年第35号	14-06-12
348	非慢性创面敷贴注册审查指导原则	2022年第35号	14-10-01/14-10-02
349	疤痕修复材料产品注册审查指导原则	2022年第35号	14-12-02
350	一次性使用手术帽注册审查指导原则	2022年第35号	14-13-05
351	医用防护服产品注册审查指导原则	2022年第35号	14-14-02
352	经鼻肠营养导管注册审查指导原则	2022年第41号	14-05-02
353	经鼻胆汁外引流管注册审查指导原则	2022年第41号	14-05-06
354	一次性使用产包产品注册审查指导原则	2022年第41号	14-14
355	输尿管支架注册审查指导原则	2022年第41号	14-05-05

3.3.11 眼科器械

序号	文档名称	公文号	适用范围（分类编码）
356	接触镜护理产品注册技术审查指导原则	食药监办械函〔2011〕116号	16-06-02
357	硬性角膜接触镜说明书编写指导原则	2014年第3号	16-06-01
358	软性亲水接触镜说明书编写指导原则	2014年第3号	16-06-01
359	软性接触镜注册技术审查指导原则	2018年第18号	16-06-01

（续上表）

序号	文档名称	公文号	适用范围 （分类编码）
360	角膜塑形用硬性透气接触镜临床试验指导原则	2018年第51号	16-06-01
361	软性接触镜临床试验指导原则	2018年第51号	16-06-01
362	人工晶状体临床试验指导原则	2019年第13号	16-07-01
363	直接检眼镜注册技术审查指导原则	2019年第79号	16-04-08
364	角膜塑形用硬性透气接触镜说明书编写指导原则（2020年修订版）	2020年第47号	16-06-01
365	人工晶状体注册审查指导原则	2022年第4号	16-07-01

3.3.12　口腔科器械

序号	文档名称	公文号	适用范围 （分类编码）
366	定制式义齿产品注册技术审查指导原则	食药监办械函〔2011〕187号	17-06-04
367	义齿制作用合金产品注册技术审查指导原则	2013年第8号	17-06-01
368	牙科树脂类充填材料产品注册技术审查指导原则	2014年第6号	17-05-02
369	牙科种植体（系统）注册技术审查指导原则（2016年修订版）	2016年第70号	17-08-01
370	牙科基托聚合物材料注册技术审查指导原则	2016年第70号	17-06-03/ 17-07-04
371	牙科纤维桩产品注册技术审查指导原则	2017年第44号	17-06-05
372	定制式义齿注册技术审查指导原则（2018年修订）	2018年第80号	17-06-04
373	全瓷义齿用氧化锆瓷块注册技术审查指导原则（2018年修订）	2018年第116号	17-06-02
374	牙科车针注册技术审查指导原则	2019年第16号	17-04-07
375	合成树脂牙注册技术审查指导原则	2019年第25号	17-06-03
376	牙科种植手术用钻注册技术审查指导原则	2019年第79号	17-04-07
377	牙科玻璃离子水门汀注册技术审查指导原则	2021年第30号	17-05-01
378	牙科脱敏剂注册审查指导原则	2021年第102号	17-10-03
379	正畸丝注册审查指导原则	2021年第102号	17-07-02

（续上表）

序号	文档名称	公文号	适用范围（分类编码）
380	增材制造口腔修复用激光选区熔化金属材料注册审查指导原则	2022年第5号	17-05
381	口腔保持器注册审查指导原则	2022年第35号	17-07-07
382	牙科根管润滑剂清洗剂产品注册审查指导原则	2022年第35号	17-09-01
383	牙科喷砂粉注册审查指导原则	2022年第35号	17-09-06
384	无托槽矫治器注册审查指导原则	2022年第41号	17-07-07
385	口腔印模材料注册审查指导原则	2022年第41号	17-09-07
386	牙科用磷酸酸蚀剂注册审查指导原则	2022年第41号	17-09-03
387	窝沟封闭剂产品注册审查指导原则	2022年第41号	17-10-04
388	正畸托槽注册审查指导原则	2022年第41号	17-07-01

3.3.13　妇产科、辅助生殖和避孕器械

序号	文档名称	公文号	适用范围（分类编码）
389	天然胶乳橡胶避孕套产品注册技术审查指导原则	食药监办械函〔2011〕187号	18-06-03
390	人类体外辅助生殖技术用液注册技术审查指导原则	2018年第18号	18-07-04
391	宫内节育器注册技术审查指导原则	2019年第25号	18-06-01
392	辅助生殖用胚胎移植导管注册技术审查指导原则	2019年第78号	18-07-01
393	辅助生殖用穿刺取卵针注册技术审查指导原则	2020年第31号	18-07-02
394	子宫输卵管造影球囊导管注册审查指导原则	2022年第41号	18-01-10
395	一次性使用子宫颈球囊扩张导管注册审查指导原则	2022年第41号	18-01-05
396	一次性使用无菌阴道扩张器注册审查指导原则	2022年第41号	18-01-05

3.3.14　医用康复器械

序号	文档名称	公文号	适用范围（分类编码）
397	手动轮椅车注册技术审查指导原则	2018年第116号	19-03-01

3.3.15 临床检验器械

序号	文档名称	公文号	适用范围（分类编码）
398	一次性使用真空采血管产品注册技术审查指导原则	食药监办械函〔2011〕187号	22-11-04
399	一次性使用末梢采血针产品注册审查指导原则	2022年第41号	22-11-02

3.3.16 其他植入性器械

序号	文档名称	公文号	适用范围（分类编码）
400	无源植入性医疗器械产品注册申报资料指导原则	食药监办械函〔2009〕519号	—
401	同种异体植入性医疗器械病毒灭活工艺验证技术审查指导原则	食药监办械函〔2011〕116号	—
402	无源植入性医疗器械货架有效期注册申报资料指导原则（2017年修订版）	2017年第75号	—
403	无源植入性医疗器械临床试验审批申报资料编写指导原则	2018年第40号	—
404	无源植入性骨、关节及口腔硬组织个性化增材制造医疗器械注册技术审查指导原则	2019年第70号	—
405	脊柱植入物临床评价质量控制注册技术审查指导原则	2020年第31号	—
406	定制式个性化骨植入物等效性模型注册技术审查指导原则	2020年第48号	—
407	骨科金属植入物有限元分析资料注册技术审查指导原则	2020年第48号	—

3.3.17 其他

序号	文档名称	公文号	适用范围（分类编码）
408	动物源性医疗器械注册技术审查指导原则（2017年修订版）	2017年第224号	—
409	医疗器械已知可沥滤物测定方法验证及确认注册技术审查指导原则	2019年第78号	—
410	无源医疗器械产品原材料变化评价指南	2020年第33号	—

3.4 IVD 类

3.4.1 注册申报资料

序号	文档名称	公文号	适用范围（分类编码）
411	自测用血糖监测系统注册申报资料指导原则	食药监办械函〔2010〕438号	6840
412	肿瘤标志物类定量检测试剂注册申报资料指导原则	食药监办械函〔2011〕116号	6840
413	流行性感冒病毒抗原检测试剂注册申报资料指导原则	2011年第540号	6840
414	流行性感冒病毒核酸检测试剂注册申报资料指导原则	2011年第540号	6840

3.4.2 方法学类

序号	文档名称	公文号	适用范围（分类编码）
415	生物芯片类检测试剂注册技术审查指导原则	食药监办械函〔2013〕3号	6840
416	金标类检测试剂注册技术审查指导原则	食药监办械函〔2013〕3号	6840
417	核酸扩增法检测试剂注册技术审查指导原则	食药监办械函〔2013〕3号	6840
418	发光免疫类检测试剂注册技术审查指导原则	食药监办械函〔2013〕3号	6840
419	酶联免疫法检测试剂注册技术审查指导原则	食药监办械函〔2013〕3号	6840
420	流式细胞仪配套用检测试剂注册技术审查指导原则	食药监办械函〔2013〕3号	6840

3.4.3 产品类

序号	文档名称	公文号	适用范围（分类编码）
421	病原体特异性M型免疫球蛋白定性检测试剂注册技术审查指导原则	2013年第3号	6840

（续上表）

序号	文档名称	公文号	适用范围（分类编码）
422	乙型肝炎病毒脱氧核糖核酸定量检测试剂注册技术审查指导原则	2013年第3号	6840
423	肿瘤个体化治疗相关基因突变检测试剂技术审查指导原则	2014年第2号	6840
424	弓形虫、风疹病毒、巨细胞病毒、单纯疱疹病毒抗体及G型免疫球蛋白抗体亲合力检测试剂技术审查指导原则	2014年第2号	6840
425	雌激素受体、孕激素受体抗体试剂及检测试剂盒技术审查指导原则	2015年第11号	6840
426	乙型肝炎病毒基因分型检测试剂技术审查指导原则	2015年第32号	6840
427	结核分枝杆菌复合群核酸检测试剂注册技术审查指导原则	2015年第65号	6840
428	人乳头瘤病毒（HPV）核酸检测及基因分型试剂技术审查指导原则	2015年第93号	6840
429	过敏原特异性IgE抗体检测试剂技术审查指导原则	2015年第93号	6840
430	丙型肝炎病毒核糖核酸测定试剂技术审查指导原则	2015年第93号	6840
431	碱性磷酸酶测定试剂盒注册技术审查指导原则（2016年修订版）	2016年第28号	6840
432	人绒毛膜促性腺激素检测试剂（胶体金免疫层析法）注册技术审查指导原则（2016年修订版）	2016年第28号	6840
433	C反应蛋白测定试剂盒注册技术审查指导原则（2016年修订版）	2016年第28号	6840
434	大便隐血（FOB）检测试剂盒（胶体金免疫层析法）注册技术审查指导原则（2016年修订版）	2016年第28号	6840
435	缺血修饰白蛋白测定试剂盒注册技术审查指导原则（2016年修订版）	2016年第28号	6840
436	肌酸激酶测定试剂（盒）注册技术审查指导原则（2016年修订版）	2016年第28号	6840
437	白蛋白测定试剂（盒）注册技术审查指导原则	2016年第29号	6840

（续上表）

序号	文档名称	公文号	适用范围（分类编码）
438	糖化血红蛋白测定试剂盒（酶法）注册技术审查指导原则	2016年第29号	6840
439	乳酸脱氢酶测定试剂盒注册技术审查指导原则	2016年第29号	6840
440	促甲状腺素检测试剂注册技术审查指导原则	2016年第29号	6840
441	甘油三酯测定试剂盒注册技术审查指导原则	2016年第29号	6840
442	唾液酸检测试剂盒（酶法）注册技术审查指导原则	2016年第29号	6840
443	β2-微球蛋白检测试剂盒（胶乳增强免疫比浊法）注册技术审查指导原则	2016年第29号	6840
444	人红细胞反定型试剂注册技术审查指导原则	2016年第131号	6840
445	结核分枝杆菌复合群耐药基因突变检测试剂注册技术审查指导原则	2017年第25号	6840
446	胎儿染色体非整倍体（T21、T18、T13）检测试剂盒（高通量测序法）注册技术审查指导原则	2017年第52号	6840
447	ABO、RhD血型抗原检测卡（柱凝集法）注册技术审查指导原则	2017年第209号	6840
448	人表皮生长因子受体2基因扩增检测试剂盒（荧光原位杂交法）注册技术审查指导原则	2017年第209号	6840
449	丙型肝炎病毒核酸基因分型检测试剂盒注册技术审查指导原则	2017年第209号	6840
450	促黄体生成素检测试剂（胶体金免疫层析法）注册技术审查指导原则	2017年第213号	6840
451	心肌肌钙蛋白I/肌红蛋白/肌酸激酶同工酶MB检测试剂（胶体金免疫层析法）注册技术审查指导原则	2017年第213号	6840
452	电解质钾、钠、氯、钙测定试剂注册技术审查指导原则	2017年第213号	6840
453	高密度脂蛋白胆固醇测定试剂注册技术审查指导原则	2017年第213号	6840
454	胱抑素C测定试剂（胶乳透射免疫比浊法）注册技术审查指导原则	2017年第213号	6840
455	丙氨酸氨基转移酶测定试剂注册技术审查指导原则	2018年第8号	6840
456	尿液分析试纸条注册技术审查指导原则	2018年第8号	6840

（续上表）

序号	文档名称	公文号	适用范围（分类编码）
457	同型半胱氨酸测定试剂注册技术审查指导原则	2018年第8号	6840
458	胰岛素测定试剂注册技术审查指导原则	2018年第8号	6840
459	C–肽测定试剂注册技术审查指导原则	2018年第8号	6840
460	载脂蛋白A1测定试剂注册技术审查指导原则	2018年第9号	6840
461	载脂蛋白B测定试剂注册技术审查指导原则	2018年第9号	6840
462	D–二聚体测定试剂（免疫比浊法）注册技术审查指导原则	2018年第9号	6840
463	人表皮生长因子受体（EGFR）突变基因检测试剂（PCR法）注册技术审查指导原则	2018年第36号	6840
464	幽门螺杆菌抗原/抗体检测试剂注册技术审查指导原则	2018年第36号	6840
465	抗人球蛋白检测试剂注册技术审查指导原则	2018年第36号	6840
466	肠道病毒核酸检测试剂注册技术审查指导原则	2018年第36号	6840
467	结核分枝杆菌特异性细胞免疫反应检测试剂注册技术审查指导原则	2018年第57号	6840
468	脑利钠肽/氨基末端脑利钠肽前体检测试剂注册技术审查指导原则	2019年第11号	6840
469	总甲状腺素检测试剂注册技术审查指导原则	2019年第11号	6840
470	孕酮检测试剂注册技术审查指导原则	2019年第11号	6840
471	降钙素原检测试剂注册技术审查指导原则	2019年第11号	6840
472	天门冬氨酸氨基转移酶测定试剂注册技术审查指导原则	2019年第74号	6840
473	总胆固醇测定试剂注册技术审查指导原则	2019年第74号	6840
474	尿酸测定试剂注册技术审查指导原则	2019年第74号	6840
475	尿素测定试剂注册技术审查指导原则	2019年第74号	6840
476	基于细胞荧光原位杂交法的人类染色体异常检测试剂注册技术审查指导原则	2019年第80号	6840
477	呼吸道病毒多重核酸检测试剂注册技术审查指导原则	2019年第80号	6840

（续上表）

序号	文档名称	公文号	适用范围（分类编码）
478	基于核酸检测方法的金黄色葡萄球菌和耐甲氧西林金黄色葡萄球菌检测试剂注册技术审查指导原则	2019年第80号	6840
479	沙眼衣原体和/或淋病奈瑟菌核酸检测试剂注册技术审查指导原则	2019年第80号	6840
480	氨基酸、肉碱及琥珀酰丙酮检测试剂注册技术审查指导原则	2019年第80号	6840
481	CYP2C19药物代谢酶基因多态性检测试剂注册技术审查指导原则	2019年第83号	6840
482	促卵泡生成素检测试剂注册技术审查指导原则	2020年第14号	6840
483	肌酐测定试剂注册技术审查指导原则	2020年第14号	6840
484	抗核抗体检测试剂注册技术审查指导原则	2020年第14号	6840
485	糖化白蛋白测定试剂注册技术审查指导原则	2020年第14号	6840
486	总胆汁酸测定试剂注册技术审查指导原则	2020年第14号	6840
487	抗甲状腺过氧化物酶抗体测定试剂注册技术审查指导原则	2020年第14号	6840
488	EB病毒核酸检测试剂注册技术审查指导原则	2020年第16号	6840
489	乙型肝炎病毒e抗原、e抗体检测试剂注册技术审查指导原则	2020年第16号	6840
490	地中海贫血相关基因检测试剂注册技术审查指导原则	2020年第16号	6840
491	乙型肝炎病毒耐药相关的基因突变检测试剂注册技术审查指导原则	2020年第16号	6840
492	登革病毒核酸检测试剂注册技术审查指导原则	2020年第32号	6840
493	25-羟基维生素D检测试剂注册技术审查指导原则	2020年第80号	6840
494	类风湿因子检测试剂注册技术审查指导原则	2020年第80号	6840
495	泌乳素检测试剂注册技术审查指导原则	2020年第80号	6840
496	血清淀粉样蛋白A检测试剂注册技术审查指导原则	2020年第80号	6840
497	总三碘甲状腺原氨酸检测试剂注册技术审查指导原则	2020年第80号	6840

（续上表）

序号	文档名称	公文号	适用范围 （分类编码）
498	肺炎支原体IgM/IgG抗体检测试剂注册技术审查指导原则	2021年第4号	6840
499	遗传性耳聋相关基因突变检测试剂注册技术审查指导原则	2021年第4号	6840
500	隐球菌荚膜多糖抗原检测试剂注册技术审查指导原则	2021年第4号	6840
501	B群链球菌核酸检测试剂注册技术审查指导原则	2021年第24号	6840
502	轮状病毒抗原检测试剂注册技术审查指导原则	2021年第24号	6840
503	人细小病毒B19 IgM/IgG抗体检测试剂注册技术审查指导原则	2021年第24号	6840
504	胃蛋白酶原Ⅰ/Ⅱ检测试剂注册审查指导原则	2021年第104号	6840
505	凝血酶原时间/活化部分凝血活酶时间/凝血酶时间/纤维蛋白原检测试剂产品注册审查指导原则	2021年第104号	6840
506	视黄醇结合蛋白测定试剂盒（免疫比浊法）注册审查指导原则	2021年第104号	6840
507	叶酸测定试剂注册审查指导原则	2021年第104号	6840
508	抗缪勒管激素测定试剂注册审查指导原则	2021年第104号	6840
509	新型冠状病毒（2019-nCoV）核酸检测试剂注册审查指导原则	2022年第18号	6840
510	新型冠状病毒（2019-nCoV）抗原检测试剂注册审查指导原则	2022年第18号	6840
511	新型冠状病毒（2019-nCoV）抗体检测试剂注册审查指导原则	2022年第18号	6840
512	纤维蛋白单体测定试剂注册审查指导原则	2022年第35号	6840
513	雌二醇检测试剂注册审查指导原则	2022年第35号	6840
514	前白蛋白检测试剂注册审查指导原则	2022年第35号	6840
515	高敏心肌肌钙蛋白检测试剂注册审查指导原则	2022年第35号	6840
516	环孢霉素和他克莫司检测试剂注册审查指导原则	2022年第35号	6840
517	心型脂肪酸结合蛋白测定试剂注册审查指导原则	2022年第35号	6840
518	粪便钙卫蛋白检测试剂注册审查指导原则	2022年第35号	6840

（续上表）

序号	文档名称	公文号	适用范围（分类编码）
519	真菌（1–3）–β–D葡聚糖测定试剂注册审查指导原则	2022年第35号	6840
520	戊型肝炎病毒IgM/IgG抗体检测试剂注册审查指导原则	2022年第36号	6840
521	EB病毒抗体检测试剂注册审查指导原则	2022年第36号	6840

3.4.4　说明书

序号	文档名称	公文号	适用范围（分类编码）
522	IVD说明书编写指导原则	2014年第17号	6840
523	基于同类治疗药物的肿瘤伴随诊断试剂说明书更新与技术审查指导原则	2021年第24号	6840

3.4.5　分析性能评估

序号	文档名称	公文号	适用范围（分类编码）
524	IVD分析性能评估（准确度—方法学比对）技术审查指导原则	食药监办械函〔2011〕116号	6840
525	IVD分析性能评估（准确度—回收试验）技术审查指导原则	食药监办械函〔2011〕116号	6840
526	肿瘤相关突变基因检测试剂（高通量测序法）性能评价通用注册技术审查指导原则	2019年第83号	6840
527	定量检测体外诊断试剂分析性能评估注册审查指导原则	2022年第32号	6840
528	定性检测体外诊断试剂分析性能评估注册审查指导原则	2022年第36号	6840
529	人类免疫缺陷病毒抗原抗体检测试剂临床前注册审查指导原则	2022年第36号	6840

3.4.6　临床试验及分析

序号	文档名称	公文号	适用范围（分类编码）
530	人类免疫缺陷病毒检测试剂临床研究注册技术审查指导原则	2013年第3号	6840
531	免于临床试验的体外诊断试剂临床评价技术指导原则	2021年第74号	6840
532	体外诊断试剂临床试验技术指导原则	2021年第72号	6840
533	体外诊断试剂临床试验数据递交要求注册审查指导原则	2021年第91号	6840
534	抗肿瘤药物的非原研伴随诊断试剂临床试验注册审查指导原则	2021年第95号	6840
535	使用体外诊断试剂境外临床试验数据的注册审查指导原则	2021年第95号	6840

3.4.7　其他

序号	文档名称	公文号	适用范围（分类编码）
536	药物滥用检测试剂技术审查指导原则	2014年第2号	6840
537	家用体外诊断医疗器械注册技术审查指导原则	2020年第80号	6840
538	体外诊断试剂参考区间确定注册审查指导原则	2022年第36号	6840
539	质控品注册审查指导原则——质控品赋值研究	2022年第36号	6840

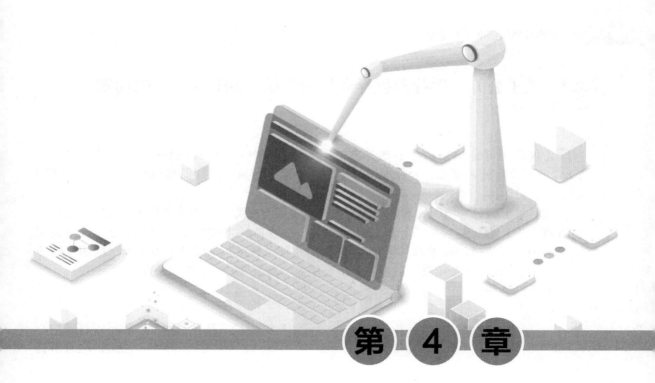

第 4 章

常用产品标准汇编

4.1 关于公开《医疗器械标准目录汇编（2022 版）》的通知

为便于更好地应用医疗器械标准，国家药监局医疗器械标准管理中心组织对现行 1 851项医疗器械国家和行业标准按技术领域，编排形成《医疗器械标准目录汇编（2022 版）》，见附件。

该目录汇编分为通用技术领域和专业技术领域两大类，通用技术领域包括医疗器械质量管理、医疗器械唯一标识、医疗器械包装、医疗器械生物学评价、医用电气设备通用要求、消毒灭菌通用技术及其他7个部分，专业技术领域包括外科手术器械、医用生物防护、医用X射线设备及用具、医学实验室与体外诊断器械和试剂等32个部分。

现予以公开。

国家药监局医疗器械标准管理中心
2022年2月21日

附件：

医疗器械标准目录汇编（2022版）前言

在国家药品监督管理局的坚强领导下，医疗器械标准体系不断优化，医疗器械标准在服务科学监管、促进产业发展方面发挥了重要的基础保障作用。

2021年共发布医疗器械国家标准35项，行业标准146项。截至2022年2月18日，由国家药品监督管理局依据职责组织制修订的现行医疗器械标准共计1 851项，其中国家标准235项（强制性标准91项，推荐性标准144项），行业标准1 616项（强制性标准298项，推荐性标准1 318项）。现有医疗器械标准化技术委员会、分技术委员会26个，医疗器械标准化技术归口单位9个，标准归口标委会代号/归口单位简称所对应的标委会/技术归口单位名称见下表。

为便于更好地应用医疗器械标准，现分通用技术领域和专业技术领域两大类对现有1 851项标准进行了编排，通用技术领域包括医疗器械质量管理、医疗器械唯一标识、医疗器械包装、医疗器械生物学评价、医用电气设备通用要求、消毒灭菌通用技术及其他7个部分，专业技术领域包括外科手术器械、医用生物防护、医用X射线设备及用具、医学实验室与体外诊断器械和试剂等32个部分。编排的基本原则是：先国家标准、后行业标准；同级标准按标准编号先后顺序；专业技术领域标准先通用标准、后产品标准、方法标准，系列或相近标准并排。部分系列标准因所涉专业领域不同分布在相应的领域内，或已整合、修订，个别系列标准号可能不完全连贯。

医疗器械标准化（分）技术委员会及技术归口单位列表

标委会/技术归口单位名称	标准归口标委会代号/归口单位简称	秘书处承担单位
全国医用电器标准化技术委员会	SAC/TC10	上海市医疗器械检验研究院
全国医用电器标准化技术委员会医用X射线设备及用具分技术委员会	SAC/TC10/SC1	辽宁省医疗器械检验检测院
全国医用电器标准化技术委员会医用超声设备标准化分技术委员会	SAC/TC10/SC2	湖北省医疗器械质量监督检验研究院
全国医用电器标准化技术委员会放射治疗、核医学和放射剂量学设备分技术委员会	SAC/TC10/SC3	北京市医疗器械检验所
全国医用电器标准化技术委员会物理治疗设备分技术委员会	SAC/TC10/SC4	天津市医疗器械质量监督检验中心

（续上表）

标委会/技术归口单位名称	标准归口标委会代号 / 归口单位简称	秘书处承担单位
全国医用电器标准化技术委员会医用电子仪器标准化分技术委员会	SAC/TC10/SC5	上海市医疗器械检验研究院
全国外科器械标准化技术委员会	SAC/TC94	上海市医疗器械检验研究院
全国医用注射器（针）标准化技术委员会	SAC/TC95	上海市医疗器械检验研究院
全国口腔材料和器械设备标准化技术委员会	SAC/TC99	北京大学口腔医学院口腔医疗器械检验中心
全国口腔材料和器械设备标准化技术委员会齿科设备与器械分技术委员会	SAC/TC99/SC1	广东省医疗器械质量监督检验所
全国医用光学和仪器标准化分技术委员会	SAC/TC103/SC1	浙江省医疗器械检验研究院
全国医用输液器具标准化技术委员会	SAC/TC106	山东省医疗器械产品质量检验中心
全国外科植入物和矫形器械标准化技术委员会	SAC/TC110	天津市医疗器械质量监督检验中心
全国外科植入物和矫形器械标准化技术委员会骨科植入物分技术委员会	SAC/TC110/SC1	天津市医疗器械质量监督检验中心
全国外科植入物和矫形器械标准化技术委员会心血管植入物分技术委员会	SAC/TC110/SC2	天津市医疗器械质量监督检验中心
全国外科植入物和矫形器械标准化技术委员会组织工程医疗器械产品分技术委员会	SAC/TC110/SC3	中国食品药品检定研究院
全国外科植入物和矫形器械标准化技术委员会有源植入物分技术委员会	SAC/TC110/SC4	上海市医疗器械检验研究院
全国麻醉和呼吸设备标准化技术委员会	SAC/TC116	上海市医疗器械检验研究院
全国医用临床检验实验室和体外诊断系统标准化技术委员会	SAC/TC136	北京市医疗器械检验所
全国医用体外循环设备标准化技术委员会	SAC/TC158	广东省医疗器械质量监督检验所

（续上表）

标委会/技术归口单位名称	标准归口标委会代号/归口单位简称	秘书处承担单位
全国计划生育器械标准化技术委员会	SAC/TC169	上海市医疗器械检验研究院
全国消毒技术与设备标准化技术委员会	SAC/TC200	广东省医疗器械质量监督检验所
全国医疗器械质量管理和通用要求标准化技术委员会	SAC/TC221	北京国医械华光认证有限公司
全国医疗器械生物学评价标准化技术委员会	SAC/TC248	山东省医疗器械产品质量检验中心
全国医疗器械生物学评价标准化技术委员会纳米医疗器械生物学评价分技术委员会	SAC/TC248/SC1	中国食品药品检定研究院
全国测量、控制和实验室电器设备安全标准化技术委员会医用设备分技术委员会	SAC/TC338/SC1	北京市医疗器械检验所
辅助生殖医疗器械产品标准化技术归口单位	中检院	中国食品药品检定研究院
医用生物防护产品标准化技术归口单位	北京所	北京市医疗器械检验所
医用卫生材料及敷料标准化技术归口单位	山东中心	山东省医疗器械产品质量检验中心
医用增材制造技术标准化技术归口单位	中检院	中国食品药品检定研究院
人工智能医疗器械标准化技术归口单位	中检院	中国食品药品检定研究院
医用电声设备标准化技术归口单位	江苏所	江苏省医疗器械检验所
医用机器人标准化技术归口单位	中检院	中国食品药品检定研究院
全国医疗器械临床评价标准化技术归口单位	器审中心	国家药品监督管理局医疗器械技术审评中心
医用高通量测序标准化技术归口单位	中检院	中国食品药品检定研究院

4.2 通用技术领域

4.2.1 医疗器械质量管理

序号	标准编号	标准名称	发布日期	实施日期	替代关系（已发布尚未实施的标准适用）	归口单位
（一）医疗器械质量管理体系要求						
1	YY/T 0287—2017	医疗器械质量管理体系 用于法规的要求	2017-01-19	2017-05-01	—	SAC/TC221
2	YY/T 0316—2016	医疗器械 风险管理对医疗器械的应用	2016-01-26	2017-01-01	—	SAC/TC221
3	YY/T 0595—2020	医疗器械质量管理体系 YY/T 0287—2017应用指南	2020-02-21	2020-04-01	—	SAC/TC221
4	YY/T 0664—2020	医疗器械软件 软件生存周期过程	2020-09-27	2021-09-01	YY/T 0664—2008	SAC/TC221
5	YY/T 1406.1—2016	医疗器械软件 第1部分：YY/T 0316应用于医疗器械软件的指南	2016-03-23	2017-01-01	—	国家药监局标管中心
6	YY/T 1437—2016	医疗器械 YY/T 0316应用指南	2016-01-26	2017-01-01	—	SAC/TC221
7	YY/T 1474—2016	医疗器械 可用性工程对医疗器械的应用	2016-01-26	2017-01-01	—	国家药监局标管中心
（二）医疗器械质量管理通用要求						
8	YY/T 0466.1—2016	医疗器械 用于医疗器械标签、标记和提供信息的符号 第1部分：通用要求	2016-01-26	2017-01-01	—	SAC/TC221

（续上表）

序号	标准编号	标准名称	发布日期	实施日期	替代关系（已发布尚未实施的标准适用）	归口单位
9	YY/T 0466.2—2015	医疗器械 用于医疗器械标签、标记和提供信息的符号 第2部分：符号的制订、选择和确认	2015-03-02	2016-01-01	—	SAC/TC221
10	YY/T 0468—2015	医疗器械 质量管理医疗器械术语系统数据结构	2015-03-02	2016-01-01	—	SAC/TC221
11	YY/T 0869.1—2016	医疗器械 不良事件分级编码结构 第1部分：事件类型编码	2016-01-26	2017-01-01	—	SAC/TC221
12	YY/T 0869.2—2016	医疗器械 不良事件分级编码结构 第2部分：评价编码	2016-01-26	2017-01-01	—	SAC/TC221
（三）无菌医疗器械生产管理规范						
13	GB/T 16292—2010	医药工业洁净室（区）悬浮粒子的测试方法	2010-09-02	2011-02-01	—	国家药监局
14	GB/T 16293—2010	医药工业洁净室（区）浮游菌的测试方法	2010-09-02	2011-02-01	—	国家药监局
15	GB/T 16294—2010	医药工业洁净室（区）沉降菌的测试方法	2010-09-02	2011-02-01	—	国家药监局
16	YY/T 0033—2000	无菌医疗器具生产管理规范	2000-08-18	2000-09-15	—	SAC/TC106

4.2.2 医疗器械唯一标识（UDI）

序号	标准编号	标准名称	发布日期	实施日期	替代关系（已发布尚未实施的标准适用）	归口单位
（一）UDI基础通用						
17	YY/T 1630—2018	医疗器械唯一标识基本要求	2018-12-20	2020-01-01	—	国家药监局标管中心
18	YY/T 1681—2019	医疗器械唯一标识系统基础术语	2019-07-24	2020-08-01	—	中检院
（二）UDI信息化						
19	YY/T 1752—2020	医疗器械唯一标识数据库基本数据集	2020-06-30	2020-10-01	—	国家药监局信息中心
20	YY/T 1753—2020	医疗器械唯一标识数据库填报指南	2020-06-30	2020-10-01	—	国家药监局信息中心

4.2.3 医疗器械包装

序号	标准编号	标准名称	发布日期	实施日期	替代关系（已发布尚未实施的标准适用）	归口单位
（一）医疗器械软性包装						
21	YY/T 1432—2016	通过测量热封试样的密封强度确定医疗器械软性包装材料的热封参数的试验方法	2016-01-26	2017-01-01	—	SAC/TC106
22	YY/T 1433—2016	医疗器械软性包装材料热态密封强度（热粘强度）试验方法	2016-01-26	2017-01-01	—	SAC/TC106

（续上表）

序号	标准编号	标准名称	发布日期	实施日期	替代关系（已发布尚未实施的标准适用）	归口单位
23	YY/T 1759—2020	医疗器械软性初包装设计与评价指南	2020–09–27	2021–09–01	—	SAC/TC106
（二）最终灭菌医疗器械包装						
24	GB/T 19633.1—2015	最终灭菌医疗器械包装　第1部分：材料、无菌屏障系统和包装系统的要求	2015–12–10	2016–09–01	—	SAC/TC200
25	GB/T 19633.2—2015	最终灭菌医疗器械包装　第2部分：成形、密封和装配过程的确认的要求	2015–12–10	2016–09–01	—	SAC/TC200
26	YY/T 0698.1—2011	最终灭菌医疗器械包装材料　第1部分：吸塑包装共挤塑料膜　要求和试验方法	2011–12–31	2013–06–01	—	SAC/TC106
27	YY/T 0698.2—2009	最终灭菌医疗器械包装材料　第2部分：灭菌包裹材料　要求和试验方法	2009–06–16	2010–12–01	—	SAC/TC106
28	YY/T 0698.3—2009	最终灭菌医疗器械包装材料　第3部分：纸袋（YY/T 0698.4所规定）、组合袋和卷材（YY/T 0698.5所规定）生产用纸要求和试验方法	2009–06–16	2010–12–01	—	SAC/TC106

（续上表）

序号	标准编号	标准名称	发布日期	实施日期	替代关系（已发布尚未实施的标准适用）	归口单位
29	YY/T 0698.4—2009	最终灭菌医疗器械包装材料 第4部分：纸袋 要求和试验方法	2009−06−16	2010−12−01	—	SAC/TC106
30	YY/T 0698.5—2009	最终灭菌医疗器械包装材料 第5部分：透气材料与塑料膜组成的可密封组合袋和卷材 要求和试验方法	2009−06−16	2010−12−01	—	SAC/TC106
31	YY/T 0698.6—2009	最终灭菌医疗器械包装材料 第6部分：用于低温灭菌过程或辐射灭菌的无菌屏障系统生产用纸 要求和试验方法	2009−06−16	2010−12−01	—	SAC/TC106
32	YY/T 0698.7—2009	最终灭菌医疗器械包装材料 第7部分：环氧乙烷或辐射灭菌无菌屏障系统生产用可密封涂胶纸 要求和试验方法	2009−06−16	2010−12−01	—	SAC/TC106
33	YY/T 0698.8—2009	最终灭菌医疗器械包装材料 第8部分：蒸汽灭菌器用重复性使用灭菌容器 要求和试验方法	2009−06−16	2010−12−01	—	SAC/TC106

（续上表）

序号	标准编号	标准名称	发布日期	实施日期	替代关系 （已发布尚 未实施的标 准适用）	归口单位
34	YY/T 0698.9—2009	最终灭菌医疗器械包装材料 第9部分：可密封组合袋、卷材和盖材生产用无涂胶聚烯烃非织造布材料 要求和试验方法	2009—06—16	2010—12—01	—	SAC/TC106
35	YY/T 0698.10—2009	最终灭菌医疗器械包装材料 第10部分：可密封组合袋、卷材和盖材生产用涂胶聚烯烃非织造布材料 要求和试验方法	2009—06—16	2010—12—01	—	SAC/TC106
（三）无菌医疗器械包装						
36	YY/T 0681.1—2018	无菌医疗器械包装试验方法 第1部分：加速老化试验指南	2018—12—20	2020—01—01	—	SAC/TC106
37	YY/T 0681.2—2010	无菌医疗器械包装试验方法 第2部分：软性屏障材料的密封强度	2010—12—27	2012—06—01	—	SAC/TC106
38	YY/T 0681.3—2010	无菌医疗器械包装试验方法 第3部分：无约束包装抗内压破坏	2010—12—27	2012—06—01	—	SAC/TC106

（续上表）

序号	标准编号	标准名称	发布日期	实施日期	替代关系（已发布尚未实施的标准适用）	归口单位
39	YY/T 0681.4—2021	无菌医疗器械包装试验方法 第4部分：染色液穿透法测定透气包装的密封泄漏	2021-03-09	2022-04-01	YY/T 0681.4—2010	SAC/TC106
40	YY/T 0681.5—2010	无菌医疗器械包装试验方法 第5部分：内压法检测粗大泄漏（气泡法）	2010-12-27	2012-06-01	—	SAC/TC106
41	YY/T 0681.6—2011	无菌医疗器械包装试验方法 第6部分：软包装材料上印墨和涂层抗化学性评价	2011-12-31	2013-06-01	—	SAC/TC106
42	YY/T 0681.7—2011	无菌医疗器械包装试验方法 第7部分：用胶带评价软包装材料上印墨或涂层附着性	2011-12-31	2013-06-01	—	SAC/TC106
43	YY/T 0681.8—2011	无菌医疗器械包装试验方法 第8部分：涂胶层重量的测定	2011-12-31	2013-06-01	—	SAC/TC106
44	YY/T 0681.9—2011	无菌医疗器械包装试验方法 第9部分：约束板内部气压法软包装密封胀破试验	2011-12-31	2013-06-01	—	SAC/TC106

（续上表）

序号	标准编号	标准名称	发布日期	实施日期	替代关系（已发布尚未实施的标准适用）	归口单位
45	YY/T 0681.10—2011	无菌医疗器械包装试验方法 第10部分：透气包装材料微生物屏障分等试验	2011–12–31	2013–06–01	—	SAC/TC106
46	YY/T 0681.11—2014	无菌医疗器械包装试验方法 第11部分：目力检测医用包装密封完整性	2014–06–17	2015–07–01	—	SAC/TC106
47	YY/T 0681.12—2014	无菌医疗器械包装试验方法 第12部分：软性屏障膜抗揉搓性	2014–06–17	2015–07–01	—	SAC/TC106
48	YY/T 0681.13—2014	无菌医疗器械包装试验方法 第13部分：软性屏障膜和复合膜抗慢速戳穿性	2014–06–17	2015–07–01	—	SAC/TC106
49	YY/T 0681.14—2018	无菌医疗器械包装试验方法 第14部分：透气包装材料湿性和干性微生物屏障试验	2018–11–07	2019–11–01	—	SAC/TC106
50	YY/T 0681.15—2019	无菌医疗器械包装试验方法 第15部分：运输容器和系统的性能试验	2019–10–23	2020–10–01	—	SAC/TC106

（续上表）

序号	标准编号	标准名称	发布日期	实施日期	替代关系 （已发布尚 未实施的标 准适用）	归口单位
51	YY/T 0681.16—2019	无菌医疗器械包装试验方法 第16部分：包装系统气候应变能力试验	2019–05–31	2020–06–01	—	SAC/TC106
52	YY/T 0681.17—2019	无菌医疗器械包装试验方法 第17部分：透气包装材料气溶胶过滤法微生物屏障试验	2019–10–23	2020–10–01	—	SAC/TC106
53	YY/T 0681.18—2020	无菌医疗器械包装试验方法 第18部分：用真空衰减法无损检验包装泄漏	2020–03–31	2021–04–01	—	SAC/TC106

4.2.4　医疗器械生物学评价

序号	标准编号	标准名称	发布日期	实施日期	替代关系 （已发布尚 未实施的标 准适用）	归口单位
			（一）基础通用			
54	GB/T 16175—2008	医用有机硅材料生物学评价试验方法	2008–01–22	2008–09–01	—	SAC/TC248
55	GB/T 16886.1—2011	医疗器械生物学评价 第1部分：风险管理过程中的评价与试验	2011–06–16	2011–12–01	—	SAC/TC248

（续上表）

序号	标准编号	标准名称	发布日期	实施日期	替代关系（已发布尚未实施的标准适用）	归口单位
56	GB/T 16886.2—2011	医疗器械生物学评价　第2部分：动物福利要求	2011–12–30	2012–05–01	—	SAC/TC248
57	GB/T 16886.3—2019	医疗器械生物学评价　第3部分：遗传毒性、致癌性和生殖毒性试验	2019–06–04	2020–01–01	—	SAC/TC248
58	GB/T 16886.4—2003	医疗器械生物学评价　第4部分：与血液相互作用试验选择	2003–03–05	2003–08–01	—	SAC/TC248
59	GB/T 16886.5—2017	医疗器械生物学评价　第5部分：体外细胞毒性试验	2017–12–29	2018–07–01	—	SAC/TC248
60	GB/T 16886.6—2015	医疗器械生物学评价　第6部分：植入后局部反应试验	2015–12–10	2017–04–01	—	SAC/TC248
61	GB/T 16886.7—2015	医疗器械生物学评价　第7部分：环氧乙烷灭菌残留量	2015–12–10	2017–01–01	—	SAC/TC248
62	GB/T 16886.9—2017	医疗器械生物学评价　第9部分：潜在降解产物的定性和定量框架	2017–12–29	2018–07–01	—	SAC/TC248

（续上表）

序号	标准编号	标准名称	发布日期	实施日期	替代关系（已发布尚未实施的标准适用）	归口单位
63	GB/T 16886.10—2017	医疗器械生物学评价 第10部分：刺激与皮肤致敏试验	2017–12–29	2018–07–01	—	SAC/TC248
64	GB/T 16886.11—2021	医疗器械生物学评价 第11部分：全身毒性试验	2021–11–26	2022–12–01	GB/T 16886.11—2011	SAC/TC248
65	GB/T 16886.12—2017	医疗器械生物学评价 第12部分：样品制备与参照材料	2017–12–29	2018–07–01	—	SAC/TC248
66	GB/T 16886.13—2017	医疗器械生物学评价 第13部分：聚合物医疗器械降解产物的定性与定量	2017–12–29	2018–07–01	—	SAC/TC248
67	GB/T 16886.14—2003	医疗器械生物学评价 第14部分：陶瓷降解产物的定性与定量	2003–03–05	2003–08–01	—	SAC/TC248
68	GB/T 16886.15—2003	医疗器械生物学评价 第15部分：金属与合金降解产物的定性与定量	2003–03–05	2003–08–01	—	SAC/TC248
69	GB/T 16886.16—2021	医疗器械生物学评价 第16部分：降解产物与可沥滤物毒代动力学研究设计	2021–11–26	2022–12–01	GB/T 16886.16—2013	SAC/TC248
70	GB/T 16886.17—2005	医疗器械生物学评价 第17部分：可沥滤物允许限量的建立	2005–11–04	2006–04–01	—	SAC/TC248

（续上表）

序号	标准编号	标准名称	发布日期	实施日期	替代关系（已发布尚未实施的标准适用）	归口单位
71	GB/T 16886.18—2011	医疗器械生物学评价 第18部分：材料化学表征	2011–12–30	2012–05–01	—	SAC/TC248
72	GB/T 16886.19—2011	医疗器械生物学评价 第19部分：材料物理化学、形态学和表面特性表征	2011–12–30	2012–05–01	—	SAC/TC248
73	GB/T 16886.20—2015	医疗器械生物学评价 第20部分：医疗器械免疫毒理学试验原则和方法	2015–12–10	2017–01–01	—	SAC/TC248
74	YY/T 1512—2017	医疗器械生物学评价 风险管理过程中生物学评价的实施指南	2017–07–17	2018–07–01	—	SAC/TC248
（二）遗传毒性						
75	YY/T 0870.1—2013	医疗器械遗传毒性试验 第1部分：细菌回复突变试验	2013–10–21	2014–10–01	—	SAC/TC248
76	YY/T 0870.2—2019	医疗器械遗传毒性试验 第2部分：体外哺乳动物细胞染色体畸变试验	2019–05–31	2020–06–01	—	SAC/TC248
77	YY/T 0870.3—2019	医疗器械遗传毒性试验 第3部分：用小鼠淋巴瘤细胞进行的 TK基因突变试验	2019–07–24	2020–08–01	—	SAC/TC248

（续上表）

序号	标准编号	标准名称	发布日期	实施日期	替代关系 （已发布尚 未实施的标 准适用）	归口单位
78	YY/T 0870.4—2014	医疗器械遗传毒性试验 第4部分：哺乳动物骨髓红细胞微核试验	2014-06-17	2015-07-01	—	SAC/TC248
79	YY/T 0870.5—2014	医疗器械遗传毒性试验 第5部分：哺乳动物骨髓染色体畸变试验	2014-06-17	2015-07-01	—	SAC/TC248
80	YY/T 0870.6—2019	医疗器械遗传毒性试验 第6部分：体外哺乳动物细胞微核试验	2019-07-24	2020-08-01	—	SAC/TC248
（三）生殖和发育毒性						
81	YY/T 1292.1—2015	医疗器械生殖和发育毒性试验 第1部分：筛选试验	2015-03-02	2016-01-01	—	SAC/TC248
82	YY/T 1292.2—2015	医疗器械生殖和发育毒性试验 第2部分：胚胎发育毒性试验	2015-03-02	2016-01-01	—	SAC/TC248
83	YY/T 1292.3—2016	医疗器械生殖和发育毒性试验 第3部分：一代生殖毒性试验	2016-01-26	2017-01-01	—	SAC/TC248
84	YY/T 1292.4—2017	医疗器械生殖和发育毒性试验 第4部分：两代生殖毒性试验	2017-02-28	2018-01-01	—	SAC/TC248

（续上表）

序号	标准编号	标准名称	发布日期	实施日期	替代关系（已发布尚未实施的标准适用）	归口单位
（四）补体激活						
85	YY/T 0878.1—2013	医疗器械补体激活试验　第1部分：血清全补体激活	2013-10-21	2014-10-01	—	SAC/TC248
86	YY/T 0878.2—2015	医疗器械补体激活试验　第2部分：血清旁路途径补体激活	2015-03-02	2016-01-01	—	SAC/TC248
87	YY/T 0878.3—2019	医疗器械补体激活试验　第3部分：补体激活产物（C3a和SC5b-9）的测定	2019-07-24	2020-08-01	—	SAC/TC248
（五）致敏						
88	YY/T 0879.1—2013	医疗器械致敏反应试验　第1部分：小鼠局部淋巴结试验（LLNA）放射性同位素掺入法	2013-10-21	2014-10-01	—	SAC/TC248
89	YY/T 0879.2—2015	医疗器械致敏反应试验　第2部分：小鼠局部淋巴结试验（LLNA）BrdU-ELISA法	2015-03-02	2016-01-01	—	SAC/TC248
（六）免疫原性评价						
90	YY/T 1465.1—2016	医疗器械免疫原性评价方法　第1部分：体外T淋巴细胞转化试验	2016-01-26	2017-01-01	—	SAC/TC248

（续上表）

序号	标准编号	标准名称	发布日期	实施日期	替代关系（已发布尚未实施的标准适用）	归口单位
91	YY/T 1465.2—2016	医疗器械免疫原性评价方法 第2部分：血清免疫球蛋白和补体成分测定ELISA法	2016-01-26	2017-01-01	—	SAC/TC248
92	YY/T 1465.3—2016	医疗器械免疫原性评价方法 第3部分：空斑形成细胞测定 琼脂固相法	2016-07-29	2017-06-01	—	SAC/TC248
93	YY/T 1465.4—2017	医疗器械免疫原性评价方法 第4部分：小鼠腹腔巨噬细胞吞噬鸡红细胞试验半体内法	2017-03-28	2018-04-01	—	SAC/TC248
94	YY/T 1465.5—2016	医疗器械免疫原性评价方法 第5部分：用M86抗体测定动物源性医疗器械中α-Gal抗原清除率	2016-07-29	2017-06-01	—	SAC/TC248
95	YY/T 1465.6—2019	医疗器械免疫原性评价方法 第6部分：用流式细胞术测定动物脾脏淋巴细胞亚群	2019-07-24	2020-08-01	—	SAC/TC248
96	YY/T 1465.7—2021	医疗器械免疫原性评价方法 第7部分：流式液相多重蛋白定量技术	2021-03-09	2022-04-01	—	SAC/TC248

（续上表）

序号	标准编号	标准名称	发布日期	实施日期	替代关系（已发布尚未实施的标准适用）	归口单位
（七）降解						
97	YY/T 0511—2009	多孔生物陶瓷体内降解和成骨性能评价试验方法	2009-12-30	2011-06-01	—	SAC/TC248
98	YY/T 1775.1—2021	可吸收医疗器械生物学评价 第1部分：可吸收植入物指南	2021-03-09	2022-04-01	—	SAC/TC248
99	YY/T 1806.1—2021	生物医用材料体外降解性能评价方法 第1部分：可降解聚酯类	2021-09-06	2022-09-01	—	SAC/TC248
100	YY/T 1806.2—2021	生物医用材料体外降解性能评价方法 第2部分：贻贝黏蛋白	2021-09-06	2022-09-01	—	SAC/TC248
（八）临床前动物研究和临床研究						
101	YY/T 0297—1997	医疗器械临床调查	1997-08-27	1998-01-01	—	SAC/TC248
102	YY/T 1754.1—2020	医疗器械临床前动物研究 第1部分：总则	2020-09-27	2021-09-01	—	SAC/TC248
103	YY/T 1754.2—2020	医疗器械临床前动物研究 第2部分：诱导糖尿病大鼠皮肤损伤模型	2020-09-27	2021-09-01	—	SAC/TC248

（续上表）

序号	标准编号	标准名称	发布日期	实施日期	替代关系（已发布尚未实施的标准适用）	归口单位
（九）微生物控制						
104	YY/T 0615.1—2007	标示"无菌"医疗器械的要求　第1部分：最终灭菌医疗器械的要求	2007−07−02	2008−03−01	—	山东中心
105	YY/T 0615.2—2007	标示"无菌"医疗器械的要求　第2部分：无菌加工医疗器械的要求	2007−07−02	2008−03−01	—	山东中心
106	YY/T 0618—2017	医疗器械细菌内毒素试验方法常规监控与跳批检验	2017−02−28	2018−01−01	—	SAC/TC248
（十）动物源性医疗器械						
107	YY/T 0771.1—2020	动物源医疗器械　第1部分：风险管理应用	2020−03−31	2021−04−01	—	SAC/TC248
108	YY/T 0771.2—2020	动物源医疗器械　第2部分：来源、收集与处置的控制	2020−03−31	2021−04−01		SAC/TC248
109	YY/T 0771.3—2009	动物源医疗器械　第3部分：病毒和传播性海绵状脑病（TSE）因子去除与灭活的确认	2009−12−30	2011−06−01		SAC/TC248
110	YY/T 0771.4—2015	动物源医疗器械　第4部分：传播性海绵状脑病（TSE）因子的去除和/或灭活及其过程确认分析的原则	2015−03−02	2016−01−01		SAC/TC248

（续上表）

序号	标准编号	标准名称	发布日期	实施日期	替代关系（已发布尚未实施的标准适用）	归口单位
111	YY 0970—2013	含动物源材料的一次性使用医疗器械的灭菌液体灭菌剂灭菌的确认与常规控制	2013-10-21	2014-10-01		SAC/TC248
		（十一）其他				
112	YY/T 1500—2016	医疗器械热原试验 单核细胞激活试验 人全血 ELISA法	2016-07-29	2017-06-01		SAC/TC248
113	YY/T 1649.1—2019	医疗器械与血小板相互作用试验 第1部分：体外血小板计数法	2019-05-31	2020-06-01		SAC/TC248
114	YY/T 1649.2—2019	医疗器械与血小板相互作用试验 第2部分：体外血小板激活产物（β-TG、PF4和TxB2）的测定	2019-10-23	2020-10-01		SAC/TC248
115	YY/T 1651.1—2019	医疗器械溶血试验 第1部分：材料介导的溶血试验	2019-05-31	2020-06-01		SAC/TC248
116	YY/T 1670.1—2019	医疗器械神经毒性评价 第1部分：评价潜在神经毒性的试验选择指南	2019-07-24	2020-08-01		SAC/TC248
117	YY/T 1770.1—2021	医疗器械血栓形成试验 第1部分：犬体内血栓形成试验	2021-03-09	2022-04-01		SAC/TC248

（续上表）

序号	标准编号	标准名称	发布日期	实施日期	替代关系（已发布尚未实施的标准适用）	归口单位
118	ＹＹ/Ｔ 1808—2021	医疗器械体外皮肤刺激试验	2021-09-06	2022-09-01		SAC/TC248

4.2.5 医用电气设备通用要求

序号	标准编号	标准名称	发布日期	实施日期	替代关系（已发布尚未实施的标准适用）	归口单位
119	GB 9706.1—2020	医用电气设备 第1部分：基本安全和基本性能的通用要求	2020-04-09	2023-05-01	GB 9706.1—2007、GB 9706.15—2008、YY/T 0708—2009	SAC/TC10
120	GB/T 14710—2009	医用电器环境要求及试验方法	2009-11-15	2010-05-01	—	SAC/TC10
121	GB 9706.103—2020	医用电气设备 第1-3部分：基本安全和基本性能的通用要求 并列标准：诊断X射线设备的辐射防护	2020-12-24	2023-05-01	—	国家药监局
122	YY 9706.102—2021	医用电气设备 第1-2部分：基本安全和基本性能的通用要求 并列标准：电磁兼容要求和试验	2021-03-09	2023-05-01	YY 0505—2012	SAC/TC10

（续上表）

序号	标准编号	标准名称	发布日期	实施日期	替代关系（已发布尚未实施的标准适用）	归口单位
123	YY 9706.108—2021	医用电气设备　第1-8部分：基本安全和基本性能的通用要求　并列标准：通用要求，医用电气设备和医用电气系统中报警系统的测试和指南	2021-03-09	2023-05-01	YY 0709—2009	SAC/TC10
124	YY 9706.111—2021	医用电气设备　第1-11部分：基本安全和基本性能的通用要求　并列标准：在家庭护理环境中使用的医用电气设备和医用电气系统的要求	2021-03-09	2023-05-01	—	SAC/TC10
125	YY 9706.112—2021	医用电气设备　第1-12部分：基本安全和基本性能的通用要求　并列标准：预期在紧急医疗服务环境中使用的医用电气设备和医用电气系统的要求	2021-03-09	2023-05-01	—	SAC/TC10
126	YY/T 9706.106—2021	医用电气设备　第1-6部分：基本安全和基本性能的通用要求　并列标准：可用性	2021-03-09	2023-05-01	—	SAC/TC10

（续上表）

序号	标准编号	标准名称	发布日期	实施日期	替代关系（已发布尚未实施的标准适用）	归口单位
127	ＹＹ/Ｔ 9706.110—2021	医用电气设备 第1-10部分：基本安全和基本性能的通用要求 并列标准：生理闭环控制器开发要求	2021-03-09	2023-05-01	—	SAC/TC10
128	YY 1057—2016	医用脚踏开关通用技术条件	2016-01-26	2018-01-01	—	SAC/TC10/S C5
129	YY/T 0841—2011	医用电气设备 医用电气设备周期性测试和修理后测试	2011-12-31	2013-06-01	—	SAC/TC10
130	ＹＹ/Ｔ 1643—2018	远程医用影像设备的功能性和兼容性检验方法	2018-12-20	2020-01-01	—	SAC/TC10
131	ＹＹ/Ｔ 1686—2020	采用机器人技术的医用电气设备分类	2020-02-21	2021-06-01	—	SAC/TC10
132	ＹＹ/Ｔ 1738—2020	医用电气设备能耗测量方法	2020-09-27	2021-09-01	—	SAC/TC10

4.2.6 消毒灭菌通用技术

序号	标准编号	标准名称	发布日期	实施日期	替代关系（已发布尚未实施的标准适用）	归口单位
（一）术语、通用方法						
133	GB/T 19971—2015	医疗保健产品灭菌术语	2015-12-10	2016-09-01	—	SAC/TC200

（续上表）

序号	标准编号	标准名称	发布日期	实施日期	替代关系（已发布尚未实施的标准适用）	归口单位
134	YY/T 0802—2020	医疗器械的处理 医疗器械制造商提供的信息	2020–06–30	2021–12–01	YY/T 0802—2010	SAC/TC200
135	YY/T 1478—2016	可重复使用医疗器械消毒灭菌的追溯信息	2016–07–29	2017–06–01	—	SAC/TC200
136	YY/T 1623—2018	可重复使用医疗器械灭菌过程有效性的试验方法	2018–09–21	2019–09–26	—	SAC/TC200
137	YY/T 1737—2020	医疗器械生物负载控制水平的分析方法	2020–09–27	2021–09–01	—	SAC/TC200
		（二）最终灭菌				
138	GB 18278.1—2015	医疗保健产品灭菌 湿热 第1部分：医疗器械灭菌过程的开发、确认和常规控制要求	2015–12–10	2017–01–01	—	SAC/TC200
139	GB 18279.1—2015	医疗保健产品灭菌 环氧乙烷 第1部分：医疗器械灭菌过程的开发、确认和常规控制的要求	2015–12–10	2017–01–01	—	SAC/TC200
140	GB 18280.1—2015	医疗保健产品灭菌 辐射 第1部分：医疗器械灭菌过程的开发、确认和常规控制要求	2015–12–31	2017–07–01	—	SAC/TC200

（续上表）

序号	标准编号	标准名称	发布日期	实施日期	替代关系（已发布尚未实施的标准适用）	归口单位
141	GB 18280.2—2015	医疗保健产品灭菌 辐射 第2部分：建立灭菌剂量	2015–12–31	2017–07–01	—	SAC/TC200
142	GB/T 18279.2—2015	医疗保健产品灭菌 环氧乙烷 第2部分：GB 18279.1应用指南	2015–12–10	2017–07–01	—	SAC/TC200
143	GB/T 18280.3—2015	医疗保健产品灭菌 辐射 第3部分：剂量测量指南	2015–12–31	2018–01–01	—	SAC/TC200
144	GB/T 19974—2018	医疗保健产品灭菌 灭菌因子的特性及医疗器械灭菌过程的开发、确认和常规控制的通用要求	2018–05–14	2019–06–01	—	SAC/TC200
145	YY/T 0884—2013	适用于辐射灭菌的医疗保健产品的材料评价	2013–10–21	2014–10–01	—	SAC/TC200
146	YY/T 1263—2015	适用于干热灭菌的医疗器械的材料评价	2015–03–02	2016–01–01	—	SAC/TC200
147	YY/T 1264—2015	适用于臭氧灭菌的医疗器械的材料评价	2015–03–02	2016–01–01	—	SAC/TC200
148	YY/T 1265—2015	适用于湿热灭菌的医疗器械的材料评价	2015–03–02	2016–01–01	—	SAC/TC200
149	YY/T 1266—2015	适用于过氧化氢灭菌的医疗器械的材料评价	2015–03–02	2016–01–01	—	SAC/TC200

（续上表）

序号	标准编号	标准名称	发布日期	实施日期	替代关系（已发布尚未实施的标准适用）	归口单位
150	YY/T 1267—2015	适用于环氧乙烷灭菌的医疗器械的材料评价	2015-03-02	2016-01-01	—	SAC/TC200
151	YY/T 1268—2015	环氧乙烷灭菌的产品追加和过程等效	2015-03-02	2016-01-01	—	SAC/TC200
152	YY/T 1276—2016	医疗器械干热灭菌过程的开发、确认和常规控制要求	2016-03-23	2017-01-01	—	SAC/TC200
153	YY/T 1302.1—2015	环氧乙烷灭菌的物理和微生物性能要求 第1部分：物理要求	2015-03-02	2016-01-01	—	SAC/TC200
154	YY/T 1302.2—2015	环氧乙烷灭菌的物理和微生物性能要求 第2部分：微生物要求	2015-03-02	2016-01-01	—	SAC/TC200
155	YY/T 1402—2016	医疗器械蒸汽灭菌过程挑战装置适用性的测试方法	2016-03-23	2017-01-01	—	SAC/TC200
156	YY/T 1403—2017	环氧乙烷分包灭菌的要求	2017-03-28	2018-04-01	—	SAC/TC200
157	YY/T 1463—2016	医疗器械灭菌确认选择微生物挑战和染菌部位的指南	2016-01-26	2017-01-01	—	SAC/TC200
158	YY/T 1464—2016	医疗器械灭菌 低温蒸汽甲醛灭菌过程的开发、确认和常规控制要求	2016-01-26	2017-01-01	—	SAC/TC200

（续上表）

序号	标准编号	标准名称	发布日期	实施日期	替代关系（已发布尚未实施的标准适用）	归口单位
159	YY/T 1544—2017	环氧乙烷灭菌安全性和有效性的基础保障要求	2017-05-02	2018-04-01	—	SAC/TC200
160	YY/T 1600—2018	医疗器械湿热灭菌的产品族和过程类别	2018-01-19	2019-01-01	—	SAC/TC200
161	YY/T 1607—2018	医疗器械辐射灭菌剂量设定的方法	2018-06-26	2019-07-01	—	SAC/TC200
162	YY/T 1608—2018	医疗器械辐射灭菌验证剂量实验和灭菌剂量审核的抽样方法	2018-06-26	2019-07-01	—	SAC/TC200
163	YY/T 1612—2018	医用灭菌蒸汽质量的测试方法	2018-09-28	2019-10-01	—	SAC/TC200
164	YY/T 1613—2018	医疗器械辐照灭菌过程特征及控制要求	2018-09-28	2019-10-01	—	SAC/TC200
165	YY/T 1733—2020	医疗器械辐射灭菌辐照装置剂量分布测试指南	2020-09-27	2022-06-01	—	SAC/TC200
（三）无菌加工						
166	YY/T 0567.1—2013	医疗保健产品的无菌加工 第1部分：通用要求	2013-10-21	2014-10-01	—	SAC/TC200
167	YY/T 0567.2—2021	医疗保健产品的无菌加工 第2部分：除菌过滤	2021-03-09	2022-04-01	YY/T 0567.2—2005	SAC/TC200
168	YY/T 0567.3—2011	医疗保健产品的无菌加工 第3部分：冻干法	2011-12-31	2013-06-01	—	SAC/TC200

（续上表）

序号	标准编号	标准名称	发布日期	实施日期	替代关系（已发布尚未实施的标准适用）	归口单位
169	YY/T 0567.4—2011	医疗保健产品的无菌加工 第4部分：在线清洗技术	2011–12–31	2013–06–01	—	SAC/TC200
170	YY/T 0567.5—2011	医疗保健产品的无菌加工 第5部分：在线灭菌	2011–12–31	2013–06–01	—	SAC/TC200
171	YY/T 0567.6—2011	医疗保健产品的无菌加工 第6部分：隔离器系统	2011–12–31	2013–06–01	—	SAC/TC200
172	YY/T 0567.7—2016	医疗保健产品的无菌加工 第7部分：医疗器械及组合型产品的替代加工	2016–07–29	2017–06–01	—	SAC/TC200
		（四）微生物学方法				
173	GB/T 19973.1—2015	医疗器械的灭菌微生物学方法 第1部分：产品上微生物总数的测定	2015–12–10	2016–09–01	—	SAC/TC200
174	GB/T 19973.2—2018	医疗器械的灭菌微生物学方法 第2部分：用于灭菌过程的定义、确认和维护的无菌试验	2018–03–15	2019–04–01	—	SAC/TC200
175	YY/T 1479—2016	薄膜过滤器的无菌试验方法	2016–07–29	2017–06–01	—	SAC/TC200
		（五）指示物				
176	GB 18281.1—2015	医疗保健产品灭菌 生物指示物 第1部分：通则	2015–12–10	2017–01–01	—	SAC/TC200

（续上表）

序号	标准编号	标准名称	发布日期	实施日期	替代关系（已发布尚未实施的标准适用）	归口单位
177	GB 18281.2—2015	医疗保健产品灭菌 生物指示物 第2部分：环氧乙烷灭菌用生物指示物	2015—12—10	2017—01—01	—	SAC/TC200
178	GB 18281.3—2015	医疗保健产品灭菌 生物指示物 第3部分：湿热灭菌用生物指示物	2015—12—10	2017—01—01	—	SAC/TC200
179	GB 18281.4—2015	医疗保健产品灭菌 生物指示物 第4部分：干热灭菌用生物指示物	2015—12—10	2017—01—01	—	SAC/TC200
180	GB 18281.5—2015	医疗保健产品灭菌 生物指示物 第5部分：低温蒸汽甲醛灭菌用生物指示物	2015—12—10	2017—01—01	—	SAC/TC200
181	GB 18282.1—2015	医疗保健产品灭菌 化学指示物 第1部分：通则	2015—12—10	2017—01—01	—	SAC/TC200
182	GB 18282.3—2009	医疗保健产品灭菌 化学指示物 第3部分：用于 BD类蒸汽渗透测试的二类指示物系统	2009—11—15	2010—12—01	—	SAC/TC200
183	GB 18282.4—2009	医疗保健产品灭菌 化学指示物 第4部分：用于替代性 BD类蒸汽渗透测试的二类指示物	2009—11—15	2010—12—01	—	SAC/TC200

（续上表）

序号	标准编号	标准名称	发布日期	实施日期	替代关系（已发布尚未实施的标准适用）	归口单位
184	GB 18282.5—2015	医疗保健产品灭菌 化学指示物　第5部分：用于BD类空气排除测试的二类指示物	2015–12–10	2017–01–01	—	SAC/TC200
185	GB/T 19972—2018	医疗保健产品灭菌 生物指示物　选择、使用和结果判断指南	2018–03–15	2018–10–01	—	SAC/TC200
186	GB/T 24628—2009	医疗保健产品灭菌 生物与化学指示物 测试设备	2009–11–15	2010–05–01	—	SAC/TC200
187	GB/T 32310—2015	医疗保健产品灭菌 化学指示物　选择、使用和结果判断指南	2015–12–10	2016–09–01	—	SAC/TC200

4.2.7　其他

序号	标准编号	标准名称	发布日期	实施日期	替代关系（已发布尚未实施的标准适用）	归口单位
（一）医疗器械标准制定和选用原则要求						
188	YY/T 0467—2016	医疗器械　保障医疗器械安全和性能公认基本原则的标准选用指南	2016–01–26	2017–01–01	—	SAC/TC221

（续上表）

序号	标准编号	标准名称	发布日期	实施日期	替代关系（已发布尚未实施的标准适用）	归口单位
189	YY/T 1000.1—2005	医疗器械行业标准的制定 第1部分：阶段划分、代码和程序	2005-07-18	2006-06-01	—	山东中心
190	YY/T 1000.2—2005	医疗器械行业标准的制定 第2部分：工作指南	2005-07-18	2006-06-01	—	山东中心
191	YY/T 91051-1999	医疗器械行业标准体系表	1999-01-01	2013-06-27	—	国家药监局
192	YY/T 1473-2016	医疗器械标准化工作指南 涉及安全要求的标准制定	2016-01-26	2017-01-01	—	SAC/TC221
（二）医用高分子制品						
193	YY/T 0313-2014	医用高分子产品包装和制造商提供信息的要求标准	2014-06-17	2015-07-01	—	SAC/TC106
194	YY/T 0586-2016	医用高分子制品X射线不透性试验方法	2016-01-26	2017-01-01	—	SAC/TC106
195	YY/T 1119—2008	医用高分子制品术语	2008-10-17	2010-01-01	—	山东中心

4.3　专业技术领域

4.3.1　外科手术器械

序号	标准编号	标准名称	发布日期	实施日期	替代关系（已发布尚未实施的标准适用）	归口单位
\multicolumn{7}{c}{（一）专业通用领域}
196	YY/T 0076—1992	金属制件的镀层分类技术条件	1992—01—20	1992—07—01	—	SAC/TC94
197	YY/T 0149—2006	不锈钢医用器械耐腐蚀性能试验方法	2006—06—19	2007—05—01	—	SAC/TC94
198	YY/T 0171—2008	外科器械　包装、标志和使用说明书	2008—10—17	2010—01—01	—	SAC/TC94
199	YY/T 0294.1—2016	外科器械　金属材料　第1部分：不锈钢	2016—03—23	2017—01—01	—	SAC/TC94
200	YY/T 1052—2004	手术器械标志	2004—11—08	2005—11—01	—	SAC/TC94
\multicolumn{7}{c}{（二）刀}
201	GB 8662—2006	手术刀片和手术刀柄的配合尺寸	2006—09—14	2007—05—01	—	SAC/TC94
202	YY/T 0072—2010	眼用刀通用技术条件	2010—12—27	2012—06—01	—	SAC/TC94
203	YY/T 0174—2019	手术刀片	2019—05—31	2020—06—01	—	SAC/TC94
204	YY/T 0175—2005	手术刀柄	2005—07—18	2006—06—01	—	SAC/TC94
205	YY/T 0454—2008	无菌塑柄手术刀	2008—10—17	2010—01—01	—	SAC/TC94
\multicolumn{7}{c}{（三）剪}
206	YY/T 0176—2006	医用剪　通用技术条件	2006—06—19	2007—05—01	—	SAC/TC94
207	YY 0672.2—2011	内镜器械　第2部分：腹腔镜用剪	2011—12—31	2013—06—01	—	SAC/TC94

（续上表）

序号	标准编号	标准名称	发布日期	实施日期	替代关系（已发布尚未实施的标准适用）	归口单位
208	YY/T 0176.9—2011	眼用剪	2011-12-31	2013-06-01	—	SAC/TC94
209	YY/T 0596—2006	医用剪	2006-06-19	2007-05-01	—	SAC/TC94
210	YY/T 1135—2008	骨剪	2008-10-17	2010-01-01	—	SAC/TC94
（四）钳						
211	GB/T 2766—2006	穿鳃式止血钳　通用技术条件	2006-08-24	2007-01-01	—	SAC/TC94
212	YY/T 0077—2013	喉钳　通用技术条件	2013-10-21	2014-10-01	—	SAC/TC94
213	YY/T 0078—1992	气管异物钳　通用技术条件	1992-01-20	1992-07-01	—	SAC/TC94
214	YY/T 0173—2010	手术器械　鳃轴、螺钉和铆钉	2010-12-27	2012-06-01	—	SAC/TC94
215	YY/T 0173.4—2005	手术器械　唇头钩、唇头齿、锁止牙、蛋形指圈	2005-07-18	2006-06-01	—	SAC/TC94
216	YY/T 0687—2008	外科器械　非切割铰接器械　通用技术条件	2008-10-17	2010-01-01	—	SAC/TC94
217	YY/T 1058—2004	手术器械　鳃轴的长度、宽度、厚度和轴直径	2004-11-08	2005-11-01	—	SAC/TC94
218	YY/T 1076—2004	内镜用软管式活组织取样钳通用技术条件	2004-11-08	2005-11-01	—	SAC/TC94
219	YY/T 0177—2005	组织钳	2005-07-18	2006-06-01	—	SAC/TC94

（续上表）

序号	标准编号	标准名称	发布日期	实施日期	替代关系（已发布尚未实施的标准适用）	归口单位
220	YY/T 0178—2010	直肠、乙状结肠活体取样钳	2010-12-27	2012-06-01	—	SAC/TC94
221	YY/T 0246—2010	鼻咽活体取样钳	2010-12-27	2012-06-01	—	SAC/TC94
222	YY/T 0452—2003	止血钳	2003-06-20	2004-01-01	—	SAC/TC94
223	YY/T 0597—2006	施夹钳	2006-06-19	2007-05-01	—	SAC/TC94
224	YY/T 1015—2016	眼用持针钳	2016-01-26	2017-01-01	—	SAC/TC94
225	YY/T 1021—2005	拔牙钳	2005-07-18	2006-06-01	—	SAC/TC94
226	YY/T 1031—2016	持针钳	2016-03-23	2017-01-01	—	SAC/TC94
227	YY/T 1472.1—2016	胸科小切口器械　第1部分：滑板式手术钳	2016-01-26	2017-01-01	—	SAC/TC94
		（五）镊				
228	YY/T 0295.1—2005	医用镊　通用技术条件	2005-07-18	2006-06-01	—	SAC/TC94
229	YY/T 0686—2017	医用镊	2017-03-28	2018-04-01	—	SAC/TC94
230	YY/T 0819—2010	眼科镊	2010-12-27	2012-06-01	—	SAC/TC94
		（六）缝合针				
231	YY 0877—2013	荷包缝合针	2013-10-21	2014-10-01	—	SAC/TC94
232	YY/T 0043—2016	医用缝合针	2016-03-23	2017-01-01	—	SAC/TC94

（续上表）

序号	标准编号	标准名称	发布日期	实施日期	替代关系（已发布尚未实施的标准适用）	归口单位
（七）缝合线						
233	ＹＹ 0167—2020	非吸收性外科缝线	2020–02–26	2021–03–01	YY 0167—2005	SAC/TC94
234	ＹＹ 1116—2020	可吸收性外科缝线	2020–02–26	2021–03–01	YY 1116—2010	SAC/TC94
235	YY/T 1746—2020	可吸收性外科缝线体外水解后断裂强力试验方法	2020–09–27	2021–09–01	—	SAC/TC94
（八）吻（缝）合器						
236	YY/T 0245—2008	吻（缝）合器　通用技术条件	2008–04–25	2009–06–01	—	SAC/TC94
237	ＹＹ 0875—2013	直线型吻合器及组件	2013–10–21	2014–10–01	—	SAC/TC94
238	ＹＹ 0876—2013	直线型切割吻合器及组件	2013–10–21	2014–10–01	—	SAC/TC94
239	YY/T 1415—2016	皮肤吻合器	2016–03–23	2017–01–01	—	SAC/TC94
（九）其他						
240	ＹＹ 0075—2005	泪道探针	2005–07–18	2006–06–01	—	SAC/TC94
241	YY/T 0073—2013	泪囊牵开器	2013–10–21	2014–10–01	—	SAC/TC94
242	YY/T 0079—2016	医用金属夹	2016–03–23	2017–01–01	—	SAC/TC94
243	YY/T 0179—2005	丁字式开口器	2005–07–18	2006–06–01	—	SAC/TC94
244	YY/T 0180—2013	眼睑拉钩	2013–10–21	2014–10–01	—	SAC/TC94
245	YY/T 0189—2008	鼻镜	2008–10–17	2010–01–01	—	SAC/TC94

（续上表）

序号	标准编号	标准名称	发布日期	实施日期	替代关系（已发布尚未实施的标准适用）	归口单位
246	YY/T 0190—2008	肛门镜	2008—10—17	2010—01—01	—	SAC/TC94
247	YY/T 0191—2011	腹腔吸引管	2011—12—31	2013—06—01	—	SAC/TC94

4.3.2　注射器（针）、穿刺器械

序号	标准编号	标准名称	发布日期	实施日期	替代关系（已发布尚未实施的标准适用）	归口单位
（一）专业通用领域						
248	GB/T 1962.1—2015	注射器、注射针及其他医疗器械6%（鲁尔）圆锥接头　第1部分：通用要求	2015—12—10	2017—01—01	—	SAC/TC95
249	GB/T 1962.2—2001	注射器、注射针及其他医疗器械6%（鲁尔）圆锥接头　第2部分：锁定接头	2001—09—18	2002—02—01	—	SAC/TC95
（二）注射器						
250	GB 15810—2019	一次性使用无菌注射器	2019—10—14	2020—11—01	GB 15810—2001	SAC/TC95
251	YY 91016—1999	全玻璃注射器名词术语	1987—06—16	1988—01—01	—	SAC/TC95
252	YY 1001.1—2004	玻璃注射器　第1部分：全玻璃注射器	2004—10—10	2005—09—01	—	SAC/TC95
253	YY 1001.2—2004	玻璃注射器　第2部分：蓝芯全玻璃注射器	2004—10—10	2005—09—01	—	SAC/TC95

（续上表）

序号	标准编号	标准名称	发布日期	实施日期	替代关系（已发布尚未实施的标准适用）	归口单位
254	YY 91017—1999	全玻璃注射器身密合性试验方法	1987-06-16	1988-01-01	—	SAC/TC95
255	YY/T 0243—2016	一次性使用无菌注射器用活塞	2016-03-23	2017-01-01	—	SAC/TC95
256	YY/T 0497—2018	一次性使用无菌胰岛素注射器	2018-04-11	2019-05-01	—	SAC/TC95
257	YY/T 0573.2—2018	一次性使用无菌注射器 第2部分：动力驱动注射泵用注射器	2018-09-28	2019-10-01	—	SAC/TC95
258	YY/T 0573.3—2019	一次性使用无菌注射器 第3部分：自毁型固定剂量疫苗注射器	2019-05-31	2020-06-01	YY/T 0573.3—2005	SAC/TC95
259	YY/T 0573.4—2020	一次性使用无菌注射器 第4部分：防止重复使用注射器	2020-02-26	2021-03-01	YY/T 0573.4—2010	SAC/TC95
260	YY/T 0820—2010	牙科筒式注射器	2010-12-27	2012-06-01	—	SAC/TC95
261	YY/T 0821—2010	一次性使用配药用注射器	2010-12-27	2012-06-01	—	SAC/TC95
262	YY/T 0907—2013	医用无针注射器 要求与试验方法	2013-10-21	2014-10-01	—	SAC/TC95
263	YY/T 0908—2013	一次性使用注射用过滤器	2013-10-21	2014-10-01	—	SAC/TC95
264	YY/T 0909—2013	一次性使用低阻力注射器	2013-10-21	2014-10-01	—	SAC/TC95

（续上表）

序号	标准编号	标准名称	发布日期	实施日期	替代关系（已发布尚未实施的标准适用）	归口单位
265	YY/T 1768.1—2021	医用针式注射系统 要求和试验方法 第1部分：针式注射系统	2021–03–09	2022–04–01	—	SAC/TC95
266	YY/T 1768.2—2021	医用针式注射系统 要求和试验方法 第2部分：针头	2021–03–09	2022–04–01	—	SAC/TC95
（三）注射针						
267	GB/T 18457—2015	制造医疗器械用不锈钢针管	2015–12–10	2017–01–01	—	SAC/TC95
268	GB 15811—2016	一次性使用无菌注射针	2016–06–14	2018–01–01	—	SAC/TC95
269	YY/T 0282—2009	注射针	2009–06–16	2010–10–01	—	SAC/TC95
270	YY/T 0296—2013	一次性使用注射针识别色标	2013–10–21	2014–10–01	—	SAC/TC95
271	YY/T 0587—2018	一次性使用无菌牙科注射针	2018–04–11	2019–05–01	—	SAC/TC95
（四）穿刺器械						
272	YY 0321.1—2009	一次性使用麻醉穿刺包	2009–06–16	2010–12–01	—	SAC/TC95
273	YY/T 0321.2—2021	一次性使用麻醉用针	2021–03–09	2022–04–01	YY 0321.2—2009	SAC/TC95
274	YY 0321.3—2009	一次性使用麻醉用过滤器	2009–06–16	2010–12–01	—	SAC/TC95
275	YY/T 1783—2021	内镜手术器械 重复性使用腹部穿刺器	2021–03–09	2022–04–01	YY 0672.1—2008	SAC/TC94
276	YY/T 0980.1—2016	一次性使用活组织检查针 第1部分：通用要求	2016–03–23	2017–01–01	—	SAC/TC95

（续上表）

序号	标准编号	标准名称	发布日期	实施日期	替代关系（已发布尚未实施的标准适用）	归口单位
277	YY/T 0980.2—2016	一次性使用活组织检查针　第2部分：手动式	2016-01-26	2017-01-01	—	SAC/TC95
278	YY/T 0980.3—2016	一次性使用活组织检查针　第3部分：机动装配式	2016-07-29	2017-06-01	—	SAC/TC95
279	YY/T 0980.4—2016	一次性使用活组织检查针　第4部分：机动一体式	2016-07-29	2017-06-01	—	SAC/TC95
280	YY/T 1148—2009	腰椎穿刺针	2009-06-16	2010-12-01	—	SAC/TC95
281	YY/T 1710—2020	一次性使用腹部穿刺器	2020-02-26	2021-03-01	—	SAC/TC94

4.3.3　外科植入物

序号	标准编号	标准名称	发布日期	实施日期	替代关系（已发布尚未实施的标准适用）	归口单位
（一）专业通用领域						
282	GB/T 24629—2009	外科植入物　矫形外科植入物维护和操作指南	2009-11-15	2010-05-01	—	SAC/TC110
283	GB/T 25440.1—2021	外科植入物的取出与分析　第1部分：取出与处理	2021-11-26	2022-12-01	代替 GB/T 25440.1—2010	SAC/TC110

（续上表）

序号	标准编号	标准名称	发布日期	实施日期	替代关系（已发布尚未实施的标准适用）	归口单位
284	GB/T 25440.2—2021	外科植入物的取出与分析　第2部分：取出外科植入物的分析	2021−11−26	2022−12−01	GB/T 25440.2—2010，GB/T 25440.3—2010，GB/T 25440.4—2010	SAC/TC110
285	YY/T 0340—2009	外科植入物　基本原则	2009−12−30	2011−06−01	—	SAC/TC110
286	YY/T 0640—2016	无源外科植入物　通用要求	2016−07−29	2017−06−01	—	SAC/TC110
287	YY/T 0682—2008	外科植入物　外科植入物用最小资料群	2008−10−17	2010−01−01	—	SAC/TC110
288	YY/T 0728—2009	外科植入物　术语"外翻"和"内翻"在矫形外科中的用法	2009−06−16	2010−12−01	—	SAC/TC110
289	YY/T 0987.1—2016	外科植入物　磁共振兼容性　第1部分：安全标记	2016−03−23	2017−01−01	—	SAC/TC110
290	YY/T 0987.2—2016	外科植入物　磁共振兼容性　第2部分：磁致位移力试验方法	2016−03−23	2017−01−01	—	SAC/TC110
291	YY/T 0987.3—2016	外科植入物　磁共振兼容性　第3部分：图像伪影评价方法	2016−03−23	2017−01−01	—	SAC/TC110
292	YY/T 0987.4—2016	外科植入物　磁共振兼容性　第4部分：射频致热试验方法	2016−03−23	2017−01−01	—	SAC/TC110

（续上表）

序号	标准编号	标准名称	发布日期	实施日期	替代关系（已发布尚未实施的标准适用）	归口单位
293	YY/T 0987.5—2016	外科植入物 磁共振兼容性 第5部分：磁致扭矩试验方法	2016–03–23	2017–01–01	—	SAC/TC110
		（二）材料				
294	GB 4234.1—2017	外科植入物 金属材料 第1部分：锻造不锈钢	2017–12–29	2019–07–01	—	SAC/TC110
295	GB 4234.4—2019	外科植入物 金属材料 第4部分：铸造钴–铬–钼合金	2019–10–14	2021–05–01	代替 GB 4234—2003	SAC/TC110
296	YY/T 0605.5—2007	外科植入物 金属材料 第5部分：锻造钴–铬–钨–镍合金	2007–01–31	2008–01–01	—	SAC/TC110
297	YY/T 0605.6—2007	外科植入物 金属材料 第6部分：锻造钴–镍–铬–钼合金	2007–01–31	2008–01–01	—	SAC/TC110
298	YY/T 0605.7—2007	外科植入物 金属材料 第7部分：可锻和冷加工的钴–铬–镍–钼–铁合金	2007–01–31	2008–01–01	—	SAC/TC110
299	YY/T 0605.8—2007	外科植入物 金属材料 第8部分：锻造钴–镍–铬–钼–钨–铁合金	2007–01–31	2008–01–01	—	SAC/TC110
300	YY 0605.9—2015	外科植入物 金属材料 第9部分：锻造高氮不锈钢	2015–03–02	2017–01–01	—	SAC/TC110
301	YY 0605.12—2016	外科植入物 金属材料 第12部分：锻造钴–铬–钼合金	2016–01–26	2018–01–01	—	SAC/TC110

（续上表）

序号	标准编号	标准名称	发布日期	实施日期	替代关系（已发布尚未实施的标准适用）	归口单位
302	GB 23102—2008	外科植入物　金属材料　Ti-6Al-7Nb合金加工材	2008-12-30	2010-03-01	—	SAC/TC110
303	GB 24627—2009	医疗器械和外科植入物用镍-钛形状记忆合金加工材	2009-11-15	2010-12-01	—	SAC/TC110
304	GB/T 36983—2018	外科植入物用多孔钽材料	2018-12-28	2021-01-01	—	SAC/TC110
305	GB/T 36984—2018	外科植入物用多孔金属材料X射线CT检测方法	2018-12-28	2021-01-01	—	SAC/TC110
306	GB/T 19701.1—2016	外科植入物　超高分子量聚乙烯　第1部分：粉料	2016-12-13	2018-07-01	—	SAC/TC110
307	GB/T 19701.2—2016	外科植入物　超高分子量聚乙烯　第2部分：模塑料	2016-12-13	2018-07-01	—	SAC/TC110
308	YY/T 0772.3—2009	外科植入物　超高分子量聚乙烯　第3部分：加速老化方法	2009-12-30	2011-06-01	—	SAC/TC110
309	YY/T 0772.4—2009	外科植入物　超高分子量聚乙烯　第4部分：氧化指数测试方法	2009-12-30	2011-06-01	—	SAC/TC110
310	YY/T 0772.5—2009	外科植入物　超高分子量聚乙烯　第5部分：形态评价方法	2009-12-30	2011-06-01	—	SAC/TC110
311	GB/T 22750—2008	外科植入物用高纯氧化铝陶瓷材料	2008-12-30	2009-12-01	—	SAC/TC110

（续上表）

序号	标准编号	标准名称	发布日期	实施日期	替代关系（已发布尚未实施的标准适用）	归口单位
312	YY/T 1294.2—2015	外科植入物 陶瓷材料 第2部分：氧化锆增韧高纯氧化铝基复合材料	2015-03-02	2016-01-01	—	SAC/TC110
313	GB 23101.1-2008	外科植入物 羟基磷灰石 第1部分：羟基磷灰石陶瓷	2008-12-30	2010-03-01	—	SAC/TC110
314	GB 23101.2-2008	外科植入物 羟基磷灰石 第2部分：羟基磷灰石涂层	2008-12-30	2010-03-01	—	SAC/TC110
315	GB/T 23101.3—2010	外科植入物 羟基磷灰石 第3部分：结晶度和相纯度的化学分析和表征	2010-09-02	2011-08-01	—	SAC/TC110
316	GB/T 23101.4—2008	外科植入物 羟基磷灰石 第4部分：涂层粘结强度的测定	2008-12-30	2010-03-01	—	SAC/TC110
317	YY/T 0966—2014	外科植入物 金属材料 纯钽	2014-06-17	2015-07-01	—	SAC/TC110
318	YY/T 1615—2018	外科植入物 钛及钛合金阳极氧化膜通用要求	2018-11-07	2019-11-01	—	SAC/TC110
319	YY/T 0343—2002	外科金属植入物液体渗透检验	2002-09-24	2003-04-01	—	SAC/TC110
320	YY/T 0512—2009	外科植入物 金属材料 $\alpha+\beta$ 钛合金棒材显微组织的分类	2009-12-30	2011-06-01	—	SAC/TC110
321	YY/T 0641—2008	热分析法测量NiTi合金相变温度的标准方法	2008-04-25	2009-06-01	—	SAC/TC110

（续上表）

序号	标准编号	标准名称	发布日期	实施日期	替代关系（已发布尚未实施的标准适用）	归口单位
322	YY/T 1771—2021	弯曲-自由恢复法测试镍钛形状记忆合金相变温度	2021-03-09	2022-04-01	—	SAC/TC110
323	YY/T 1074—2002	外科植入物　不锈钢产品点蚀电位	2002-09-24	2003-04-01	—	SAC/TC110
324	YY/T 1427—2016	外科植入物　可植入材料及医疗器械静态和动态腐蚀试验的测试溶液和条件	2016-01-26	2017-01-01	—	SAC/TC110
325	YY/T 1552—2017	外科植入物　评价金属植入材料和医疗器械长期腐蚀行为的开路电位测量方法	2017-09-25	2018-10-01	—	SAC/TC110
326	YY/T 1565—2017	外科植入物无损检验铸造金属外科植入物射线照相检验	2017-03-28	2018-04-01	—	SAC/TC110
327	YY/T 1772—2021	外科植入物　电解液中电偶腐蚀试验方法	2021-03-09	2022-04-01	—	SAC/TC110
328	YY 0459—2003	外科植入物　丙烯酸类树脂骨水泥	2003-06-20	2004-01-01	—	SAC/TC110
329	YY/T 0484—2004	外科植入物　双组分加成型硫化硅橡胶	2004-07-16	2005-08-01	—	山东中心
330	YY/T 0510—2009	外科植入物用无定形聚丙交酯树脂和丙交酯-乙交酯共聚树脂	2009-12-30	2011-06-01	—	SAC/TC110
331	YY/T 0660—2008	外科植入物用聚醚醚酮（PEEK）聚合物的标准规范	2008-04-25	2009-06-01	—	SAC/TC110

（续上表）

序号	标准编号	标准名称	发布日期	实施日期	替代关系（已发布尚未实施的标准适用）	归口单位
332	YY/T 0661—2017	外科植入物　半结晶型聚丙交酯聚合物和共聚物树脂	2017-09-25	2018-10-01	—	SAC/TC110
333	YY/T 0811—2021	外科植入物用大剂量辐射交联超高分子量聚乙烯制品	2021-09-06	2022-09-01	YY/T 0811—2010	SAC/TC110/SC1
334	YY/T 1431—2016	外科植入物　医用级超高分子量聚乙烯纱线	2016-01-26	2017-01-01	—	SAC/TC110
335	YY/T 0473—2004	外科植入物　聚交酯共聚物和共混物体外降解试验	2004-03-23	2005-01-01	—	SAC/TC248
336	YY/T 0474—2004	外科植入物用 L-丙交酯树脂及制品体外降解试验	2004-03-23	2005-01-01	—	SAC/TC248
337	YY/T 0813—2010	交联超高分子量聚乙烯（UHMWPE）分子网状结构参数的原位测定标准方法	2010-12-27	2012-06-01	—	SAC/TC110
338	YY/T 0814—2010	红外光谱法评价外科植入物用辐射后超高分子量聚乙烯制品中反式亚乙烯基含量的标准测试方法	2010-12-27	2012-06-01	—	SAC/TC110
339	YY/T 0815—2010	差示扫描量热法测定超高分子量聚乙烯熔化焓、结晶度和熔点	2010-12-27	2012-06-01	—	SAC/TC110

（续上表）

序号	标准编号	标准名称	发布日期	实施日期	替代关系（已发布尚未实施的标准适用）	归口单位
340	YY/T 1429—2016	外科植入物　丙烯酸类树脂骨水泥矫形外科用丙烯酸类树脂骨水泥弯曲疲劳性能试验方法	2016-01-26	2017-01-01	—	SAC/TC110
341	YY/T 1430—2016	外科植入物用超高分子量聚乙烯小冲孔试验方法	2016-01-26	2017-01-01	—	SAC/TC110
342	YY/T 1507.1—2016	外科植入物用超高分子量聚乙烯粉料中杂质元素的测定　第1部分：ICP-MS法测定钛（Ti）元素含量	2016-07-29	2017-06-01	—	SAC/TC110
343	YY/T 1507.2—2016	外科植入物用超高分子量聚乙烯粉料中杂质元素的测定　第2部分：离子色谱法测定氯（Cl）元素含量	2016-07-29	2017-06-01	—	SAC/TC110
344	YY/T 1507.3—2016	外科植入物用超高分子量聚乙烯粉料中杂质元素的测定　第3部分：ICP-MS法测定钙（Ca）元素含量	2016-07-29	2017-06-01	—	SAC/TC110
345	YY/T 1507.4—2016	外科植入物用超高分子量聚乙烯粉料中杂质元素的测定　第4部分：ICP-MS法测定铝（Al）元素含量	2016-07-29	2017-06-01	—	SAC/TC110
346	YY/T 1776—2021	外科植入物聚乳酸材料中丙交酯单体含量的测定	2021-03-09	2022-04-01	—	SAC/TC110

（续上表）

序号	标准编号	标准名称	发布日期	实施日期	替代关系（已发布尚未实施的标准适用）	归口单位
347	YY/T 1678—2019	外科植入物用聚乳酸及其共聚物分子量及分子量分布检测方法	2019-10-23	2020-10-01	—	SAC/TC110
348	YY/T 1707—2020	外科植入物 植入医疗器械用聚醚醚酮聚合物及其复合物的差示扫描量热法	2020-02-21	2021-01-01	—	SAC/TC110
349	YY/T 0683—2008	外科植入物用β-磷酸三钙	2008-10-17	2010-01-01	—	SAC/TC110
350	YY/T 0964—2014	外科植入物 生物玻璃和玻璃陶瓷材料	2014-06-17	2015-07-01	—	SAC/TC110
351	YY/T 1558.3—2017	外科植入物 磷酸钙 第3部分：羟基磷灰石和β-磷酸三钙骨替代物	2017-09-25	2018-10-01	—	SAC/TC110
352	YY/T 1715—2020	外科植入物 氧化钇稳定四方氧化锆（Y-TZP）陶瓷材料	2020-06-30	2021-06-01	—	SAC/TC110
353	YY/T 1447—2016	外科植入物 植入材料磷灰石形成能力的体外评估	2016-01-26	2017-01-01	—	SAC/TC110
354	YY/T 1640—2018	外科植入物 磷酸钙颗粒、制品和涂层溶解性的试验方法	2018-12-20	2020-01-01	—	SAC/TC110
355	YY/T 0988.1—2016	外科植入物涂层 第1部分：钴-28 铬-6 钼粉末	2016-03-23	2017-01-01	—	SAC/TC110
356	YY/T 0988.2—2016	外科植入物涂层 第2部分：钛及钛-6 铝-4 钒合金粉末	2016-03-23	2017-01-01	—	SAC/TC110

（续上表）

序号	标准编号	标准名称	发布日期	实施日期	替代关系（已发布尚未实施的标准适用）	归口单位
357	YY/T 0988.3—2021	外科植入物涂层 第3部分：贻贝黏蛋白材料	2021-09-06	2022-09-01	—	SAC/TC110
358	YY/T 0988.11—2016	外科植入物涂层 第11部分：磷酸钙涂层和金属涂层拉伸试验方法	2016-03-23	2017-01-01	—	SAC/TC110
359	YY/T 0988.12—2016	外科植入物涂层 第12部分：磷酸钙涂层和金属涂层剪切试验方法	2016-03-23	2017-01-01	—	SAC/TC110
360	YY/T 0988.13—2016	外科植入物涂层 第13部分：磷酸钙、金属和磷酸钙/金属复合涂层剪切和弯曲疲劳试验方法	2016-03-23	2017-01-01	—	SAC/TC110
361	YY/T 0988.14—2016	外科植入物涂层 第14部分：多孔涂层体视学评价方法	2016-03-23	2017-01-01	—	SAC/TC110
362	YY/T 0988.15—2016	外科植入物涂层 第15部分：金属热喷涂涂层耐磨性能试验方法	2016-03-23	2017-01-01	—	SAC/TC110
363	YY/T 1706.1—2020	外科植入物 金属外科植入物等离子喷涂纯钛涂层 第1部分：通用要求	2020-02-21	2021-01-01	—	SAC/TC110
（三）矫形器械及工具						
364	YY/T 0726—2020	无源外科植入物联用器械 通用要求	2020-06-30	2021-06-01	YY/T 0726—2009	SAC/TC110

（续上表）

序号	标准编号	标准名称	发布日期	实施日期	替代关系（已发布尚未实施的标准适用）	归口单位
365	YY/T 0508—2009	外固定支架专用要求	2009–12–30	2011–06–01	—	SAC/TC110
366	YY/T 1137—2017	骨锯通用技术条件	2017–05–02	2018–04–01	—	SAC/TC110
367	YY/T 1141—2017	骨凿通用技术条件	2017–09–25	2018–10–01	—	SAC/TC110
368	YY/T 0957.1—2014	矫形工具 拧动接头 第1部分：内六角螺钉用扳手	2014–06–17	2015–07–01	—	SAC/TC110
369	YY/T 0957.2—2014	矫形工具 拧动接头 第2部分：一字槽、十字槽和十字槽头螺钉用螺丝刀	2014–06–17	2015–07–01	—	SAC/TC110
370	YY/T 0958.1—2014	矫形用钻类器械 第1部分：钻头、丝锥和沉头铣刀	2014–06–17	2015–07–01	—	SAC/TC110
371	YY/T 1122—2017	咬骨钳（剪）通用技术条件	2017–03–28	2018–04–01	—	SAC/TC110
372	YY/T 1127—2006	咬骨钳	2006–06–19	2007–05–01	YY/T 1122—2017	SAC/TC110
373	YY/T 1133—2020	无源外科植入物联用器械 金属骨钻	2020–06–30	2021–06–01	YY/T 91133—1999	SAC/TC110
（四）骨科植入物						
374	GB/T 12417.1—2008	无源外科植入物 骨接合与关节置换植入物 第1部分：骨接合植入物特殊要求	2008–12–15	2010–02–01	—	SAC/TC110/SC1

（续上表）

序号	标准编号	标准名称	发布日期	实施日期	替代关系（已发布尚未实施的标准适用）	归口单位
375	GB/T 12417.2—2008	无源外科植入物　骨接合与关节置换植入物　第2部分：关节置换植入物特殊要求	2008—12—15	2010—02—01	—	SAC/TC110/SC1
376	YY 0117.1—2005	外科植入物　骨关节假体锻、铸件　Ti6Al4V钛合金锻件	2005—12—07	2006—12—01	YY 0117.1—1993	SAC/TC110/SC1
377	YY 0117.2—2005	外科植入物　骨关节假体锻、铸件　ZTi6Al4V钛合金铸件	2005—12—07	2006—12—01	YY 0117.2—1993	SAC/TC110/SC1
378	YY 0117.3—2005	外科植入物　骨关节假体锻、铸件　钴铬钼合金铸件	2005—12—07	2006—12—01	YY 00117.3—1993	SAC/TC110/SC1
379	YY/T 0652—2016	植入物材料的磨损　聚合物和金属材料磨屑　分离和表征	2016—01—26	2017—01—01	—	SAC/TC110/SC1
380	YY/T 0920—2014	无源外科植入物　关节置换植入物　髋关节置换植入物的专用要求	2014—06—17	2015—07—01	—	SAC/TC110/SC1
381	YY/T 0809.1—2010	外科植入物　部分和全髋关节假体　第1部分：分类和尺寸标注	2010—12—27	2012—06—01	—	SAC/TC110/SC1
382	YY/T 0809.2—2020	外科植入物　部分和全髋关节假体　第2部分：金属、陶瓷及塑料关节面	2020—09—27	2021—09—01	YY/T 0809.2—2010	SAC/TC110/SC1

（续上表）

序号	标准编号	标准名称	发布日期	实施日期	替代关系（已发布尚未实施的标准适用）	归口单位
383	YY/T 0809.4—2018	外科植入物　部分和全髋关节假体　第4部分：带柄股骨部件疲劳性能试验和性能要求	2018-09-28	2019-10-01	YY/T 0809.4—2010	SAC/TC110/SC1
384	YY/T 0809.6—2018	外科植入物　部分和全髋关节假体　第6部分：带柄股骨部件颈部疲劳性能试验和性能要求	2018-09-21	2019-09-26	YY/T 0809.6—2010	SAC/TC110/SC1
385	YY/T 0809.8—2010	外科植入物　部分和全髋关节假体　第8部分：有扭矩作用的带柄股骨部件疲劳性能	2010-12-27	2012-06-01	—	SAC/TC110/SC1
386	YY/T 0809.10—2022	外科植入物　部分和全髋关节假体　第10部分：组合式股骨头抗静载力测定	2022-05-18	2023-06-01	YY/T 0809.10—2014	SAC/TC110/SC1
387	YY/T 0809.12—2020	外科植入物　部分和全髋关节假体　第12部分：髋臼杯形变测试方法	2020-06-30	2021-06-01	—	SAC/TC110/SC1
388	YY/T 0809.13—2020	外科植入物　部分和全髋关节假体　第13部分：带柄股骨部件头部固定抗扭转力矩的测定	2020-02-21	2021-01-01	—	SAC/TC110/SC1
389	YY/T 0651.1—2016	外科植入物　全髋关节假体的磨损　第1部分：磨损试验机的载荷和位移参数及相关的试验环境条件	2016-01-26	2017-01-01	YY/T 0651.1—2008	SAC/TC110/SC1

（续上表）

序号	标准编号	标准名称	发布日期	实施日期	替代关系（已发布尚未实施的标准适用）	归口单位
390	YY/T 0651.2—2020	外科植入物　全髋关节假体的磨损　第2部分：测量方法	2020–09–27	2021–09–01	YY/T 0651.2—2008	SAC/TC110/SC1
391	YY/T 0651.3—2020	外科植入物　全髋关节假体的磨损　第3部分：轨道轴承型磨损试验机的载荷和位移参数及相关的试验环境条件	2020–06–30	2021–06–01	—	SAC/TC110/SC1
392	YY 0118—2016	关节置换植入物髋关节假体	2016–01–26	2018–01–01	—	SAC/TC110/SC1
393	YY/T 1705—2020	外科植入物　髋关节假体陶瓷股骨头抗冲击性能测定方法	2020–02–21	2021–01–01	—	SAC/TC110/SC1
394	YY/T 1714—2020	非组合式金属髋关节股骨柄有限元分析标准方法	2020–06–30	2021–06–01	—	SAC/TC110/SC1
395	YY/T 1720—2020	组合式髋臼部件分离力试验方法	2020–02–26	2021–03–01	—	SAC/TC110/SC1
396	YY/T 0919—2014	无源外科植入物　关节置换植入物　膝关节置换植入物的专用要求	2014–06–17	2015–07–01	—	SAC/TC110/SC1
397	YY 0502—2016	关节置换植入物　膝关节假体	2016–01–26	2018–01–01	—	SAC/TC110/SC1
398	YY/T 0924.1—2014	外科植入物　部分和全膝关节假体部件　第1部分：分类、定义和尺寸标注	2014–06–17	2015–07–01	—	SAC/TC110/SC1

（续上表）

序号	标准编号	标准名称	发布日期	实施日期	替代关系（已发布尚未实施的标准适用）	归口单位
399	YY/T 0924.2—2014	外科植入物 部分和全膝关节假体部件 第2部分：金属、陶瓷及塑料关节面	2014−06−17	2015−07−01	—	SAC/TC110/SC1
400	YY/T 0810.1—2010	外科植入物 全膝关节假体 第1部分：胫骨托疲劳性能的测定	2010−12−27	2012−06−01	—	SAC/TC110/SC1
401	YY/T 1426.1—2016	外科植入物 全膝关节假体的磨损 第1部分：载荷控制的磨损试验机的载荷和位移参数及相关的试验环境条件	2016−01−26	2017−01−01	—	SAC/TC110/SC1
402	YY/T 1426.2—2016	外科植入物 全膝关节假体的磨损 第2部分：测量方法	2016−01−26	2017−01−01	—	SAC/TC110/SC1
403	YY/T 1426.3—2017	外科植入物 全膝关节假体的磨损 第3部分：位移控制的磨损试验机的载荷和位移参数及相关的试验环境条件	2017−09−25	2018−10−01	—	SAC/TC110/SC1
404	YY/T 1736—2020	评价高屈曲条件下膝关节胫骨衬垫耐久性和变形试验方法	2020−06−30	2021−06−01	—	SAC/TC110/SC1
405	YY/T 1762—2020	单髁膝关节置换假体金属胫骨托部件动态疲劳性能试验方法	2020−09−27	2021−09−01	—	SAC/TC110/SC1
406	YY/T 1765—2020	全膝关节假体约束度测试方法	2020−09−27	2021−09−01	—	SAC/TC110/SC1

（续上表）

序号	标准编号	标准名称	发布日期	实施日期	替代关系（已发布尚未实施的标准适用）	归口单位
407	YY/T 0963—2014	关节置换植入物　肩关节假体	2014-06-17	2015-07-01	—	SAC/TC110/SC1
408	YY/T 1634—2018	关节置换植入物　肩关节假体　关节盂松动或分离动态评价试验方法	2018-12-20	2020-01-01	—	SAC/TC110/SC1
409	YY/T 1647—2019	关节置换植入物　肩关节假体　关节盂锁定机制的静态剪切评价试验方法	2019-10-23	2020-10-01	—	SAC/TC110/SC1
410	YY 0341.1—2020	无源外科植入物　骨接合与脊柱植入物　第1部分：骨接合植入物特殊要求	2020-09-27	2022-06-01	YY 0341—2009	SAC/TC110/SC1
411	YY 0341.2—2020	无源外科植入物　骨接合与脊柱植入物　第2部分：脊柱植入物特殊要求	2020-09-27	2022-06-01	YY 0341—2009	SAC/TC110/SC1
412	YY/T 0856—2011	骨接合植入物　金属角度固定器	2011-12-31	2013-06-01	—	SAC/TC110/SC1
413	YY 0017—2016	骨接合植入物　金属接骨板	2016-07-29	2018-06-01	—	SAC/TC110/SC1
414	YY 0018—2016	骨接合植入物　金属接骨螺钉	2016-07-29	2018-06-01	—	SAC/TC110/SC1
415	YY/T 1655—2019	骨接合植入物　接骨板和接骨螺钉微动腐蚀试验方法	2019-05-31	2020-06-01	—	SAC/TC110/SC1
416	YY/T 0509—2009	生物可吸收内固定板和螺钉的标准要求和测试方法	2009-12-30	2011-06-01	—	SAC/TC110/SC1

（续上表）

序号	标准编号	标准名称	发布日期	实施日期	替代关系（已发布尚未实施的标准适用）	归口单位
417	ＹＹ 0346—2002	骨接合植入物 金属股骨颈固定钉	2002–09–24	2003–04–01	—	SAC/TC110/SC1
418	YY/T 0345.1-2020	外科植入物 金属骨针 第1部分：通用要求	2020–06–30	2021–06–01	YY/T 0345.1—2011	SAC/TC110/SC1
419	YY/T 0345.2-2014	外科植入物 金属骨针 第2部分：斯氏针 尺寸	2014–06–17	2015–07–01	—	SAC/TC110/SC1
420	YY/T 0345.3—2014	外科植入物 金属骨针 第3部分：克氏针	2014–06–17	2015–07–01	—	SAC/TC110/SC1
421	YY/T 0956—2014	外科植入物 矫形用U型钉 通用要求	2014–06–17	2015–07–01	—	SAC/TC110/SC1
422	YY/T 0342-2020	外科植入物 接骨板弯曲强度和刚度的测定	2020–09–27	2021–09–01	YY/T 0342—2002	SAC/TC110/SC1
423	ＹＹ/T 0662—2008	外科植入物 不对称螺纹和球形下表面的金属接骨螺钉 机械性能要求和试验方法	2008–04–25	2009–06–01	—	SAC/TC110/SC1
424	YY/T 1503—2016	外科植入物 金属接骨板疲劳性能试验方法	2016–07–29	2017–06–01	—	SAC/TC110/SC1
425	YY/T 1504—2016	外科植入物 金属接骨螺钉轴向拔出力试验方法	2016–07–29	2017–06–01	—	SAC/TC110/SC1
426	YY/T 1505—2016	外科植入物 金属接骨螺钉自攻性能试验方法	2016–07–29	2017–06–01	—	SAC/TC110/SC1

（续上表）

序号	标准编号	标准名称	发布日期	实施日期	替代关系（已发布尚未实施的标准适用）	归口单位
427	YY/T 1506—2016	外科植入物 金属接骨螺钉旋动扭矩试验方法	2016-07-29	2017-06-01	—	SAC/TC110/SC1
428	YY/T 0591—2011	骨接合植入物 金属带锁髓内钉	2011-12-31	2013-06-01	—	SAC/TC110/SC1
429	YY/T 0019.1—2011	外科植入物 髓内钉系统 第1部分：横截面为三叶形或V形髓内钉	2011-12-31	2013-06-01	—	SAC/TC110/SC1
430	YY/T 0019.2—2011	外科植入物 髓内钉系统 第2部分：髓内针	2011-12-31	2013-06-01	—	SAC/TC110/SC1
431	YY/T 0727.1—2009	外科植入物 金属髓内钉系统 第1部分：髓内钉	2009-11-15	2010-12-01	—	SAC/TC110/SC1
432	YY/T 0727.2—2009	外科植入物 金属髓内钉系统 第2部分：锁定部件	2009-11-15	2010-12-01	—	SAC/TC110/SC1
433	YY/T 0727.3—2009	外科植入物 金属髓内钉系统 第3部分：连接器械及髓腔扩大器直径的测量	2009-11-15	2010-12-01	—	SAC/TC110/SC1
434	YY/T 0812—2010	外科植入物 金属缆线和缆索	2010-12-27	2012-06-01	—	SAC/TC110/SC1
435	YY/T 0816—2010	外科植入物 缝合及其他外科用柔性金属丝	2010-12-27	2012-06-01	—	SAC/TC110/SC1
436	YY/T 1428—2016	脊柱植入物 相关术语	2016-01-26	2017-01-01	—	SAC/TC110/SC1

（续上表）

序号	标准编号	标准名称	发布日期	实施日期	替代关系（已发布尚未实施的标准适用）	归口单位
437	YY/T 0119.1—2014	脊柱植入物 脊柱内固定系统部件 第1部分：通用要求	2014-06-17	2015-07-01	—	SAC/TC110/SC1
438	YY/T 0119.2—2014	脊柱植入物 脊柱内固定系统部件 第2部分：金属脊柱螺钉	2014-06-17	2015-07-01	—	SAC/TC110/SC1
439	YY/T 0119.3—2014	脊柱植入物 脊柱内固定系统部件 第3部分：金属脊柱板	2014-06-17	2015-07-01	—	SAC/TC110/SC1
440	YY/T 0119.4—2014	脊柱植入物 脊柱内固定系统部件 第4部分：金属脊柱棒	2014-06-17	2015-07-01	—	SAC/TC110/SC1
441	YY/T 0119.5—2014	脊柱植入物 脊柱内固定系统部件 第5部分：金属脊柱螺钉静态和疲劳弯曲强度测定试验方法	2014-06-17	2015-07-01	—	SAC/TC110/SC1
442	YY/T 0857—2011	椎体切除模型中脊柱植入物试验方法	2011-12-31	2013-06-01	—	SAC/TC110/SC1
443	YY/T 0961—2014	脊柱植入物 脊柱内固定系统 组件及连接装置的静态及疲劳性能评价方法	2014-06-17	2015-07-01	—	SAC/TC110/SC1
444	YY/T 1560—2017	脊柱植入物 椎体切除模型中枕颈和枕颈胸植入物试验方法	2017-03-28	2018-04-01	—	SAC/TC110/SC1
445	YY/T 1502—2016	脊柱植入物 椎间融合器	2016-07-29	2017-06-01	—	SAC/TC110/SC1

（续上表）

序号	标准编号	标准名称	发布日期	实施日期	替代关系（已发布尚未实施的标准适用）	归口单位
446	YY/T 0959—2014	脊柱植入物 椎间融合器力学性能试验方法	2014-06-17	2015-07-01	—	SAC/TC110/SC1
447	YY/T 0960—2014	脊柱植入物 椎间融合器静态轴向压缩沉陷试验方法	2014-06-17	2015-07-01	—	SAC/TC110/SC1
448	YY/T 1559—2017	脊柱植入物 椎间盘假体静态及动态性能试验方法	2017-03-28	2018-04-01	—	SAC/TC110/SC1
449	YY/T 1563—2017	脊柱植入物 全椎间盘假体功能、运动和磨损评价试验方法	2017-03-28	2018-04-01	—	SAC/TC110/SC1
450	YY/T 1781—2021	金属U型钉力学性能试验方法	2021-09-06	2022-09-01	—	SAC/TC110/SC1
451	YY/T 1782—2021	骨科外固定支架力学性能测试方法	2021-09-06	2022-09-01	—	SAC/TC110/SC1
（五）心血管植入物						
452	GB 12279—2008	心血管植入物 人工心脏瓣膜	2008-12-31	2009-12-1	—	SAC/TC110/SC2
453	GB/T 39381.1—2020	心血管植入物 血管药械组合产品 第1部分：通用要求	2020-11-19	2021-12-01	—	SAC/TC110/SC2
454	YY/T 0695—2008	小型植入器械腐蚀敏感性的循环动电位极化标准测试方法	2008-10-17	2010-01-01	—	SAC/TC110/SC2
455	YY/T 1449.3—2016	心血管植入物 人工心脏瓣膜 第3部分：经导管植入式人工心脏瓣膜	2016-01-26	2017-01-01	—	SAC/TC110/SC2

（续上表）

序号	标准编号	标准名称	发布日期	实施日期	替代关系（已发布尚未实施的标准适用）	归口单位
456	YY/T 0500—2021	心血管植入物　血管假体管状血管移植物和血管补片	2021-12-06	2022-12-01	YY 0500—2004	SAC/TC110/SC2
457	YY/T 0663.1—2021	心血管植入物　血管内器械　第1部分：血管内假体	2021-09-06	2022-09-01	YY/T 0663.1—2014	SAC/TC110/SC2
458	YY/T 0663.2—2016	心血管植入物　血管内器械　第2部分：血管支架	2016-07-29	2017-06-01	—	SAC/TC110/SC2
459	YY/T 0663.3—2016	心血管植入物　血管内器械　第3部分：腔静脉滤器	2016-03-23	2017-01-01	—	SAC/TC110/SC2
460	YY/T 0693—2008	血管支架尺寸特性的表征	2008-10-17	2010-01-01	—	SAC/TC110/SC2
461	YY/T 0694—2020	球囊扩张支架弹性回缩的标准测试方法	2020-06-30	2021-06-01	—	SAC/TC110/SC2
462	YY/T 0807—2010	预装在输送系统上的球囊扩张血管支架稳固性能标准测试方法	2010-12-27	2012-06-01	—	SAC/TC110/SC2
463	YY/T 0808—2010	血管支架体外脉动耐久性标准测试方法	2010-12-27	2012-06-01	—	SAC/TC110/SC2
464	YY/T 0858—2011	球囊扩张血管支架和支架系统三点弯曲试验方法	2011-12-31	2013-06-01	—	SAC/TC110/SC2
465	YY/T 0859—2011	均匀径向载荷下金属血管支架有限元分析方法指南	2011-12-31	2013-06-01	—	SAC/TC110/SC2
466	YY/T 1660—2019	球囊扩张和自扩张血管支架的径向载荷测试方法	2019-07-24	2020-08-01	—	SAC/TC110/SC2

（续上表）

序号	标准编号	标准名称	发布日期	实施日期	替代关系（已发布尚未实施的标准适用）	归口单位
467	YY/T 1553—2017	心血管植入物 心脏封堵器	2017—09—25	2018—10—01	—	SAC/TC110/SC2
468	YY/T 1758—2020	心血管植入物 肺动脉带瓣管道	2020—09—27	2021—09—01	—	SAC/TC110/SC2
469	YY/T 1564—2017	心血管植入物 肺动脉带瓣管道体外脉动流性能测试方法	2017—03—28	2018—04—01	—	SAC/TC110/SC2
470	YY/T 1747—2021	神经血管植入物 颅内动脉支架	2021—12—06	2023—05—01	—	SAC/TC110/SC2
471	YY/T 1764—2021	血管支架体外轴向、弯曲、扭转耐久性测试方法	2021—09—06	2022—09—01	—	SAC/TC110/SC2
472	YY/T 1787—2021	心血管植入物 心脏瓣膜修复器械及输送系统	2021—09—06	2022—09—01	—	SAC/TC110/SC2
（六）组织工程植入物						
473	GB/T 36988—2018	组织工程用人源组织操作规范指南	2018—12—28	2021—01—01	—	SAC/TC110/SC3
474	YY/T 0606.3—2007	组织工程医疗产品 第3部分：通用分类	2007—01—31	2008—01—01	—	SAC/TC110/SC3
475	YY/T 0606.10—2008	组织工程医疗产品 第10部分：修复或再生关节软骨的植入物体内评价指南	2008—04—25	2009—06—01	—	SAC/TC110/SC3
476	YY/T 0606.12—2007	组织工程医疗产品 第12部分：细胞、组织、器官的加工处理指南	2007—01—31	2008—01—01	—	SAC/TC110/SC3

（续上表）

序号	标准编号	标准名称	发布日期	实施日期	替代关系（已发布尚未实施的标准适用）	归口单位
477	YY/T 0606.13—2008	组织工程医疗产品 第13部分：细胞自动计数法	2008-04-25	2009-06-01	—	SAC/TC110/SC3
478	YY/T 0606.14—2014	组织工程医疗产品 第14部分：评价基质及支架免疫反应的试验方法：ELISA法	2014-06-17	2015-07-01	—	SAC/TC110/SC3
479	YY/T 0606.15—2014	组织工程医疗产品 第15部分：评价基质及支架免疫反应的试验方法：淋巴细胞增殖试验	2014-06-17	2015-07-01	—	SAC/TC110/SC3
480	YY/T 0606.20—2014	组织工程医疗产品 第20部分：评价基质及支架免疫反应的试验方法：细胞迁移试验	2014-06-17	2015-07-01	—	SAC/TC110/SC3
481	YY/T 0606.25—2014	组织工程医疗产品 第25部分：动物源性生物材料 DNA残留量测定法：荧光染色法	2014-06-17	2015-07-01	—	SAC/TC110/SC3
482	YY/T 1435—2016	组织工程医疗器械产品 水凝胶表征指南	2016-07-29	2017-06-01	—	SAC/TC110/SC3
483	YY/T 1445—2016	组织工程医疗器械产品 术语	2016-07-29	2017-06-01	—	SAC/TC110/SC3
484	YY/T 1562—2017	组织工程医疗器械产品 生物材料支架细胞活性试验指南	2017-03-28	2018-04-01	—	SAC/TC110/SC3

（续上表）

序号	标准编号	标准名称	发布日期	实施日期	替代关系（已发布尚未实施的标准适用）	归口单位
485	YY/T 1570—2017	组织工程医疗器械产品 皮肤替代品（物）的术语和分类	2017-05-02	2018-04-01	—	SAC/TC110/SC3
486	YY/T 1576—2017	组织工程医疗器械产品 可吸收材料植入试验	2017-08-18	2018-09-01	—	SAC/TC110/SC3
487	YY/T 1616—2018	组织工程医疗器械产品 生物材料支架的性能和测试指南	2018-11-07	2019-11-01	—	SAC/TC110/SC3
488	YY/T 1574—2017	组织工程医疗器械产品 海藻酸盐凝胶固定或微囊化指南	2017-08-18	2018-09-01	—	SAC/TC110/SC3
489	YY/T 1577—2017	组织工程医疗器械产品 聚合物支架微结构评价指南	2017-08-18	2018-09-01	—	SAC/TC110/SC3
490	YY/T 1716—2020	组织工程医疗器械产品 陶瓷和矿物质支架的表征	2020-06-30	2021-06-01	—	SAC/TC110/SC3
491	YY/T 1744—2020	组织工程医疗器械产品 生物活性陶瓷多孔材料中细胞迁移的测量方法	2020-09-27	2021-09-01	—	SAC/TC110/SC3
492	YY/T 1453—2016	组织工程医疗器械产品 I型胶原蛋白表征方法	2016-07-29	2017-06-01	—	SAC/TC110/SC3
493	YY/T 1561—2017	组织工程医疗器械产品 动物源性支架材料残留 α-Gal抗原检测	2017-03-28	2018-04-01	—	SAC/TC110/SC3

（续上表）

序号	标准编号	标准名称	发布日期	实施日期	替代关系（已发布尚未实施的标准适用）	归口单位
494	YY/T 0513.1—2019	同种异体修复材料 第1部分：组织库基本要求	2019–10–23	2020–10–01	YY/T 0513.1—2009	中检院
495	YY/T 0513.2—2020	同种异体修复材料 第2部分：深低温冷冻骨和冷冻干燥骨	2020–06–30	2021–06–01	YY/T 0513.2—2009	中检院
496	YY/T 0513.3—2020	同种异体修复材料 第3部分：脱矿骨	2020–02–21	2021–01–01	YY/T 0513.3—2009	中检院
497	YY/T 1680—2020	同种异体修复材料 脱矿骨材料的体内成骨诱导性能评价	2020–02–21	2021–01–01	—	中检院
498	YY/T 1575—2017	组织工程医疗器械产品 修复和替代骨组织植入物骨形成活性的评价指南	2017–08–18	2018–09–01	—	SAC/TC110/SC3
499	YY/T 1598—2018	组织工程医疗器械产品 骨 用于脊柱融合的外科植入物的骨修复或再生评价试验指南	2018–04–11	2019–05–01	—	SAC/TC110/SC3
500	YY/T 1679—2021	组织工程医疗器械产品 骨 体内临界尺寸骨缺损的临床前评价指南	2021–03–09	2022–04–01	—	SAC/TC110/SC3
501	YY/T 1636—2018	组织工程医疗器械产品 再生膝关节软骨的体内磁共振评价方法	2018–12–20	2020–01–01	—	SAC/TC110/SC3

（续上表）

序号	标准编号	标准名称	发布日期	实施日期	替代关系（已发布尚未实施的标准适用）	归口单位
502	YY/T 0953—2020	医用羧甲基壳聚糖	2020–09–27	2021–09–01	YY/T 0953—2015	SAC/TC110/SC3
503	YY/T 1571—2017	组织工程医疗器械产品　透明质酸钠	2017–05–02	2018–04–01	—	SAC/TC110/SC3
504	YY/T 1654—2019	组织工程医疗器械产品　海藻酸钠	2019–05–31	2020–06–01	—	SAC/TC110/SC3
505	YY/T 1699—2020	组织工程医疗器械产品　壳聚糖	2020–02–21	2021–01–01	YY/T 0606.7—2008	SAC/TC110/SC3
506	YY/T 1805.2—2021	组织工程医疗器械产品　胶原蛋白　第2部分：Ⅰ型胶原蛋白分子量检测　十二烷基硫酸钠聚丙烯酰胺凝胶电泳法	2021–09–06	2022–09–01	—	SAC/TC110/SC3
507	YY/T 1805.3—2022	组织工程医疗器械产品　胶原蛋白　第3部分：基于特征多肽测定的胶原蛋白含量检测　液相色谱–质谱法	2022–01–13	2022–08–01	—	SAC/TC110/SC3
508	YY/T 1849—2022	重组胶原蛋白	2022–01–13	2022–08–01	—	中检院
（七）有源植入物						
509	GB 16174.1—2015	手术植入物　有源植入式医疗器械　第1部分：安全、标记和制造商所提供信息的通用要求	2015–12–10	2017–07–01	—	SAC/TC110/SC3

（续上表）

序号	标准编号	标准名称	发布日期	实施日期	替代关系（已发布尚未实施的标准适用）	归口单位
510	GB 16174.2—2015	手术植入物　有源植入式医疗器械　第2部分：心脏起搏器	2015–12–10	2017–07–01	—	SAC/TC110/SC4
511	YY 0989.6—2016	手术植入物　有源植入医疗器械　第6部分：治疗快速性心律失常的有源植入医疗器械（包括植入式除颤器）的专用要求	2016–01–26	2018–01–01	—	SAC/TC110/SC4
512	YY 0989.7—2017	手术植入物　有源植入式医疗器械　第7部分：人工耳蜗植入系统的专用要求	2017–07–17	2018–01–01	—	SAC/TC110/SC4
513	YY/T 0491—2004	心脏起搏器　植入式心脏起搏器用的小截面连接器	2004–10–10	2005–09–01	—	SAC/TC110/SC4
514	YY/T 0492—2017	植入式心脏起搏器电极导线	2017–03–28	2018–04–01	—	SAC/TC110/SC4
515	YY/T 0946—2014	心脏除颤器　植入式心脏除颤器用DF-1连接器组件　尺寸和试验要求	2014–06–17	2015–07–01	—	SAC/TC110/SC4
516	YY/T 0972—2016	有源植入医疗器械　植入式心律调节设备用四极连接器系统　尺寸和试验要求	2016–03–23	2017–01–01	—	SAC/TC110/SC4
（八）其他						
517	GB/T 25304—2010	非血管自扩张金属支架专用要求	2010–11–10	2011–05–01	—	SAC/TC110/SC2

（续上表）

序号	标准编号	标准名称	发布日期	实施日期	替代关系（已发布尚未实施的标准适用）	归口单位
518	YY/T 0647—2021	无源外科植入物　乳房植入物的专用要求	2021-12-06	2022-12-01	YY 0647—2008	SAC/TC110
519	YY/T 1457—2016	无源外科植入物　硅凝胶填充乳房植入物中寡聚硅氧烷类物质测定方法	2016-01-26	2017-01-01	—	SAC/TC110
520	YY/T 1555.1—2017	硅凝胶填充乳房植入物专用要求　硅凝胶填充物性能要求　第1部分：易挥发性物质限量要求	2017-03-28	2018-04-01	—	SAC/TC110
521	YY/T 1555.2—2018	硅凝胶填充乳房植入物专用要求　硅凝胶填充物性能要求　第2部分：可浸提物质限量要求	2018-12-20	2020-01-01	—	SAC/TC110
522	YY/T 0684—2008	神经外科植入物　植入式神经刺激器的标识和包装	2008-10-17	2010-01-01	—	SAC/TC110
523	YY/T 0685—2008	神经外科植入物　自闭合颅内动脉瘤夹	2008-09-21	2010-01-01	—	SAC/TC110
524	YY/T 0917—2014	神经外科植入物　可塑型预制颅骨板	2014-06-17	2015-07-01	—	SAC/TC110
525	YY/T 0928—2014	神经外科植入物　预制颅骨板	2014-06-17	2015-07-01	—	SAC/TC110
526	YY 0333—2010	软组织扩张器	2010-12-27	2012-06-01	—	山东中心
527	YY 0334—2022	硅橡胶外科植入物通用要求	2022-08-17	2023-09-01	YY 0334—2002	山东中心

（续上表）

序号	标准编号	标准名称	发布日期	实施日期	替代关系（已发布尚未实施的标准适用）	归口单位
528	YY/T 0954—2015	无源外科植入物 Ⅰ型胶原蛋白植入剂	2015-03-02	2017-01-01	—	SAC/TC110
529	YY/T 0962—2021	整形手术用交联透明质酸钠凝胶	2021-09-06	2022-09-01	YY/T 0962—2014	SAC/TC110
530	YY/T 0965—2014	无源外科植入物 人工韧带专用要求	2014-06-17	2015-07-01	—	SAC/TC110
531	YY/T 1748—2021	神经血管植入物 颅内弹簧圈	2021-09-06	2022-09-01	—	SAC/TC110
532	YY/T 1788—2021	外科植入物 动物源性补片类产品通用要求	2021-09-06	2022-09-01	—	SAC/TC110
533	YY/T 1802—2021	增材制造医疗产品 3D打印钛合金植入物金属离子析出评价方法	2021-09-06	2022-09-01	—	SAC/TC110

4.3.4　计划生育器械

序号	标准编号	标准名称	发布日期	实施日期	替代关系（已发布尚未实施的标准适用）	归口单位
（一）机械避孕器械						
534	GB 11236—2021	含铜宫内节育器技术要求与试验方法	2021-12-01	2023-12-01	GB 3156—2006，GB 11234—2006，GB 11235—2006，GB 11236—2006	国家药监局

（续上表）

序号	标准编号	标准名称	发布日期	实施日期	替代关系（已发布尚未实施的标准适用）	归口单位
535	YY/T 0182—2013	宫内节育器取出钩	2013-10-21	2014-10-01	—	SAC/TC169
536	YY/T 0183—2013	宫内节育器放置叉	2013-10-21	2014-10-01	—	SAC/TC169
537	YY/T 0470—2004	一次性使用圆宫型宫内节育器放置器	2004-03-23	2005-01-01	—	SAC/TC169
538	YY/T 0886—2013	一次性使用宫内节育器放置器通用要求	2013-10-21	2014-10-01	—	SAC/TC169
539	YY/T 1404—2016	含铜宫内节育器用铜的技术要求与试验方法	2016-03-23	2017-01-01	—	SAC/TC169
540	YY/T 1405—2016	机械避孕器械　可重复使用的天然和硅橡胶阴道隔膜　要求和试验	2016-03-23	2017-01-01	—	SAC/TC169
541	YY/T 1471—2016	含铜宫内节育器用含吲哚美辛硅橡胶技术要求与试验方法	2016-01-26	2017-01-01	—	SAC/TC169
542	YY/T 1567—2017	女用避孕套　技术要求与试验方法	2017-09-25	2018-10-01	—	SAC/TC169
543	YY/T 1774—2021	男用避孕套　避孕套质量管理中使用 GB/T 7544和 YY/T 1777 的指南	2021-09-06	2022-09-01	—	SAC/TC169
544	YY/T 1777—2021	男用避孕套　合成材料避孕套技术要求与试验方法	2021-09-06	2022-09-01	—	SAC/TC169

（续上表）

序号	标准编号	标准名称	发布日期	实施日期	替代关系（已发布尚未实施的标准适用）	归口单位
7 (二)妇产科手术器械						
545	YY 0006—2013	金属双翼阴道扩张器	2013–10–21	2014–10–01	—	SAC/TC169
546	YY 0091—2013	子宫颈扩张器	2013–10–21	2014–10–01	—	SAC/TC169
547	YY 0092—2013	子宫颈活体取样钳	2013–10–21	2014–10–01	—	SAC/TC169
548	YY 0336—2020	一次性使用无菌阴道扩张器	2020–03–31	2021–04–01	—	SAC/TC169
549	YY 1023—2013	子宫颈钳	2013–10–21	2014–10–01	—	SAC/TC169
550	YY 1024—2013	输卵管提取钩	2013–10–21	2014–10–01	—	SAC/TC169
551	YY/T 0090—2014	子宫刮匙	2014–06–17	2015–07–01	—	SAC/TC169
552	YY/T 0172—2014	子宫探针	2014–06–17	2015–07–01	—	SAC/TC169
553	YY/T 0181—2013	输卵管提取板	2013–10–21	2014–10–01	—	SAC/TC169
554	YY/T 0925—2014	会阴剪	2014–07–01	2015–07–01	—	SAC/TC169
555	YY/T 0979—2016	一次性使用流产吸引管	2016–03–23	2017–01–01	—	SAC/TC169
556	YY/T 1025—2014	流产吸引管	2014–06–17	2015–07–01	—	SAC/TC169
557	YY/T 1470—2016	一次性使用脐带剪（切）断器	2016–01–26	2017–01–01	—	SAC/TC169
558	YY/T 1554—2017	输卵管导管	2017–05–02	2018–04–01	—	SAC/TC169
559	YY/T 1568—2017	子宫托	2017–03–28	2018–04–01	—	SAC/TC169
560	YY/T 1704.1—2020	一次性使用宫颈扩张器 第1部分：渐进式	2020–02–21	2021–01–01	—	SAC/TC169

（续上表）

序号	标准编号	标准名称	发布日期	实施日期	替代关系（已发布尚未实施的标准适用）	归口单位
561	YY/T 1704.2—2020	一次性使用宫颈扩张器 第2部分：膨胀式	2020–02–21	2021–01–01	—	SAC/TC169
562	YY/T 1704.3—2021	一次性使用宫颈扩张器 第3部分：球囊式	2021–09–06	2022–09–01	—	SAC/TC169
563	YY/T 1798—2021	一次性使用宫腔压迫球囊	2021–09–06	2022–09–01	—	SAC/TC169
（三）其他						
564	YY/T 0184—2014	输精管结扎用钳	2014–06–17	2015–07–01	—	SAC/TC169

4.3.5 医用血管内导管及非血管内导管

序号	标准编号	标准名称	发布日期	实施日期	替代关系（已发布尚未实施的标准适用）	归口单位
（一）血管内导管						
565	YY 0285.1—2017	血管内导管 一次性使用无菌导管 第1部分：通用要求	2017–07–17	2019–01–01	YY0285.1—2004，YY0285.2—1999	山东中心
566	YY 0285.3—2017	血管内导管 一次性使用无菌导管 第3部分：中心静脉导管	2017–07–17	2019–01–01	YY0285.3—1999	SAC/TC106
567	YY 0285.4—2017	血管内导管 一次性使用无菌导管 第4部分：球囊扩张导管	2017–07–17	2019–01–01	YY0285.4—1999	SAC/TC106

（续上表）

序号	标准编号	标准名称	发布日期	实施日期	替代关系（已发布尚未实施的标准适用）	归口单位
568	YY 0285.5—2018	血管内导管 一次性使用无菌导管 第5部分：套针外周导管	2018-02-24	2019-03-01	YY0285.5—2004	SAC/TC106
569	YY/T 0285.6—2020	血管内导管 一次性使用无菌导管 第6部分：皮下植入式给药装置	2020-09-27	2021-09-01	—	SAC/TC106
570	YY 0450.1—2020	一次性使用无菌血管内导管辅件 第1部分：导引器械	2020-02-25	2021-08-01	YY0450.1—2003	SAC/TC106
571	YY 0450.2—2003	一次性使用无菌血管内导管辅件 第2部分：套针外周导管管塞	2003-02-09	2003-09-01	—	山东中心
572	YY/T 0450.3—2016	一次性使用无菌血管内导管辅件 第3部分：球囊扩张导管用球囊充压装置	2016-07-29	2017-06-01	—	山东中心
（二）非血管内导管						
573	GB/T 15812.1—2005	非血管内导管 第1部分：一般性能试验方法	2005-03-23	2005-12-01	—	SAC/TC106
574	YY/T 1536—2017	非血管内导管表面滑动性能评价用标准试验模型	2017-03-28	2018-04-01	—	SAC/TC106
575	YY 0030—2004	腹膜透析管	2004-07-16	2005-08-01	—	山东中心
576	YY 0325—2016	一次性使用无菌导尿管	2016-03-23	2018-01-01	—	SAC/TC106

（续上表）

序号	标准编号	标准名称	发布日期	实施日期	替代关系（已发布尚未实施的标准适用）	归口单位
577	YY 0483—2004	一次性使用肠营养导管、肠给养器及其连接件 设计与试验方法	2004-07-16	2005-08-01	—	山东中心
578	YY 0488—2004	一次性使用无菌直肠导管	2004-07-16	2005-08-01	—	山东中心
579	YY 0489—2004	一次性使用无菌引流导管及辅助器械	2004-07-16	2005-08-01	—	山东中心
580	YY/T 0487—2010	一次性使用无菌脑积水分流器及其组件	2010-12-27	2012-06-01	—	山东中心
581	YY/T 0880—2013	一次性使用乳腺定位丝及其导引针	2013-10-21	2014-10-01	—	SAC/TC106
582	YY/T 0872—2013	输尿管支架试验方法	2013-10-21	2014-10-01	—	SAC/TC106
583	YY/T 0817—2010	带定位球囊的肠营养导管物理性能要求及试验方法	2010-12-27	2012-06-01	—	山东中心

4.3.6 口腔材料、器械和设备

序号	标准编号	标准名称	发布日期	实施日期	替代关系（已发布尚未实施的标准适用）	归口单位
（一）专业通用领域						
584	GB/T 9937—2020	牙科学 名词术语	2020-12-14	2021-07-01	—	SAC/TC99
585	GB/T 9938—2013	牙科学 牙位和口腔区域的标示法	2013-12-31	2015-06-01	—	SAC/TC99

（续上表）

序号	标准编号	标准名称	发布日期	实施日期	替代关系（已发布尚未实施的标准适用）	归口单位
586	YY 0271.1—2016	牙科水基水门汀 第1部分：粉/液酸碱水门汀	2016–01–26	2018–06–01	—	SAC/TC99
587	YY 0271.2—2016	牙科水基水门汀 第2部分：光固化水门汀	2016–01–26	2018–06–01	—	SAC/TC99
588	YY 0272—2009	牙科学 氧化锌/丁香酚水门汀和不含丁香酚的氧化锌水门汀	2009–06–16	2010–12–01	—	SAC/TC99
589	YY/T 0127.1—1993	口腔材料生物试验方法 溶血试验	1993–07–01	1993–10–01	—	SAC/TC99
590	YY/T 0127.3—2014	口腔医疗器械生物学评价 第3部分：根管内应用试验	2014–06–17	2015–07–01	—	SAC/TC99
591	YY/T 0127.4—2009	口腔医疗器械生物学评价 第2单元：试验方法 骨埋植试验	2009–12–30	2011–06–01	—	SAC/TC99
592	YY/T 0127.5—2014	口腔医疗器械生物学评价 第5部分：吸入毒性试验	2014–06–17	2015–07–01	—	SAC/TC99
593	YY/T 0127.6—1999	口腔材料生物学评价 第2单元：口腔材料生物试验方法 显性致死试验	1999–06–07	1999–10–01	—	SAC/TC99
594	YY/T 0127.7—2017	口腔医疗器械材料生物学评价 第7部分：牙髓牙本质应用试验	2017–04–01	2018–04–01	—	SAC/TC99

（续上表）

序号	标准编号	标准名称	发布日期	实施日期	替代关系（已发布尚未实施的标准适用）	归口单位
595	YY/T 0127.8—2001	口腔材料生物学评价　第2单元：口腔材料生物试验方法　皮下植入试验	2001-03-12	2001-08-01	—	SAC/TC99
596	YY/T 0127.9—2009	口腔医疗器械生物学评价　第2单元：试验方法　细胞毒性试验：琼脂扩散法及滤膜扩散法	2009-12-30	2011-06-01	—	SAC/TC99
597	YY/T 0127.10—2009	口腔医疗器械生物学评价　第2单元：试验方法　鼠伤寒沙门氏杆菌回复突变试验（Ames试验）	2009-06-16	2010-12-01	—	SAC/TC99
598	YY/T 0127.11—2014	口腔医疗器械生物学评价　第11部分：盖髓试验	2014-06-17	2015-07-01	—	SAC/TC99
599	YY/T 0127.12—2008	牙科学　口腔医疗器械生物学评价　第2单元：试验方法　微核试验	2008-04-25	2009-06-01	—	SAC/TC99
600	YY/T 0127.13—2018	口腔医疗器械生物学评价　第13部分：口腔黏膜刺激试验	2018-04-24	2019-05-01	—	SAC/TC99
601	YY/T 0127.14—2009	口腔医疗器械生物学评价　第2单元：试验方法　急性经口全身毒性试验	2009-06-16	2010-12-01	—	SAC/TC99

（续上表）

序号	标准编号	标准名称	发布日期	实施日期	替代关系（已发布尚未实施的标准适用）	归口单位
602	YY/T 0127.15—2018	口腔医疗器械生物学评价 第15部分：亚急性和亚慢性全身毒性试验：经口途径	2018-04-24	2019-05-01	—	SAC/TC99
603	YY/T 0127.16—2009	口腔医疗器械生物学评价 第2单元：试验方法 哺乳动物细胞体外染色体畸变试验	2009-12-30	2011-06-01	—	SAC/TC99
604	YY/T 0127.17—2014	口腔医疗器械生物学评价 第17部分：小鼠淋巴瘤细胞（TK）基因突变试验	2014-06-17	2015-07-01	—	SAC/TC99
605	YY/T 0127.18—2016	口腔医疗器械生物学评价 第18部分：牙本质屏障细胞毒性试验	2016-01-26	2017-01-01	—	SAC/TC99
606	YY/T 0268—2008	牙科学 口腔医疗器械生物学评价 第1单元：评价与试验	2008-04-25	2009-06-01	—	SAC/TC99
607	YY/T 0112—1993	模拟口腔环境冷热疲劳试验方法	1993-02-10	1993-05-01	—	SAC/TC99
608	YY/T 0113—2015	牙科学 复合树脂耐磨耗性能测试方法	2015-03-02	2016-01-01	—	SAC/TC99
609	YY/T 0518—2009	牙科修复体用聚合物基粘接剂	2009-12-30	2011-06-01	—	SAC/TC99
610	YY/T 0519—2009	牙科材料 与牙齿结构粘接的测试	2009-12-30	2011-06-01	—	SAC/TC99
611	YY/T 0528—2018	牙科学 金属材料腐蚀试验方法	2018-02-24	2019-03-01	—	SAC/TC99

（续上表）

序号	标准编号	标准名称	发布日期	实施日期	替代关系（已发布尚未实施的标准适用）	归口单位
612	YY/T 0623—2008	牙科材料可溶出氟的测定方法	2008–04–25	2009–12–01	—	SAC/TC99
613	YY/T 0631—2008	牙科材料　色稳定性的测定	2008–04–25	2009–06–01	—	SAC/TC99
614	YY/T 0769—2009	牙科用磷酸酸蚀剂	2009–12–30	2011–06–01	—	SAC/TC99
615	YY/T 1599—2018	牙科学　聚合物基修复材料聚合收缩测试方法—激光测距法	2018–02–24	2019–03–01	—	SAC/TC99
616	YY/T 1646—2019	牙科学　测定材料的X射线阻射性试验方法	2019–10–23	2020–10–01	—	SAC/TC99
（二）牙体充填及修复材料类						
617	YY 0717—2009	牙科根管封闭材料	2009–12–30	2011–06–01	—	SAC/TC99
618	YY 1042—2011	牙科学　聚合物基修复材料	2011–12–31	2013–06–01	—	SAC/TC99
619	YY/T 0495—2009	牙根管充填尖	2009–12–30	2011–06–01	—	SAC/TC99
620	YY/T 0715—2009	牙科学　银汞合金胶囊	2009–12–30	2011–06–01	—	SAC/TC99
621	YY/T 1026—2019	牙科学　牙科银汞合金	2019–07–23	2020–02–01	—	SAC/TC99
622	YY/T 0990—2015	聚合物基牙体修复材料临床试验指南	2015–03–02	2016–01–01	—	SAC/TC99
623	YY/T 0824—2011	牙科氢氧化钙盖髓、垫底材料	2011–12–31	2013–06–01	—	SAC/TC99
624	YY/T 0515—2009	牙科学　银汞合金的腐蚀试验	2009–12–30	2011–06–01	—	SAC/TC99

（续上表）

序号	标准编号	标准名称	发布日期	实施日期	替代关系（已发布尚未实施的标准适用）	归口单位
		（三）义齿修复材料及制品				
625	GB 17168—2013	牙科学 固定和活动修复用金属材料	2013-12-31	2015-06-01	—	SAC/TC99
626	GB 30367—2013	牙科学 陶瓷材料	2013-12-31	2015-06-01	—	SAC/TC99
627	YY 0270.1—2011	牙科学 基托聚合物 第1部分：义齿基托聚合物	2011-12-31	2013-06-01	—	SAC/TC99
628	YY 0300—2009	牙科学 修复用人工牙	2009-06-16	2010-12-01	—	SAC/TC99
629	YY 0462—2018	牙科石膏产品	2018-06-19	2019-07-01	—	SAC/TC99
630	YY 0493—2011	牙科学 弹性体印模材料	2011-12-31	2013-06-01	—	SAC/TC99
631	YY 0621.1—2016	牙科学 匹配性试验 第1部分：金属-陶瓷体系	2016-01-26	2018-01-01	YY 0621—2008	SAC/TC99
632	YY/T 0621.2—2020	牙科学 匹配性试验 第2部分：陶瓷-陶瓷体系	2020-02-25	2021-03-01	YY 0621—2008	SAC/TC99
633	YY 0710—2009	牙科学 聚合物基冠桥材料	2009-06-16	2010-12-01	—	SAC/TC99
634	YY 0714.1—2009	牙科学 活动义齿软衬材料 第1部分：短期使用材料	2009-06-16	2010-12-01	—	SAC/TC99
635	YY 0714.2—2016	牙科学 活动义齿软衬材料 第2部分：长期使用材料	2016-01-26	2018-01-01	—	SAC/TC99
636	YY 1027—2018	牙科学 水胶体印模材料	2018-06-19	2019-07-01	—	SAC/TC99

（续上表）

序号	标准编号	标准名称	发布日期	实施日期	替代关系（已发布尚未实施的标准适用）	归口单位
637	YY/T 0463—2011	牙科学　铸造包埋材料和耐火代型材料	2011-12-31	2013-06-01	—	SAC/TC99
638	YY/T 0496—2016	牙科学　铸造蜡和基托蜡	2016-01-26	2017-01-01	—	SAC/TC99
639	YY/T 0517—2009	牙科预成根管桩	2009-12-30	2011-06-01	—	SAC/TC99
640	YY/T 0527—2009	牙科学　复制材料	2009-12-30	2011-06-01	—	SAC/TC99
641	YY/T 0826—2011	牙科临时聚合物基冠桥材料	2011-12-31	2013-06-01	—	SAC/TC99
642	YY/T 0911—2014	牙科学　聚合物基代型材料	2014-06-17	2015-07-01	—	SAC/TC99
643	YY/T 0912—2015	牙科学　钎焊材料	2015-03-02	2016-01-01	—	SAC/TC99
644	YY/T 0914—2015	牙科学　激光焊接	2015-03-02	2016-01-01	—	SAC/TC99
645	YY/T 1280—2015	义齿黏附剂	2015-03-02	2016-01-01	—	SAC/TC99
646	YY/T 1637—2018	牙科学　磁性附着体	2018-12-20	2019-06-01	—	SAC/TC99
（四）正畸材料及制品						
647	YY/T 0270.2—2011	牙科学　基托聚合物　第2部分：正畸基托聚合物	2011-12-31	2013-06-01	—	SAC/TC99
648	YY/T 0269—2009	牙科正畸托槽粘接材料	2009-12-30	2011-06-01	—	SAC/TC99
649	YY/T 0624—2016	牙科学　正畸弹性体附件	2016-03-23	2017-01-01	—	SAC/TC99

（续上表）

序号	标准编号	标准名称	发布日期	实施日期	替代关系（已发布尚未实施的标准适用）	归口单位
650	YY/T 0625—2016	牙科学　正畸丝	2016-03-23	2017-01-01	—	SAC/TC99
651	YY/T 0915—2015	牙科学　正畸用托槽和颊面管	2015-03-02	2016-01-01	—	SAC/TC99
652	YY/T 0991—2015	正畸托槽临床试验指南	2015-03-02	2016-01-01	—	SAC/TC99
653	YY/T 1703—2020	牙科学　正畸用螺旋弹簧	2020-02-21	2021-01-01	—	SAC/TC99
654	YY/T 1779—2021	牙科学　正畸支抗钉	2021-03-09	2022-04-01	—	SAC/TC99
		（五）口腔预防材料及制品				
655	YY 0622—2008	牙科树脂基窝沟封闭剂	2008-04-25	2009-12-01	—	SAC/TC99
656	YY/T 0823—2020	牙科学　氟化物防龋材料	2020-02-26	2021-03-01	YY/T 0823—2011	SAC/TC99
657	YY/T 0825—2011	牙科学　牙齿外漂白产品	2011-12-31	2013-06-01	—	SAC/TC99
658	YY/T 0632—2008	牙齿漂白材料　过氧化物含量的测定方法	2008-04-25	2009-06-01	—	SAC/TC99
		（六）口腔种植材料及制品				
659	YY 0304—2009	等离子喷涂羟基磷灰石涂层-钛基牙种植体	2009-12-30	2011-06-01	—	SAC/TC99
660	YY 0315—2016	钛及钛合金人工牙种植体	2016-01-26	2018-01-01	—	SAC/TC99
661	YY/T 0520—2009	钛及钛合金材质牙种植体附件	2009-12-30	2011-06-01	—	SAC/TC99

（续上表）

序号	标准编号	标准名称	发布日期	实施日期	替代关系（已发布尚未实施的标准适用）	归口单位
662	YY/T 0522—2009	牙科学　牙种植体系统临床前评价动物试验方法	2009-12-30	2011-06-01	—	SAC/TC99
663	YY/T 0523—2009	牙科学　牙种植体开发指南	2009-12-30	2011-06-01	—	SAC/TC99
664	YY/T 0524—2009	牙科学　牙种植体系统技术文件内容	2009-12-30	2011-06-01	—	SAC/TC99
665	YY/T 0525—2009	牙科学　口腔颌面外科用骨填充及骨增加植入性材料　技术文件内容	2009-12-30	2011-06-01	—	SAC/TC99
666	YY/T 0526—2009	牙科学　口腔颌面外科用组织再生引导膜材料　技术文件内容	2009-12-30	2011-06-01	—	SAC/TC99
667	YY/T 1281—2015	牙科学　种植体　手动扭矩器械的临床性能	2015-03-02	2016-01-01	—	SAC/TC99
668	YY/T 1305—2015	钛及钛合金牙种植体临床试验指南	2015-03-02	2016-01-01	—	SAC/TC99
669	YY/T 1619—2018	牙科学　种植体系统及相关过程的术语	2018-09-28	2019-04-01	—	SAC/TC99
670	YY/T 1689—2019	牙科学　牙种植体的标示系统	2019-10-23	2020-10-01	—	SAC/TC99
671	YY/T 1794—2021	口腔胶原膜通用技术要求	2021-03-10	2022-04-01	—	SAC/TC99
672	YY/T 0521—2018	牙科学　种植体　骨内牙种植体动态疲劳试验	2018-04-11	2019-05-01	—	SAC/TC99

（续上表）

序号	标准编号	标准名称	发布日期	实施日期	替代关系（已发布尚未实施的标准适用）	归口单位
（七）齿科设备							
673	GB 9706.260—2020	医用电气设备 第2-60部分：牙科设备的基本安全和基本性能专用要求	2020-11-17	2023-05-01	—	国家药监局
674	YY/T 0628—2020	牙科学 牙科设备图形符号	2020-06-30	2021-06-01	YY/T 0628—2008	SAC/TC99/SC1
675	YY/T 1012—2021	牙科学 手机连接件联轴节尺寸	2021-09-06	2024-05-01	YY/T 1012—2004	SAC/TC99/SC1
676	YY/T 1285—2015	牙科学 口腔医疗保健人员工作区域内牙科设备位置信息系统	2015-03-02	2016-01-01	—	SAC/TC99/SC1
677	YY 0055—2018	牙科学 光固化机	2018-09-28	2020-04-01	—	SAC/TC99/SC1
678	YY 0835—2011	牙科学 银汞合金分离器	2011-12-31	2013-06-01	—	SAC/TC99/SC1
679	YY 1045—2021	牙科学 手机和马达	2021-09-06	2024-05-01	YY 1045.1—2009、YY 1045.2—2010、YY 0836—2011、YY 0837—2011	SAC/TC99/SC1
680	YY/T 0058—2015	牙科学 病人椅	2015-03-02	2016-01-01	—	SAC/TC99/SC1
681	YY/T 0273—2009	齿科银汞调合器	2009-11-15	2010-12-01	—	SAC/TC99/SC1
682	YY/T 0514—2018	牙科学 气动牙科手机用软管连接件	2018-01-19	2019-01-01	—	SAC/TC99/SC1

（续上表）

序号	标准编号	标准名称	发布日期	实施日期	替代关系（已发布尚未实施的标准适用）	归口单位
683	YY/T 0629—2021	牙科学 中央抽吸源设备	2021-03-09	2022-04-01	YY/T 0629—2008、YY/T 0905.1—2016	SAC/TC99/SC1
684	YY/T 0905.2—2013	牙科学 场地设备 第2部分：压缩机系统	2013-10-21	2014-10-01	—	SAC/TC99/SC1
685	YY/T 1043.1—2016	牙科学 牙科治疗机 第1部分：通用要求与测试方法	2016-03-23	2017-01-01	—	SAC/TC99/SC1
686	YY/T 1043.2—2018	牙科学 牙科治疗机 第2部分：气、水、吸引和废水系统	2018-12-20	2020-01-01	—	SAC/TC99/SC1
687	YY/T 1044—2018	可移动式牙科治疗机	2018-12-20	2020-01-01	—	SAC/TC99/SC1
688	YY/T 1120—2021	牙科学 口腔灯	2021-03-09	2023-05-01	YY/T 1120—2009	SAC/TC99/SC1
689	YY/T 1401—2016	牙齿美白冷光仪	2016-03-23	2017-01-01	—	SAC/TC99/SC1
690	YY/T 1485—2016	牙科学 牙科种植机	2016-07-29	2017-06-01	—	SAC/TC99/SC1
691	YY/T 1602—2018	牙科学 根管预备机	2018-01-19	2019-01-01	—	SAC/TC99/SC1
692	YY/T 1684—2020	牙科学 牙根尖定位仪	2020-03-31	2021-10-01	—	SAC/TC99/SC1
693	YY/T 1691—2020	牙科学 手机扭矩传送器	2020-02-21	2021-06-01	—	SAC/TC99/SC1
694	YY/T 1692—2020	牙科学 热熔牙胶充填机	2020-02-21	2021-06-01	—	SAC/TC99/SC1

（续上表）

序号	标准编号	标准名称	发布日期	实施日期	替代关系（已发布尚未实施的标准适用）	归口单位
695	YY/T 1755—2021	牙科学 喷砂手机和喷砂粉	2021–03–09	2022–04–01	—	SAC/TC99/SC1
696	YY/T 1147—2004	电动牙钻通用技术条件	2004–10–10	2005–09–01	—	SAC/TC99
697	YY/T 1400—2016	牙科学 牙科设备表面材料耐受化学消毒剂的测定	2016–03–23	2017–01–01	—	SAC/TC99/SC1
698	YY/T 1411—2016	牙科学 对改善或维持牙科治疗机治疗用水微生物质量的措施进行评估的试验方法	2016–03–23	2017–01–01	—	SAC/TC99/SC1
（八）齿科器械						
699	YY/T 0281—1995	口腔科手术器械 连接牢固度试验方法	1995–11–14	1996–05–01	—	SAC/TC99/SC1
700	YY/T 1501—2016	牙科学 牙科器械图形符号	2016–07–29	2017–06–01	—	SAC/TC99/SC1
701	GB/T 36917.1—2018	牙科学 技工室用刃具 第1部分：技工室用钢质刃具	2018–12–28	2020–01–01	—	SAC/TC99/SC1
702	GB/T 36917.2—2018	牙科学 技工室用刃具 第2部分：技工室用硬质合金刃具	2018–12–28	2020–01–01	—	SAC/TC99/SC1
703	YY 0302.1—2010	牙科旋转器械 车针 第1部分：钢制和硬质合金车针	2010–12–27	2012–06–01	—	SAC/TC99/SC1
704	YY 0302.2—2016	牙科学 旋转器械车针 第2部分：修整用车针	2016–03–23	2018–01–01	—	SAC/TC99/SC1

（续上表）

序号	标准编号	标准名称	发布日期	实施日期	替代关系（已发布尚未实施的标准适用）	归口单位
705	YY/T 1064—2022	牙科学　牙科种植手术用钻头通用要求	2022-10-17	2024-04-01	YY 91064—1999	SAC/TC99/SC1
706	YY 0761.1—2009	牙科学　金刚石旋转器械　第1部分：尺寸、要求、标记和包装	2009-12-31	2011-06-01	—	SAC/TC99/SC1
707	YY/T 0761.2—2014	牙科学　金刚石旋转器械　第2部分：切盘	2014-06-17	2015-07-01	—	SAC/TC99/SC1
708	YY/T 0805.3—2010	牙科学　金刚石旋转器械　第3部分：颗粒尺寸、命名和颜色代码	2010-12-27	2012-06-01	—	SAC/TC99/SC1
709	YY 0803.1—2010	牙科学　根管器械　第1部分：通用要求和试验方法	2010-12-27	2012-06-01	—	SAC/TC99/SC1
710	YY/T 0803.2—2020	牙科学　根管器械　第2部分：扩大钻	2020-06-30	2021-12-01	YY/T 0803.2—2010	SAC/TC99/SC1
711	YY 0803.3—2016	牙科学　根管器械　第3部分：加压器	2016-01-26	2018-01-01	—	SAC/TC99/SC1
712	YY/T 0803.4—2015	牙科学　根管器械　第4部分：辅助器械	2015-03-02	2016-01-01	—	SAC/TC99/SC1
713	YY/T 0803.5—2016	牙科学　根管器械　第5部分：成形和清洁器械	2016-07-29	2017-06-01	—	SAC/TC99/SC1

（续上表）

序号	标准编号	标准名称	发布日期	实施日期	替代关系（已发布尚未实施的标准适用）	归口单位
714	YY/T 0275—2011	牙用充填器	2011-12-31	2013-06-01	—	SAC/TC94
715	YY/T 0873.1—2013	牙科　旋转器械的数字编码系统　第1部分：一般特征	2013-10-21	2014-10-01	—	SAC/TC99/SC1
716	YY/T 0873.2—2014	牙科　旋转器械的数字编码系统　第2部分：形状	2014-06-17	2015-07-01	—	SAC/TC99/SC1
717	YY/T 0873.3—2014	牙科　旋转器械的数字编码系统　第3部分：车针和刃具的特征	2014-06-17	2015-07-01	—	SAC/TC99/SC1
718	YY/T 0873.4—2014	牙科　旋转器械的数字编码系统　第4部分：金刚石器械的特征	2014-06-17	2015-07-01	—	SAC/TC99/SC1
719	YY/T 0873.5—2014	牙科　旋转器械的数字编码系统　第5部分：牙根管器械的特征	2014-06-17	2015-07-01	—	SAC/TC99/SC1
720	YY/T 0873.6—2015	牙科　旋转器械的数字编码系统　第6部分：研磨器械的特征	2015-03-02	2016-01-01	—	SAC/TC99/SC1
721	YY/T 0873.7—2014	牙科　旋转器械的数字编码系统　第7部分：心轴和专用器械的特征	2014-06-17	2015-07-01	—	SAC/TC99/SC1
722	YY/T 0913—2015	牙科　旋转器械用心轴	2015-03-02	2016-01-01	—	SAC/TC99/SC1

（续上表）

序号	标准编号	标准名称	发布日期	实施日期	替代关系（已发布尚未实施的标准适用）	归口单位
723	YY/T 0967.1—2015	牙科　旋转器械　杆　第1部分：金属杆	2015—03—02	2016—01—01	—	SAC/TC99/SC1
724	YY/T 0967.2—2015	牙科　旋转器械　杆　第2部分：塑料杆	2015—03—02	2016—01—01	—	SAC/TC99/SC1
725	YY/T 0967.3—2016	牙科　旋转器械　杆　第3部分：陶瓷杆	2016—07—29	2017—06—01	—	SAC/TC99/SC1
726	YY/T 1011—2014	牙科　旋转器械公称直径和标号	2014—06—17	2015—07—01	—	SAC/TC99/SC1
727	YY/T 0874—2013	牙科学　旋转器械试验方法	2013—10—21	2014—10—01	—	SAC/TC99/SC1
728	YY/T 1604—2018	牙科学　旋转抛光器械	2018—01—19	2019—01—01	—	SAC/TC99/SC1
729	YY/T 1014—2021	牙科学　牙探针	2021—03—09	2022—04—01	YY/T 1014—2013	SAC/TC99/SC1
730	YY/T 1284.1—2015	牙科镊　第1部分：通用要求	2015—03—02	2016—01—01	—	SAC/TC99/SC1
731	YY/T 1284.2—2015	牙科镊　第2部分：双弯型	2015—03—02	2016—01—01	—	SAC/TC99/SC1
732	YY/T 1284.3—2015	牙科镊　第3部分：单弯型	2015—03—02	2016—01—01	—	SAC/TC99/SC1
733	YY/T 1486—2016	牙科学　牙科种植用器械及相关辅助器械的通用要求	2016—07—29	2017—06—01	—	SAC/TC99/SC1
734	YY/T 1487.1—2016	牙科学　牙科橡皮障技术　第1部分：打孔器	2016—07—29	2017—06—01	—	SAC/TC99/SC1

（续上表）

序号	标准编号	标准名称	发布日期	实施日期	替代关系（已发布尚未实施的标准适用）	归口单位
735	YY/T 1487.2—2018	牙科学 牙科橡皮障器械 第2部分：夹钳	2018–09–21	2019–09–26	—	SAC/TC99/SC1
736	YY/T 1614—2018	牙科学 圆盘形和轮形等旋转器械的孔径	2018–09–28	2019–10–01	—	SAC/TC99/SC1
737	YY/T 1622.1—2018	牙科学 牙周探针 第1部分：通用要求	2018–11–07	2019–11–01	—	SAC/TC99/SC1
738	YY/T 1683—2019	牙科学 牙骨凿	2019–10–23	2021–04–01	—	SAC/TC99/SC1
739	YY/T 1693—2020	牙科学 上颌窦膜提升器	2020–02–26	2021–09–01	—	SAC/TC99/SC1
740	YY/T 1696—2020	牙科学 口内塑形刀	2020–06–30	2021–12–01	—	SAC/TC99/SC1
741	YY/T 1756—2021	牙科学 可重复使用牙周膜注射架	2021–03–09	2022–04–01	—	SAC/TC99/SC1
742	YY/T 0274—2011	刮牙器	2011–12–31	2013–06–01	—	SAC/TC94
743	YY/T 0170—2011	牙挺	2011–12–31	2013–06–01	—	SAC/TC94
（九）其他						
744	GB/T 36108—2018	口腔固定修复CAD软件技术要求	2018–03–15	2018–10–01	—	SAC/TC99
745	GB/T 39111—2020	牙颌模型三维扫描仪技术要求	2020–10–14	2021–10–01	—	SAC/TC99
746	YY 0711—2009	牙科吸潮纸尖	2009–12–30	2011–06–01	—	SAC/TC99
747	YY/T 0516—2009	牙科 EDTA根管润滑/清洗剂	2009–12–30	2011–06–01	—	SAC/TC99

（续上表）

序号	标准编号	标准名称	发布日期	实施日期	替代关系（已发布尚未实施的标准适用）	归口单位
748	YY/T 1702—2020	牙科学 增材制造口腔固定和活动修复用激光选区熔化金属材料	2020-02-21	2021-01-01	—	SAC/TC99

4.3.7 输液、输血、采血、引流器械

序号	标准编号	标准名称	发布日期	实施日期	替代关系（已发布尚未实施的标准适用）	归口单位
			（一）专业通用领域			
749	GB/T 14233.1-2008	医用输液、输血、注射器具检验方法 第1部分：化学分析方法	2008-11-03	2009-10-01	—	SAC/TC106
750	GB/T 14233.2-2005	医用输液、输血、注射器具检验方法 第2部分：生物学试验方法	2005-11-17	2006-05-01	—	SAC/TC106
751	YY/T 0926—2014	医用聚氯乙烯医疗器械中邻苯二甲酸二（2-乙基己基）酯（DEHP）的定量分析	2014-06-14	2015-07-01	—	SAC/TC106
752	YY/T 0927—2014	聚氯乙烯医疗器械中邻苯二甲酸二（2-乙基己基）酯（DEHP）溶出量测定指南	2014-06-14	2015-07-01	—	SAC/TC106

（续上表）

序号	标准编号	标准名称	发布日期	实施日期	替代关系（已发布尚未实施的标准适用）	归口单位
753	YY/T 1550.1—2017	一次性使用输液器具与药物相容性研究指南 第1部分：药物吸附研究	2017—02—28	2018—01—01	—	SAC/TC106
754	YY/T 1550.2—2019	一次性使用输液器具与药物相容性研究指南 第2部分：可沥滤物研究 已知物	2019—07—24	2020—08—01	—	SAC/TC106
755	YY/T 1556—2017	医用输液、输血、注射器具微粒污染检验方法	2017—03—28	2018—04—01	—	SAC/TC106
756	YY/T 1639—2018	一次性使用聚氨酯输注器具二苯甲烷二异氰酸酯（MDI）残留量测定方法	2018—12—20	2020—01—01	—	SAC/TC106
757	YY/T 1658—2019	输液输血器具中环己酮溶出量的测定方法	2019—05—31	2020—06—01	—	SAC/TC106
758	YY/T 1690—2020	一次性使用聚氯乙烯输注器具中 2-氯乙醇残留量测定方法	2020—02—21	2021—01—01	—	SAC/TC106
759	YY/T 0031—2008	输液、输血用硅橡胶管路及弹性件	2008—10—17	2009—10—01	—	SAC/TC106
760	YY/T 0114—2008	医用输液、输血、注射器具用聚乙烯专用料	2008—10—17	2010—01—01	—	SAC/TC106
761	YY/T 0242—2007	医用输液、输血、注射器具用聚丙烯专用料	2007—07—02	2008—03—01	—	SAC/TC106
762	YY/T 1628—2019	医用输液、输血器具用聚氯乙烯粒料	2019—05—31	2019—09—01	—	SAC/TC106

（续上表）

序号	标准编号	标准名称	发布日期	实施日期	替代关系（已发布尚未实施的标准适用）	归口单位
763	YY/T 0770.1—2009	医用输、注器具用过滤材料　第1部分：药液过滤材料	2009–12–30	2011–06–01	—	SAC/TC106
764	YY/T 0770.2—2009	医用输液、注器具用过滤材料　第2部分：空气过滤材料	2009–12–30	2011–06–01	—	SAC/TC106
765	YY/T 0806—2010	医用输液、输血、注射及其他医疗器械用聚碳酸酯专用料	2010–12–27	2012–06–01	—	SAC/TC106
766	YY/T 0818.1—2010	医用有机硅橡胶弹性体、凝胶、泡沫标准指南　第1部分：组成和未固化材料	2010–12–27	2012–06–01	—	山东中心
767	YY/T 0818.2—2010	医用有机硅橡胶弹性体、凝胶、泡沫标准指南　第2部分：交联和制作	2010–12–27	2012–06–01	—	山东中心
768	YY/T 1288—2015	一次性使用输血器具用尼龙血液过滤网	2015–03–02	2016–01–01	—	SAC/TC106
769	YY/T 1617—2018	血袋用聚氯乙烯压延薄膜	2018–11–07	2019–11–01	—	SAC/TC106
770	YY/T 0916.1—2021	医用液体和气体用小孔径连接件　第1部分：通用要求	2021–09–06	2022–09–01	YY/T 0916.1—2014	SAC/TC106
771	YY/T 0916.20—2019	医用液体和气体用小孔径连接件　第20部分：通用试验方法	2019–07–24	2020–08–01	—	SAC/TC106
772	YY/T 1557—2017	医用输液、输血、注射器具用热塑性聚氨酯专用料	2017–03–28	2018–04–01	—	SAC/TC106

（续上表）

序号	标准编号	标准名称	发布日期	实施日期	替代关系（已发布尚未实施的标准适用）	归口单位
		（二）输液器具				
773	GB 8368—2018	一次性使用输液器重力输液式	2018-03-15	2021-04-01	GB 8368—2005	SAC/TC106
774	GB 18671—2009	一次性使用静脉输液针	2009-05-06	2010-03-01	—	SAC/TC106
775	YY 0286.1—2019	专用输液器 第1部分：一次性使用微孔过滤输液器	2019-05-31	2020-12-01	—	SAC/TC106
776	YY 0286.2—2006	专用输液器 第2部分：一次性使用滴定管式输液器重力输液式	2006-04-19	2007-04-01	—	SAC/TC106
777	YY 0286.3—2017	专用输液器 第3部分：一次性使用避光输液器	2017-07-17	2019-01-01	—	SAC/TC106
778	YY/T 0286.4—2020	专用输液器 第4部分：一次性使用压力输液设备用输液器	2020-06-30	2021-06-01	YY/T 0286.4—2006	SAC/TC106
779	YY/T 0286.5—2021	专用输液器 第5部分：一次性使用吊瓶式和袋式输液器	2021-03-09	2022-04-01	YY 0286.5—2008	SAC/TC106
780	YY/T 0286.6—2020	专用输液器 第6部分：一次性使用刻度流量调节式输液器	2020-03-31	2021-04-01	YY/T 0286.6—2009	SAC/TC106
781	YY/T 0332—2011	植入式给药装置	2011-12-31	2013-06-01	—	SAC/TC106
782	YY/T 0451—2010	一次性使用便携式输注泵 非电驱动	2010-12-27	2012-06-01	—	SAC/TC106
783	YY/T 0581.1—2011	输液连接件 第1部分：穿刺式连接件（肝素帽）	2011-12-31	2013-06-01	—	SAC/TC106

（续上表）

序号	标准编号	标准名称	发布日期	实施日期	替代关系（已发布尚未实施的标准适用）	归口单位
784	YY 0581.2—2011	输液连接件 第2部分：无针连接件	2011–12–31	2013–06–01	—	SAC/TC106
785	YY 0585.1—2019	压力输液设备用一次性使用液路及附件 第1部分：液路	2019–05–31	2020–12–01	—	SAC/TC106
786	YY 0585.2—2019	压力输液设备用一次性使用液路及附件 第2部分：附件	2019–05–31	2020–12–01	—	SAC/TC106
787	YY 0585.3—2018	压力输液设备用一次性使用液路及附件 第3部分：过滤器	2018–11–07	2020–05–01	—	SAC/TC106
788	YY 0585.4—2009	压力输液装置用一次性使用液路及其附件 第4部分：防回流阀	2009–12–30	2011–06–01	—	SAC/TC106
789	YY 0881—2013	一次性使用植入式给药装置专用针	2013–10–21	2014–10–01	—	SAC/TC106
790	YY 1282—2016	一次性使用静脉留置针	2016–03–23	2018–01–01	—	SAC/TC106
791	YY/T 0582.1—2005	输液瓶悬挂装置 第1部分：一次性使用悬挂装置	2005–12–07	2006–12–01	—	SAC/TC106
792	YY/T 0582.2—2005	输液瓶悬挂装置 第2部分：多用悬挂装置	2005–12–07	2006–12–01	—	SAC/TC106
793	YY/T 0611—2020	一次性使用静脉营养输液袋	2020–09–27	2021–09–01	YY/T 0611—2007	SAC/TC106
794	YY/T 0614—2017	一次性使用高压造影注射器及附件	2017–02–28	2018–01–01	—	SAC/TC106

（续上表）

序号	标准编号	标准名称	发布日期	实施日期	替代关系（已发布尚未实施的标准适用）	归口单位
795	YY/T 1291—2016	一次性使用胰岛素泵用皮下输液器	2016-03-23	2017-01-01	—	SAC/TC106
796	YY 0804—2010	输液转移器　要求和实验方法	2010-12-27	2012-06-01	—	SAC/TC106
797	YY/T 0918—2014	药液过滤膜、药液过滤器细菌截留试验方法	2014-06-17	2015-07-01	—	SAC/TC106
798	YY/T 0923—2014	液路　血路无针接口微生物侵入试验方法	2014-06-17	2015-07-01	—	SAC/TC106
799	YY/T 0929.1—2014	输液用除菌级过滤器　第1部分：药液过滤器完整性试验	2014-06-17	2015-07-01	—	SAC/TC106
800	YY/T 0929.2—2018	输液用药液过滤器　第2部分：标称孔径1.2 μm药液过滤器白色念珠菌截留试验方法	2018-12-20	2020-01-01	—	SAC/TC106
801	YY/T 1551.1—2017	输液、输血器具用空气过滤器　第1部分：气溶胶细菌截留试验方法	2017-02-28	2018-01-01	—	SAC/TC106
802	YY/T 1551.2—2017	输液、输血器具用空气过滤器　第2部分：液体细菌截留试验方法	2017-02-28	2018-01-01	—	SAC/TC106
803	YY/T 1551.3—2017	输液、输血器具用空气过滤器　第3部分：完整性试验方法	2017-02-28	2018-01-01	—	SAC/TC106
804	YY/T 1648—2019	输液器具用过滤器的泡点压与细菌截留能力关联方法	2019-05-31	2020-06-01	—	SAC/TC106

（续上表）

序号	标准编号	标准名称	发布日期	实施日期	替代关系（已发布尚未实施的标准适用）	归口单位
		（三）输血、采血器械				
805	GB 19335—2003	一次性使用血路产品通用技术条件	2003-10-20	2004-04-01	—	SAC/TC106
806	GB 8369.1—2019	一次性使用输血器 第1部分：重力输血式	2019-10-14	2021-05-01	GB 8369—2005	SAC/TC106
807	GB 8369.2—2020	一次性使用输血器 第2部分：压力输血设备用	2020-11-17	2022-06-01	—	国家药监局
808	GB 14232.1—2020	人体血液及血液成分袋式塑料容器 第1部分：传统型血袋	2020-07-23	2022-02-01	GB/T 14232.1—2004	SAC/TC106
809	GB/T 14232.2—2015	人体血液及血液成分袋式塑料容器 第2部分：用于标签和使用说明书的图形符号	2015-12-10	2016-09-01	—	SAC/TC106
810	GB 14232.3—2011	人体血液及血液成分袋式塑料容器 第3部分：含特殊组件的血袋系统	2011-12-30	2012-12-01	—	SAC/TC106
811	GB 14232.4—2021	人体血液及血液成分袋式塑料容器 第4部分：含特殊组件的单采血袋系统	2021-12-01	2023-06-01	—	国家药监局
812	YY 0327—2002	一次性使用紫外线透疗血液容器	2002-01-07	2002-04-01	—	SAC/TC106
813	YY 0329—2009	一次性使用去白细胞滤器	2009-06-16	2010-12-01	—	SAC/TC106
814	YY 0584—2005	一次性使用离心杯式血液成分分离器	2005-12-07	2006-12-01	—	SAC/TC106

（续上表）

序号	标准编号	标准名称	发布日期	实施日期	替代关系（已发布尚未实施的标准适用）	归口单位
815	ＹＹ 0613—2007	一次性使用离心袋式血液成分分离器	2007–07–02	2008–08–01	—	SAC/TC106
816	ＹＹ 0765.1—2009	一次性使用血液及血液成分病毒灭活器材 第1部分：亚甲蓝病毒灭活器材	2009–12–30	2011–06–01	—	SAC/TC106
817	ＹＹ 0612—2007	一次性使用人体动脉血样采集器（动脉血气针）	2007–07–02	2008–08–01	—	SAC/TC106
818	ＹＹ/Ｔ 0326—2017	一次性使用离心式血浆分离器	2017–05–02	2018–04–01	—	SAC/TC106
819	ＹＹ/Ｔ 0328—2015	一次性使用动静脉穿刺器	2015–03–02	2016–01–01	—	SAC/TC106
820	ＹＹ/Ｔ 1510—2017	医用血浆病毒灭活箱	2017–03–28	2018–04–01	—	SAC/TC106
821	ＹＹ/Ｔ 1566.1—2017	一次性使用自体血处理器械 第1部分：离心杯式血细胞回收器	2017–07–17	2018–07–01	—	SAC/TC106
822	ＹＹ/Ｔ 0289—1996	一次性使用微量采血吸管	1996–08–12	1997–02–01	—	SAC/TC106
823	ＹＹ/Ｔ 0314—2021	一次性使用人体静脉血样采集容器	2021–09–06	2022–09–01	YY/T 0314—2007	SAC/TC106
824	ＹＹ/Ｔ 0617—2021	一次性使用人体末梢血样采集容器	2021–09–06	2022–09–01	YY/T 0617—2007	SAC/TC106
825	ＹＹ/Ｔ 1618—2018	一次性使用人体静脉血样采集针	2018–09–28	2019–10–01	—	SAC/TC95
826	ＹＹ/Ｔ 1286.1—2015	血小板贮存袋性能 第1部分：膜材透气性能测定 压差法	2015–03–02	2016–01–01	—	SAC/TC106

（续上表）

序号	标准编号	标准名称	发布日期	实施日期	替代关系（已发布尚未实施的标准适用）	归口单位
827	YY/T 1286.2—2016	血小板贮存袋性能 第2部分：血小板贮存性能评价指南	2016-01-26	2017-01-01	—	SAC/TC106
828	YY/T 1631.1—2018	输血器与血液成分相容性测定　第1部分：血液成分残留评定	2018-12-20	2020-01-01	—	SAC/TC106
829	YY/T 1631.2—2020	输血器与血液成分相容性测定　第2部分：血液成分损伤评定	2020-09-27	2021-09-01	—	SAC/TC106
830	YY/T 1416.1—2016	一次性使用人体静脉血样采集容器中添加剂量的测定方法　第1部分：乙二胺四乙酸（EDTA）盐	2016-03-23	2017-01-01	—	SAC/TC106
831	YY/T 1416.2—2016	一次性使用人体静脉血样采集容器中添加剂量的测定方法　第2部分：柠檬酸钠	2016-01-26	2017-01-01	—	SAC/TC106
832	YY/T 1416.3—2016	一次性使用人体静脉血样采集容器中添加剂量的测定方法　第3部分：肝素	2016-07-29	2017-06-01	—	SAC/TC106
833	YY/T 1416.4—2016	一次性使用人体静脉血样采集容器中添加剂量的测定方法　第4部分：氟化物	2016-07-29	2017-06-01	—	SAC/TC106
834	YY/T 1416.5—2021	一次性使用人体静脉血样采集容器中添加剂量的测定方法　第5部分：甘氨酸	2021-03-09	2022-04-01	—	SAC/TC106

（续上表）

序号	标准编号	标准名称	发布日期	实施日期	替代关系（已发布尚未实施的标准适用）	归口单位
835	YY/T 1416.6—2021	一次性使用人体静脉血样采集容器中添加剂量的测定方法 第6部分：咪唑烷基脲	2021-03-09	2022-04-01	—	SAC/TC106
（四）引流器械						
836	YY/T 0583.1—2015	一次性使用胸腔引流装置 第1部分：水封式	2015-03-02	2016-01-01	—	SAC/TC106
837	YY/T 0583.2—2016	一次性使用胸腔引流装置 第2部分：干封阀式	2016-03-23	2017-01-01	—	SAC/TC106
838	YY/T 1287.1—2016	颅脑外引流系统 第1部分：颅脑穿刺外引流收集装置	2016-03-23	2017-01-01	—	SAC/TC106
839	YY/T 1287.2—2016	颅脑外引流系统 第2部分：腰椎穿刺脑脊液外引流收集装置	2016-01-26	2017-01-01	—	SAC/TC106
840	YY/T 1287.3—2016	颅脑外引流系统 第3部分：颅脑外引流导管	2016-01-26	2017-01-01	—	SAC/TC106

4.3.8 纳米材料生物学评价

序号	标准编号	标准名称	发布日期	实施日期	替代关系（已发布尚未实施的标准适用）	归口单位
841	YY/T 0993—2015	医疗器械生物学评价 纳米材料：体外细胞毒性试验（MTT试验和LDH试验）	2015-03-02	2016-01-01	—	中检院

（续上表）

序号	标准编号	标准名称	发布日期	实施日期	替代关系（已发布尚未实施的标准适用）	归口单位
842	YY/T 1295—2015	医疗器械生物学评价 纳米材料：细菌内毒素试验	2015–03–02	2016–01–01	—	中检院
843	YY/T 1532—2017	医疗器械生物学评价 纳米材料 溶血试验	2017–03–28	2018–04–01	—	中检院

4.3.9 辅助生殖医疗器械

序号	标准编号	标准名称	发布日期	实施日期	替代关系（已发布尚未实施的标准适用）	归口单位
844	YY/T 0995—2015	人类辅助生殖技术用医疗器械 术语和定义	2015–03–02	2016–01–01	—	中检院
845	YY/T 1434—2016	人类体外辅助生殖技术用医疗器械 体外鼠胚试验	2016–01–26	2017–01–01	—	中检院
846	YY/T 1535—2017	人类体外辅助生殖技术用医疗器械 生物学评价 人精子存活试验	2017–03–28	2018–04–01	—	中检院
847	YY/T 1688—2021	人类辅助生殖技术用医疗器械 囊胚细胞染色和计数方法	2021–03–09	2022–04–01	—	中检院
848	YY/T 1698—2020	人类体外辅助生殖技术用医疗器械 辅助生殖穿刺取卵针	2020–06–30	2021–06–01	—	中检院

（续上表）

序号	标准编号	标准名称	发布日期	实施日期	替代关系（已发布尚未实施的标准适用）	归口单位
849	YY/T 1718—2020	人类体外辅助生殖技术用医疗器械 胚胎移植导管	2020-03-31	2021-04-01	—	中检院
850	YY/T 1695—2020	人类辅助生殖技术用医疗器械 培养用液中氨基酸检测方法	2020-03-31	2021-04-01	—	中检院

4.3.10 医用增材制造技术医疗器械

序号	标准编号	标准名称	发布日期	实施日期	替代关系（已发布尚未实施的标准适用）	归口单位
851	YY/T 1701—2020	用于增材制造的医用Ti-6Al-4V/Ti-6Al-4V ELI粉末	2020-06-30	2021-06-01	—	中检院
852	YY/T 1809—2021	医用增材制造 粉末床熔融成形工艺金属粉末清洗及清洗效果验证方法	2021-09-06	2022-09-01	—	中检院

4.3.11 医用生物防护

序号	标准编号	标准名称	发布日期	实施日期	替代关系（已发布尚未实施的标准适用）	归口单位
			（一）医用口罩			
853	GB 19083—2010	医用防护口罩技术要求	2010-09-02	2011-08-01	—	北京所

（续上表）

序号	标准编号	标准名称	发布日期	实施日期	替代关系（已发布尚未实施的标准适用）	归口单位
854	ＹＹ 0469—2011	医用外科口罩	2011−12−31	2013−06−01	—	北京所
855	YY/T 0969—2013	一次性使用医用口罩	2013−10−21	2014−10−01	—	北京所
856	YY/T 0691—2008	传染性病原体防护装备　医用面罩抗合成血穿透性试验方法（固定体积、水平喷射）	2008−10−17	2010−01−01	—	北京所
857	YY/T 0866—2011	医用防护口罩总泄漏率测试方法	2011−12−31	2013−06−01	—	北京所
858	YY/T 1497—2016	医用防护口罩材料病毒过滤效率评价测试方法　Phi−X174噬菌体测试方法	2016−07−29	2017−06−01	—	北京所
		（二）医用防护服				
859	GB 19082—2009	医用一次性防护服技术要求	2009−05−06	2010−03−01	—	北京所
860	YY/T 1799—2020	可重复使用医用防护服技术要求	2020−12−22	2021−01−01	—	北京所
861	YY/T 1499—2016	医用防护服的液体阻隔性能和分级	2016−07−29	2017−06−01	—	北京所
862	YY/T 0689—2008	血液和体验防护装备　防护服材料抗血液传播病原体穿透性能测试 Phi−X174噬菌体试验方法	2008−10−17	2010−01−01	—	北京所

（续上表）

序号	标准编号	标准名称	发布日期	实施日期	替代关系（已发布尚未实施的标准适用）	归口单位
863	YY/T 0699—2008	液体化学品防护装备　防护服材料抗加压液体穿透性能试验方法	2008-10-17	2010-01-01	—	北京所
864	YY/T 0700—2008	血液和体验防护装备　防护服材料抗血液和体液穿透性能合成血试验方法	2008-10-17	2010-01-01	—	北京所
865	YY/T 0867—2011	非织造布静电衰减时间的测试方法	2011-12-31	2013-06-01	—	北京所
866	YY/T 1425—2016	防护服材料抗注射针穿刺性能试验方法	2016-01-26	2017-01-01	—	北京所
867	YY/T 1498—2016	医用防护服的选用评估指南	2016-07-29	2017-06-01	—	北京所
868	YY/T 1632—2018	医用防护服材料的阻水性：冲击穿透测试方法	2018-12-20	2019-06-01	—	北京所
869	YY/T 1780—2021	医用个人防护系统	2021-09-06	2023-09-01	—	北京所
（三）手术衣、手术单						
870	YY/T 0506.1—2005	病人、医护人员和器械用手术单、手术衣和洁净服　第1部分：制造厂、处理厂和产品的通用要求	2005-04-05	2006-01-01	—	山东中心
871	YY/T 0506.2—2016	病人、医护人员和器械用手术单、手术衣和洁净服　第2部分：性能要求和试验方法	2016-01-26	2017-01-01	—	山东中心

（续上表）

序号	标准编号	标准名称	发布日期	实施日期	替代关系（已发布尚未实施的标准适用）	归口单位
872	YY/T 0506.4—2016	病人、医护人员和器械用手术单、手术衣和洁净服　第4部分：干态落絮试验方法	2016-07-29	2017-06-01	—	山东中心
873	YY/T 0506.5—2009	病人、医护人员和器械用手术单、手术衣和洁净服　第5部分：阻干态微生物穿透试验方法	2009-06-16	2010-12-01	—	山东中心
874	YY/T 0506.6—2009	病人、医护人员和器械用手术单、手术衣和洁净服　第6部分：阻湿态微生物穿透试验方法	2009-06-16	2010-12-01	—	山东中心
875	YY/T 0506.7—2014	病人、医护人员和器械用手术单、手术衣和洁净服　第7部分：洁净度-微生物试验方法	2014-06-17	2015-07-01	—	山东中心
876	YY/T 0506.8—2019	病人、医护人员和器械用手术单、手术衣和洁净服　第8部分：产品专用要求	2019-07-24	2020-08-01	—	山东中心
877	YY 0852—2011	一次性使用无菌手术膜	2011-12-31	2013-06-01	—	山东中心
878	YY/T 0720—2009	一次性使用产包　自然分娩用	2009-06-16	2010-12-01	—	山东中心
879	YY/T 0855.1—2011	手术单病人防护覆盖物抗激光性试验方法和分类　第1部分：初级点燃和穿透性	2011-12-31	2013-06-01	—	山东中心

（续上表）

序号	标准编号	标准名称	发布日期	实施日期	替代关系（已发布尚未实施的标准适用）	归口单位
880	YY/T 0855.2—2011	手术单病人防护覆盖物抗激光性试验方法和分类 第2部分：次级点燃	2011–12–31	2013–06–01	—	山东中心
（四）医用手套						
881	YY/T 0616.1—2016	一次性使用医用手套 第1部分：生物学评价要求和试验	2016–01–26	2017–01–01	—	山东中心
882	YY/T 0616.2—2016	一次性使用医用手套 第2部分：测定货架寿命的要求和试验方法	2016–01–26	2017–01–01	—	山东中心
883	YY/T 0616.3—2018	一次性使用医用手套 第3部分：用仓贮中的成品手套确定实时失效日期的方法	2018–11–07	2019–11–01	—	山东中心
884	YY/T 0616.4—2018	一次性使用医用手套 第4部分：抗穿刺试验方法	2018–12–20	2020–01–01	—	山东中心
885	YY/T 0616.5—2019	一次性使用医用手套 第5部分：抗化学品渗透持续接触试验方法	2019–10–23	2020–10–01	—	山东中心
886	YY/T 0616.6—2021	一次性使用医用手套 第6部分：抗化疗药物渗透性能评定试验方法	2021–09–06	2022–09–01	—	山东中心

（续上表）

序号	标准编号	标准名称	发布日期	实施日期	替代关系（已发布尚未实施的标准适用）	归口单位
887	YY/T 0616.7—2020	一次性使用医用手套　第7部分：抗原性蛋白质含量免疫学测定方法	2020–09–27	2021–09–01	—	山东中心
		（五）医用防护鞋套、帽				
888	YY/T 1633—2019	一次性使用医用防护鞋套	2019–07–24	2021–02–01	—	北京所
889	YY/T 1642—2019	一次性使用医用防护帽	2019–07–24	2021–02–01	—	北京所
		（六）生物安全柜				
890	YY 0569—2011	Ⅱ级生物安全柜	2011–12–31	2013–06–01	—	北京所
891	YY/T 1540—2017	医用Ⅱ级生物安全柜核查指南	2017–05–02	2018–04–01	—	北京所
892	YY/T 1539—2017	医用洁净工作台	2017–05–02	2018–04–01	—	北京所

4.3.12　卫生材料

序号	标准编号	标准名称	发布日期	实施日期	替代关系（已发布尚未实施的标准适用）	归口单位
		（一）不可吸收外科敷料				
893	YY 0594—2006	外科纱布敷料通用要求	2006–04–19	2007–04–01	—	山东中心
894	YY/T 0921—2015	医用吸水性粘胶纤维	2015–03–02	2016–01–01	—	山东中心
895	YY/T 0330—2015	医用脱脂棉	2015–03–02	2016–01–01	—	山东中心

（续上表）

序号	标准编号	标准名称	发布日期	实施日期	替代关系（已发布尚未实施的标准适用）	归口单位
896	YY/T 0331—2006	脱脂棉纱布、脱脂棉粘胶混纺纱布的性能要求和试验方法	2006-04-19	2007-04-01	—	山东中心
897	YY/T 0854.1—2011	全棉非织造布外科敷料性能要求　第1部分：敷料生产用非织造布	2011-12-31	2013-06-01	—	山东中心
898	YY/T 0854.2—2011	全棉非织造布外科敷料性能要求　第2部分：成品敷料	2011-12-31	2013-06-01	—	山东中心
899	YY/T 0472.1—2004	医用非织造敷布试验方法　第1部分：敷布生产用非织造布	2004-03-23	2005-01-01	—	山东中心
900	YY/T 0472.2—2004	医用非织造敷布试验方法　第2部分：成品敷布	2004-03-23	2005-01-01	—	山东中心
901	YY/T 1117—2001	石膏绷带　粉状型	2001-11-09	2002-03-01	—	上海中心
902	YY/T 1118—2001	石膏绷带　粘胶型	2001-11-09	2002-03-01	—	上海中心
903	YY/T 1803—2021	聚乙烯醇止血海绵	2021-09-06	2022-09-01	—	山东中心
（二）可吸收性外科敷料						
904	YY/T 1283—2016	可吸收性明胶海绵	2016-03-23	2017-01-01	—	山东中心
905	YY/T 1511—2017	胶原蛋白海绵	2017-05-02	2018-04-01	—	山东中心
（三）接触性创面敷料						
906	YY/T 1293.1—2016	接触性创面敷料　第1部分：凡士林纱布	2016-03-23	2017-01-01	—	山东中心

（续上表）

序号	标准编号	标准名称	发布日期	实施日期	替代关系（已发布尚未实施的标准适用）	归口单位
907	YY/T 1293.2—2016	接触性创面敷料 第2部分：聚氨酯泡沫敷料	2016-03-23	2017-01-01	—	山东中心
908	YY/T 1293.4—2016	接触性创面敷料 第4部分：水胶体敷料	2016-07-29	2017-06-01	—	山东中心
909	YY/T 1293.5—2017	接触性创面敷料 第5部分：藻酸盐敷料	2017-05-02	2018-04-01	—	山东中心
910	YY/T 1293.6—2020	接触性创面敷料 第6部分：贻贝黏蛋白敷料	2020-09-27	2021-09-01	—	山东中心
911	YY/T 1627—2018	急性创面敷贴、创贴通用要求	2018-11-07	2019-11-01	—	山东中心
912	YY/T 0471.1—2004	接触性创面敷料试验方法 第1部分：液体吸收性	2004-03-23	2005-01-01	—	山东中心
913	YY/T 0471.2—2004	接触性创面敷料试验方法 第2部分：透气膜敷料水蒸气透过率	2004-03-23	2005-01-01	—	山东中心
914	YY/T 0471.3—2004	接触性创面敷料试验方法 第3部分：阻水性	2004-03-23	2005-01-01	—	山东中心
915	YY/T 0471.4—2004	接触性创面敷料试验方法 第4部分：舒适性	2004-03-23	2005-01-01	—	山东中心
916	YY/T 0471.5—2017	接触性创面敷料试验方法 第5部分：阻菌性	2017-02-28	2018-01-01	—	山东中心

（续上表）

序号	标准编号	标准名称	发布日期	实施日期	替代关系（已发布尚未实施的标准适用）	归口单位
917	YY/T 0471.6—2004	接触性创面敷料试验方法 第6部分：气味控制	2004–03–23	2005–01–01	—	山东中心
918	YY/T 1477.1—2016	接触性创面敷料性能评价用标准试验模型 第1部分：评价抗菌活性的体外创面模型	2016–01–26	2017–01–01	—	山东中心
919	YY/T 1477.2—2016	接触性创面敷料性能评价用标准试验模型 第2部分：评价促创面愈合性能的动物烫伤模型	2016–07–29	2017–06–01	—	山东中心
920	YY/T 1477.3—2016	接触性创面敷料性能评价用标准试验模型 第3部分：评价液体控制性能的体外模型	2016–07–29	2017–06–01	—	山东中心
921	YY/T 1477.4—2017	接触性创面敷料性能评价用标准试验模型 第4部分：评价创面敷料潜在粘连性的体外模型	2017–02–28	2018–01–01	—	山东中心
922	YY/T 1477.5—2020	接触性创面敷料性能评价用标准试验模型 第5部分：评价止血性能的体外模型	2020–03–31	2021–04–01	—	山东中心

（续上表）

序号	标准编号	标准名称	发布日期	实施日期	替代关系（已发布尚未实施的标准适用）	归口单位
923	YY/T 1477.6—2020	接触性创面敷料性能评价用标准试验模型 第6部分：评价促创面愈合性能的动物2型糖尿病难愈创面模型	2020-09-27	2021-09-01	—	山东中心
		（四）包扎固定产品				
924	YY/T 0148—2006	医用胶带 通用要求	2006-04-19	2007-04-01	—	山东中心
925	YY/T 1467—2016	医用包扎敷料 救护绷带	2016-01-26	2017-01-01	—	山东中心
926	YY/T 0507—2009	医用弹性绷带 基本性能参数表征及试验方法	2009-12-30	2011-06-01	—	山东中心
927	YY/T 1697—2020	合成水激活聚氨酯玻璃纤维矫形绷带强度及固化时间测定试验方法	2020-02-21	2021-01-01	—	山东中心
		（五）其他				
928	YY/T 0308—2015	医用透明质酸钠凝胶	2015-03-02	2016-01-01	—	山东中心
929	YY/T 0729.1—2009	组织粘合剂粘接性能试验方法 第1部分：搭接-剪切拉伸承载强度	2009-06-16	2010-12-01	—	山东中心
930	YY/T 0729.2—2009	组织粘合剂粘接性能试验方法 第2部分：T-剥离拉伸承载强度	2009-06-16	2010-12-01	—	山东中心

（续上表）

序号	标准编号	标准名称	发布日期	实施日期	替代关系（已发布尚未实施的标准适用）	归口单位
931	YY/T 0729.3—2009	组织粘合剂粘接性能试验方法 第3部分：拉伸强度	2009–06–16	2010–12–01	—	山东中心
932	YY/T 0729.4—2009	组织粘合剂粘接性能试验方法 第4部分：伤口闭合强度	2009–06–16	2010–12–01	—	山东中心
933	YY/T 1436—2016	造口术和失禁辅助器具 灌洗器 要求和试验方法	2016–01–26	2017–01–01	—	山东中心

4.3.13 消毒灭菌设备

序号	标准编号	标准名称	发布日期	实施日期	替代关系（已发布尚未实施的标准适用）	归口单位
934	GB 4793.4—2019	测量、控制和实验室用电气设备的安全要求 第4部分：用于处理医用材料的灭菌器和清洗消毒器的特殊要求	2019–12–17	2021–01–01	GB 4793.4—2001，GB 4793.8—2008	SAC/TC200
935	GB 8599—2008	大型蒸汽灭菌器技术要求 自动控制型	2008–12–31	2009–12–01	—	SAC/TC200
936	GB/T 32309—2015	过氧化氢低温等离子体灭菌器	2015–12–10	2016–09–01	—	SAC/TC200
937	GB/T 35267—2017	内镜清洗消毒器	2017–12–29	2019–07–01	—	SAC/TC200
938	YY 0992—2016	内镜清洗工作站	2016–03–23	2018–01–01	—	SAC/TC200

（续上表）

序号	标准编号	标准名称	发布日期	实施日期	替代关系（已发布尚未实施的标准适用）	归口单位
939	YY 0504—2016	手提式蒸汽灭菌器	2016-03-23	2018-01-01	—	SAC/TC200
940	YY 0731—2009	大型蒸汽灭菌器　手动控制型	2009-06-16	2010-12-01	—	SAC/TC200
941	YY/T 1007—2018	立式蒸汽灭菌器	2018-09-28	2019-10-01	—	SAC/TC200
942	YY 1277—2016	蒸汽灭菌器生物　安全性能要求	2016-03-23	2018-01-01	—	SAC/TC200
943	YY 0503—2016	环氧乙烷灭菌器	2016-03-23	2018-01-01	—	SAC/TC200
944	YY 1275—2016	热空气型干热灭菌器	2016-03-23	2018-01-01	—	SAC/TC200
945	YY/T 0791—2018	医用蒸汽发生器	2018-09-28	2019-10-01	—	SAC/TC200
946	YY/T 0084.1—2009	圆形压力蒸汽灭菌器主要受压元件强度计算及其有关规定	2009-06-16	2010-12-01	—	SAC/TC200
947	YY/T 0084.2—2009	矩形压力蒸汽灭菌器主要受压元件强度计算及其有关规定	2009-06-16	2010-12-01	—	SAC/TC200
948	YY/T 0157—2013	压力蒸汽灭菌设备用弹簧式放汽阀	2013-10-21	2014-10-01	YY/T 0157—2005	SAC/TC200
949	YY/T 0158—2013	压力蒸汽灭菌设备用密封垫圈	2013-10-21	2014-10-01	YY/T 0158—2005	SAC/TC200
950	YY/T 0159—2005	压力蒸汽灭菌设备用疏水阀	2005-04-05	2006-01-01	YY/T 0159—1994	SAC/TC200
951	YY/T 0646—2015	小型蒸汽灭菌器　自动控制型	2015-03-02	2016-01-01	—	SAC/TC200
952	YY/T 0679—2016	医用低温蒸汽甲醛灭菌器	2016-07-29	2017-06-01	—	SAC/TC200

（续上表）

序号	标准编号	标准名称	发布日期	实施日期	替代关系（已发布尚未实施的标准适用）	归口单位
953	YY/T 1609—2018	卡式蒸汽灭菌器	2018-06-26	2019-07-01	—	SAC/TC200
954	YY/T 0215—2016	医用臭氧消毒设备	2016-07-29	2017-06-01	—	SAC/TC200
955	YY/T 0734.1—2018	清洗消毒器 第1部分：通用要求和试验	2018-11-07	2019-11-01	—	SAC/TC200
956	YY/T 0734.2—2018	清洗消毒器 第2部分：对外科和麻醉器械等进行湿热消毒的清洗消毒器 要求和试验	2018-12-20	2020-01-01	—	SAC/TC200
957	YY/T 0734.3—2018	清洗消毒器 第3部分：对人体废弃物容器进行湿热消毒的清洗消毒器 要求和试验	2018-12-20	2020-01-01	—	SAC/TC200
958	YY/T 0734.4—2016	清洗消毒器 第4部分：对非介入式等医疗器械进行湿热消毒的清洗消毒器 要求和试验	2016-01-26	2017-01-01	—	SAC/TC200
959	YY/T 0734.5—2020	清洗消毒器 第5部分：对不耐高温的非介入式等医疗器械进行化学消毒的清洗消毒器 要求和试验	2020-02-21	2021-01-01	—	SAC/TC200
960	YY/T 1309—2016	清洗消毒器 超声清洗的要求和试验	2016-03-23	2017-01-01	—	SAC/TC200
961	YY/T 1687—2019	煮沸消毒器	2019-10-23	2020-10-01	—	SAC/TC200

（续上表）

序号	标准编号	标准名称	发布日期	实施日期	替代关系（已发布尚未实施的标准适用）	归口单位
962	YY/T 0822—2011	灭菌用环氧乙烷液化气体	2011–12–31	2013–06–01	—	SAC/TC200
963	YY/T 0883—2013	蒸汽渗透测试用过程挑战装置及指示物系统技术要求	2013–10–21	2014–10–01	—	SAC/TC200
964	YY/T 1495—2016	清洗消毒效果的微生物验证方法	2016–07–29	2017–06–01	—	SAC/TC200

4.3.14　医用X射线设备及用具

序号	标准编号	标准名称	发布日期	实施日期	替代关系（已发布尚未实施的标准适用）	归口单位
		（一）专业通用领域				
965	GB 9706.228—2020	医用电气设备　第2-28部分：医用诊断X射线管组件的基本安全和基本性能专用要求	2020–12–24	2023–05–01	—	国家药监局
966	GB/T 10149—1988	医用X射线设备术语和符号	1988–12–22	1989–07–01	—	SAC/TC10/SC1
967	GB/T 17006.1—2000	医用成像部门的评价及例行试验　第1部分：总则	2000–07–17	2000–12–01	—	SAC/TC10/SC1
968	GB/T 17006.2—2000	医用成像部门的评价及例行试验　第2-1部分：洗片机稳定性试验	2000–07–17	2000–12–01	—	SAC/TC10/SC1

（续上表）

序号	标准编号	标准名称	发布日期	实施日期	替代关系（已发布尚未实施的标准适用）	归口单位
969	GB/T 17006.4—2000	医用成像部门的评价及例行试验 第2-3部分：暗室安全照明状态稳定性试验	2000-07-17	2000-12-01	—	SAC/TC10/SC1
970	GB/T 17006.5—2000	医用成像部门的评价及例行试验 第2-5部分：图像显示装置稳定性试验	2000-07-17	2000-12-01	—	SAC/TC10/SC1
971	YY/T 0291—2016	医用X射线设备环境要求及试验方法	2016-03-23	2017-01-01	—	SAC/TC10/SC1
972	YY/T 1099—2007	医用X射线设备包装、运输和贮存	2007-01-31	2008-01-01	—	SAC/TC10/SC1
973	YY/T 0910.1—2021	医用电气设备 医学影像显示系统 第1部分：评价方法	2021-09-06	2022-09-01	YY/T 0910.1—2013	SAC/TC10/SC1
（二）X射线机						
974	GB 9706.3—2000	医用电气设备 第2部分：诊断X射线发生装置的高压发生器安全专用要求	2000-07-12	2000-12-01	—	SAC/TC10/SC1
975	GB 9706.254—2020	医用电气设备 第2-54部分：X射线摄影和透视设备的基本安全和基本性能专用要求	2020-12-24	2023-05-01	—	国家药监局
976	GB 9706.243—2021	医用电气设备 第2-43部分：介入操作X射线设备的基本安全和基本性能专用要求	2021-02-20	2023-05-01	GB 9706.23—2005	国家药监局

（续上表）

序号	标准编号	标准名称	发布日期	实施日期	替代关系（已发布尚未实施的标准适用）	归口单位
977	GB 9706.245—2020	医用电气设备　第2-45部分：乳腺X射线摄影设备和乳腺摄影立体定位装置的基本安全和基本性能专用要求	2020-12-24	2023-05-01	—	国家药监局
978	GB 9706.263—2020	医用电气设备　第2-63部分：口外成像牙科X射线机基本安全和基本性能专用要求	2020-11-17	2023-05-01	—	国家药监局
979	GB 9706.265—2021	医用电气设备　第2-65部分：口内成像牙科X射线机的基本安全和基本性能专用要求	2021-02-20	2023-05-01	—	国家药监局
980	GB/T 17006.7—2003	医用成像部门的评价及例行试验　第2-7部分：稳定性试验　口内牙科X射线摄影设备不包括牙科全景设备	2003-06-24	2003-12-01	—	国家药监局
981	GB/T 17006.8—2003	医用成像部门的评价及例行试验　第2-9部分：稳定性试验　间接透视和间接摄影X射线设备	2003-06-24	2003-12-01	—	国家药监局
982	GB/T 17006.9—2003	医用成像部门的评价及例行试验　第2-10部分：稳定性试验　乳腺X射线摄影设备	2003-06-24	2003-12-01	—	国家药监局

（续上表）

序号	标准编号	标准名称	发布日期	实施日期	替代关系（已发布尚未实施的标准适用）	归口单位
983	GB/T 17006.10—2003	医用成像部门的评价及例行试验　第2-11部分：稳定性试验　普通直接摄影X射线设备	2003-06-24	2003-12-01	—	国家药监局
984	GB/T 19042.1—2003	医用成像部门的评价及例行试验　第3-1部分：X射线摄影和透视系统用X射线设备成像性能验收试验	2003-01-27	2003-07-01	—	SAC/TC10/SC1
985	GB/T 19042.2—2005	医用成像部门的评价及例行试验　第3-2部分：乳腺摄影X射线设备成像性能验收试验	2005-01-27	2005-08-01	—	SAC/TC10/SC1
986	GB/T 19042.3—2005	医用成像部门的评价及例行试验　第3-3部分：数字减影血管造影（DSA）X射线设备成像性能验收试验	2005-01-27	2005-08-01	—	SAC/TC10/SC1
987	GB/T 19042.4—2005	医用成像部门的评价及例行试验　第3-4部分：牙科X射线设备成像性能验收试验	2005-01-27	2005-08-01	—	SAC/TC10/SC1
988	YY/T 0106—2021	医用诊断X射线机通用技术条件	2021-09-06	2022-09-01	YY/T 0106—2008	SAC/TC10/SC1

（续上表）

序号	标准编号	标准名称	发布日期	实施日期	替代关系（已发布尚未实施的标准适用）	归口单位
989	YY/T 0796.1—2010	医用电气设备数字X射线成像系统的曝光指数　第1部分：普通X射线摄影的定义和要求	2010–12–27	2012–06–01	—	SAC/TC10/SC1
990	YY/T 1708.1—2020	医用诊断X射线影像设备连通性符合性基本要求　第1部分：通用要求	2020–06–30	2021–06–01	—	SAC/TC10/SC1
991	YY/T 1708.3—2021	医用诊断X射线影像设备连通性符合性基本要求　第3部分：数字化摄影X射线机	2021–09–06	2022–09–01	—	SAC/TC10/SC1
992	YY/T 1708.4—2021	医用诊断X射线影像设备连通性符合性基本要求　第4部分：数字减影血管造影X射线机	2021–09–06	2022–09–01	—	SAC/TC10/SC1
993	YY/T 1708.5—2021	医用诊断X射线影像设备连通性符合性基本要求　第5部分：乳腺X射线机	2021–09–06	2022–09–01	—	SAC/TC10/SC1
994	YY/T 1708.6—2021	医用诊断X射线影像设备连通性符合性基本要求　第6部分：口腔X射线机	2021–09–06	2022–09–01	—	SAC/TC10/SC1
995	YY/T 0010—2020	口内成像牙科X射线机专用技术条件	2020–06–30	2021–06–01	YY/T 0010—2008	SAC/TC10/SC1
996	YY/T 0202—2009	医用诊断X射线体层摄影装置技术条件	2009–06–16	2010–12–01	—	SAC/TC10/SC1

（续上表）

序号	标准编号	标准名称	发布日期	实施日期	替代关系（已发布尚未实施的标准适用）	归口单位
997	YY/T 0347—2009	微型医用诊断X射线机专用技术条件	2009-06-16	2010-12-01	—	SAC/TC10/SC1
998	YY/T 0706—2017	乳腺X射线机专用技术条件	2017-03-28	2018-04-01	—	SAC/TC10/SC1
999	YY/T 0707—2020	移动式摄影X射线机专用技术条件	2020-09-27	2021-09-01	YY/T 0707—2008	SAC/TC10/SC1
1000	YY/T 0724—2021	双能X射线骨密度仪专用技术条件	2021-03-09	2022-04-01	YY/T 0724—2009	SAC/TC10/SC1
1001	YY/T 0740—2009	医用血管造影X射线机专用技术条件	2009-11-15	2010-12-01	—	SAC/TC10/SC1
1002	YY/T 0741—2018	数字化摄影X射线机专用技术条件	2018-09-28	2019-10-01	—	SAC/TC10/SC1
1003	YY/T 0742—2021	胃肠X射线机专用技术条件	2021-03-09	2022-04-01	YY/T 0742—2009	SAC/TC10/SC1
1004	YY/T 0744—2018	移动式C形臂X射线机专用技术条件	2018-01-19	2019-01-01	—	SAC/TC10/SC1
1005	YY/T 0745—2009	遥控透视X射线机专用技术条件	2009-11-15	2010-12-01	—	SAC/TC10/SC1
1006	YY/T 0746—2021	车载医用X射线诊断设备专用技术条件	2021-03-09	2022-04-01	YY/T 0746—2009	SAC/TC10/SC1
1007	YY/T 0795—2010	口腔X射线数字化体层摄影设备专用技术条件	2010-12-27	2012-06-01	—	SAC/TC10/SC1
1008	YY/T 0936—2014	泌尿X射线机专用技术条件	2014-06-17	2015-07-01	—	SAC/TC10/SC1
1009	YY/T 1732—2020	口腔曲面体层X射线机专用技术条件	2020-06-30	2021-06-01	—	SAC/TC10/SC1
1010	YY/T 1466—2016	口腔X射线数字化体层摄影设备骨密度测定评价方法	2016-01-26	2017-01-01	—	SAC/TC10/SC1

（续上表）

序号	标准编号	标准名称	发布日期	实施日期	替代关系（已发布尚未实施的标准适用）	归口单位
1011	YY/T 1542—2017	数字化医用X射线设备自动曝光控制评价方法	2017-05-02	2018-04-01	—	SAC/TC10/SC1
（三）X射线计算机体层摄影设备（CT）						
1012	GB 9706.244—2020	医用电气设备 第2-44部分：X射线计算机体层摄影设备的基本安全和基本性能专用要求	2020-12-24	2023-05-01	—	国家药监局
1013	GB/T 17006.11—2015	医用成像部门的评价及例行试验 第2-6部分：X射线计算机体层摄影设备成像性能稳定性试验	2015-12-10	2016-09-01	—	SAC/TC10/SC1
1014	GB/T 19042.5—2022	医用成像部门的评价及例行试验 第3-5部分：X射线计算机体层摄影设备成像性能验收试验与稳定性试验	2022-10-12	2023-11-01	GB/T 19042.5—2006	SAC/TC10/SC1
1015	YY/T 0310—2015	X射线计算机体层摄影设备通用技术条件	2015-03-02	2016-01-01	—	SAC/TC10/SC1
1016	YY/T 1708.2—2020	医用诊断X射线影像设备连通性符合性基本要求 第2部分：X射线计算机体层摄影设备	2020-09-27	2021-09-01	—	SAC/TC10/SC1
1017	YY/T 1417—2016	64层螺旋X射线计算机体层摄影设备技术条件	2016-07-29	2017-06-01	—	SAC/TC10/SC1

（续上表）

序号	标准编号	标准名称	发布日期	实施日期	替代关系（已发布尚未实施的标准适用）	归口单位
1018	YY/T 1625—2018	移动式X射线计算机体层摄影设备专用技术条件	2018–12–20	2020–01–01	—	SAC/TC10/SC1
1019	YY/T 1766.1—2021	X射线计算机体层摄影设备图像质量评价方法 第1部分：调制传递函数评价	2021–03–09	2022–04–01	—	SAC/TC10/SC1
1020	YY/T 1766.2—2021	X射线计算机体层摄影设备图像质量评价方法 第2部分：低对比度分辨率评价	2021–03–09	2022–04–01	—	SAC/TC10/SC1
（四）医用X射线设备组件及用具						
1021	GB/T 10151—2008	医用诊断X射线设备高压电缆插头、插座技术条件	2008–11–03	2009–10–01	—	SAC/TC10/SC1
1022	GB/T 13797—2009	医用X射线管通用技术条件	2009–09–30	2010–02–01	—	SAC/TC10/SC1
1023	GB/T 17006.3—2000	医用成像部门的评价及例行试验 第2-2部分：X射线摄影暗匣和换片器 屏–片接触和屏–匣组件相对灵敏度稳定性试验	2000–07–17	2000–12–01	—	SAC/TC10/SC1
1024	GB/T 17006.6—2003	医用成像部门的评价及例行试验 第2-4部分：硬拷贝照相机稳定性试验	2003–01–27	2003–07–01	—	SAC/TC10/SC1
1025	YY/T 0011—2007	X射线摄影暗盒	2007–01–31	2008–01–01	—	SAC/TC10/SC1

（续上表）

序号	标准编号	标准名称	发布日期	实施日期	替代关系（已发布尚未实施的标准适用）	归口单位
1026	YY/T 0093—2013	医用诊断X射线影像增强器	2013—10—21	2014—10—01	—	SAC/TC10/SC1
1027	YY/T 0094—2013	医用诊断X射线透视荧光屏	2013—10—21	2014—10—01	—	SAC/TC10/SC1
1028	YY/T 0095—2013	钨酸钙中速医用增感屏	2013—10—21	2014—10—01	—	SAC/TC10/SC1
1029	YY/T 0129—2007	医用诊断X射线可变限束器通用技术条件	2007—01—31	2008—01—01	—	SAC/TC10/SC1
1030	YY/T 0197.1—2007	医用诊断X射线管XD1-3/100固定阳极X射线管	2007—01—31	2008—01—01	—	SAC/TC10/SC1
1031	YY/T 0197.2—2007	医用诊断X射线管XD2-1/85固定阳极X射线管	2007—01—31	2008—01—01	—	SAC/TC10/SC1
1032	YY/T 0197.3—2007	医用诊断X射线管XD3-3.5/100固定阳极X射线管	2007—01—31	2008—01—01	—	SAC/TC10/SC1
1033	YY/T 0197.4—2007	医用诊断X射线管XD4-2、9/100固定阳极X射线管	2007—01—31	2008—01—01	—	SAC/TC10/SC1
1034	YY/T 0197.5—2007	医用诊断X射线管XD51-20、40/100和XD51-20、40/125旋转阳极X射线管	2007—01—31	2008—01—01	—	SAC/TC10/SC1
1035	YY/T 0608—2013	医用X射线影像增强器电视系统通用技术条件	2013—10—21	2014—10—01	—	SAC/TC10/SC1
1036	YY/T 0609—2018	医用诊断X射线管组件通用技术条件	2018—11—07	2019—11—01	—	SAC/TC10/SC1

（续上表）

序号	标准编号	标准名称	发布日期	实施日期	替代关系（已发布尚未实施的标准适用）	归口单位
1037	YY/T 0610—2007	医学影像照片观察装置通用技术条件	2007-01-31	2008-01-01	—	SAC/TC10/SC1
1038	YY/T 0737—2009	医用X射线摄影床专用技术条件	2009-11-15	2010-12-01	—	SAC/TC10/SC1
1039	YY/T 0738—2009	医用X射线导管床专用技术条件	2009-11-15	2010-12-01	—	SAC/TC10/SC1
1040	YY/T 0739—2009	医用X射线立式摄影架专用技术条件	2009-11-15	2010-12-01	—	SAC/TC10/SC1
1041	YY/T 0743—2009	X射线胃肠诊断床专用技术条件	2009-11-15	2010-12-01	—	SAC/TC10/SC1
1042	YY/T 0747—2009	XZ1-4/250治疗用X射线管	2009-11-15	2010-12-01	—	SAC/TC10/SC1
1043	YY/T 0794—2010	X射线摄影用影像板成像装置专用技术条件	2010-12-27	2012-06-01	—	SAC/TC10/SC1
1044	YY/T 0891—2013	血管造影高压注射装置专用技术条件	2013-10-21	2014-10-01	—	SAC/TC10/SC1
1045	YY/T 0933—2014	医用普通摄影数字化X射线影像探测器	2014-06-17	2015-07-01	—	SAC/TC10/SC1
1046	YY/T 0934—2014	医用动态数字化X射线影像探测器	2014-06-17	2015-07-01	—	SAC/TC10/SC1
1047	YY/T 0935—2014	CT造影注射装置专用技术条件	2014-06-17	2015-07-01	—	SAC/TC10/SC1
1048	YY/T 1307—2016	医用乳腺数字化X射线摄影用探测器	2016-03-23	2017-01-01	—	SAC/TC10/SC1
1049	YY/T 1541—2017	乳腺X射线机高压电缆组件及插座技术条件	2017-05-02	2018-04-01	—	SAC/TC10/SC1
1050	YY/T 0062—2004	X射线管组件固有滤过的测定	2004-11-08	2005-11-01	—	SAC/TC10/SC1

（续上表）

序号	标准编号	标准名称	发布日期	实施日期	替代关系（已发布尚未实施的标准适用）	归口单位
1051	YY/T 0063—2007	医用电气设备 医用诊断X射线管组件焦点特性	2007−01−31	2008−01−01	—	SAC/TC10/SC1
1052	YY/T 0064—2016	医用诊断X射线管组件电气及负载特性	2016−03−23	2017−01−01	—	SAC/TC10/SC1
1053	YY/T 0457.1—2003	医用电气设备 光电X射线影像增强器特性 第1部分：入射野尺寸的测定	2003−06−20	2004−01−01	—	SAC/TC10/SC1
1054	YY/T 0457.2—2003	医用电气设备 光电X射线影像增强器特性 第2部分：转换系数的测定	2003−06−20	2004−01−01	—	SAC/TC10/SC1
1055	YY/T 0457.3—2003	医用电气设备 光电X射线影像增强器特性 第3部分：亮度分布和非均匀性测定	2003−06−20	2004−01−01	—	SAC/TC10/SC1
1056	YY/T 0457.4—2003	医用电气设备 光电X射线影像增强器特性 第4部分：影像失真的测定	2003−06−20	2004−01−01	—	SAC/TC10/SC1
1057	YY/T 0457.5—2003	医用电气设备 光电X射线影像增强器特性 第5部分：探测量子效率的测定	2003−06−20	2004−01−01	—	SAC/TC10/SC1
1058	YY/T 0457.6—2003	医用电气设备 光电X射线影像增强器特性 第6部分：对比度及炫光系数的测定	2003−06−20	2004−01−01	—	SAC/TC10/SC1

（续上表）

序号	标准编号	标准名称	发布日期	实施日期	替代关系（已发布尚未实施的标准适用）	归口单位
1059	YY/T 0457.7—2003	医用电气设备 光电X射线影像增强器特性 第7部分：调制传递函数的测定	2003–06–20	2004–01–01	—	SAC/TC10/SC1
1060	YY/T 0479—2004	医用诊断旋转阳极X射线管最大对称辐射野的测定	2004–03–23	2005–01–01	—	SAC/TC10/SC1
1061	YY/T 0480—2021	诊断X射线成像设备通用及乳腺摄影防散射滤线栅的特性	2021–09–06	2022–09–01	YY/T 0480—2004	SAC/TC10/SC1
1062	YY/T 0590.1—2018	医用电气设备 数字X射线成像装置特性 第1–1部分：量子探测效率的测定 普通摄影用探测器	2018–11–07	2019–11–01	YY/T 0590.1—2005	SAC/TC10/SC1
1063	YY/T 0590.2—2010	医用电气设备 数字X射线成像装置特性 第1–2部分：量子探测效率的测定 乳腺X射线摄影用探测器	2010–12–27	2012–06–01	—	SAC/TC10/SC1
1064	YY/T 0590.3—2011	医用电气设备 数字X射线成像装置特性 第1–3部分：量子探测效率的测定 动态成像用探测器	2011–12–31	2013–06–01	—	SAC/TC10/SC1
1065	YY/T 0892—2013	医用诊断X射线管组件泄漏辐射测试方法	2013–10–21	2014–10–01	—	SAC/TC10/SC1
1066	YY/T 1796—2021	医用干式胶片专用技术条件	2021–09–06	2022–09–01	—	SAC/TC10/SC1

（续上表）

序号	标准编号	标准名称	发布日期	实施日期	替代关系（已发布尚未实施的标准适用）	归口单位
（五）医用射线防护器具						
1067	YY 0318—2000	医用诊断X射线辐射防护器具　第3部分：防护服和性腺防护器具	2000-01-31	2000-07-01	—	SAC/TC10/SC1
1068	YY/T 0128—2004	医用诊断X射线辐射防护器具　装置及用具	2004-11-08	2005-11-01	—	SAC/TC10/SC1
1069	YY/T 0292.1—2020	医用诊断X射线辐射防护器具　第1部分：材料衰减性能的测定	2020-02-25	2021-03-01	YY 0292.1—1997	SAC/TC10/SC1
1070	YY/T 0292.2—2020	医用诊断X射线辐射防护器具　第2部分：透明防护板	2020-02-25	2021-03-01	YY 0292.2—1997	SAC/TC10/SC1

4.3.15　医用超声设备

序号	标准编号	标准名称	发布日期	实施日期	替代关系（已发布尚未实施的标准适用）	归口单位
（一）专业通用领域						
1071	YY/T 0110—2009	医用超声压电陶瓷材料	2009-11-15	2010-12-01	—	SAC/TC10/SC2
1072	YY/T 0163—2005	医用超声测量水听器特性和校准	2005-12-07	2006-12-01	—	SAC/TC10/SC2
1073	YY/T 0458—2014	超声多普勒仿血流体模的技术要求	2014-06-17	2015-07-01	—	SAC/TC10/SC2

（续上表）

序号	标准编号	标准名称	发布日期	实施日期	替代关系（已发布尚未实施的标准适用）	归口单位
1074	YY/T 0642—2014	超声 声场特性 确定医用诊断超声场热和机械指数的试验方法	2014-06-17	2015-07-01	YY/T 0642—2008	SAC/TC10/SC2
1075	YY/T 0865.1—2011	超声 水听器 第1部分：40 MHz以下医用超声场的测量和特征描绘	2011-12-31	2013-06-01	—	SAC/TC10/SC2
1076	YY/T 0865.2—2018	超声 水听器 第2部分：40 MHz以下超声场用水听器的校准	2018-12-20	2020-01-01	—	SAC/TC10/SC2
1077	YY/T 0865.3—2013	超声 水听器 第3部分：40 MHz以下超声场用水听器的特性	2013-10-21	2014-10-01	—	SAC/TC10/SC2
1078	YY/T 0937—2014	超声仿组织体模的技术要求	2014-06-17	2015-07-01	—	SAC/TC10/SC2
1079	YY/T 1085—2007	毫瓦级超声源	2007-01-31	2008-01-01	—	SAC/TC10/SC2
1080	YY/T 1088—2007	在 0.5 MHz至 15 MHz 频率范围内采用水听器测量与表征医用超声设备声场特性的导则	2007-01-31	2008-01-01	—	SAC/TC10/SC2
1081	YY/T 1420—2016	医用超声设备环境要求及试验方法	2016-01-26	2017-01-01	—	SAC/TC10/SC2
1082	YY/T 1521—2017	超声弹性仿组织体模的技术要求	2017-03-28	2018-04-01	—	SAC/TC10/SC2

（续上表）

序号	标准编号	标准名称	发布日期	实施日期	替代关系（已发布尚未实施的标准适用）	归口单位
		（二）超声诊断设备				
1083	GB 9706.237—2020	医用电气设备　第2-37部分：超声诊断和监护设备的基本安全和基本性能专用要求	2020-04-09	2023-05-01	GB 9706.9—2008	国家药监局
1084	GB/T 16846—2008	医用超声诊断设备声输出公布要求	2008-03-24	2009-01-01	—	SAC/TC10/SC2
1085	GB 10152—2009	B型超声诊断设备	2009-11-15	2010-12-01	—	SAC/TC10/SC2
1086	GB/T 15214—2008	超声诊断设备可靠性试验要求和方法	2008-11-03	2009-10-01	—	SAC/TC10/SC2
1087	GB/T 15261—2008	超声仿组织材料声学特性的测量方法	2008-01-22	2008-09-01	—	SAC/TC10/SC2
1088	YY/T 0162.1—2009	医用超声设备档次系列　第1部分：B型超声诊断设备	2009-11-15	2010-12-01	—	SAC/TC10/SC2
1089	YY 0773—2010	眼科B型超声诊断仪通用技术条件	2010-12-27	2012-06-01	—	SAC/TC10/SC2
1090	YY 0767—2009	超声彩色血流成像系统	2009-12-30	2011-06-01	—	SAC/TC10/SC2
1091	YY 0849—2011	眼科高频超声诊断仪	2011-12-31	2013-06-01	—	SAC/TC10/SC2
1092	YY/T 0107—2015	眼科A型超声测量仪	2015-03-02	2016-01-01	—	SAC/TC10/SC2
1093	YY/T 0593—2015	超声经颅多普勒血流分析仪	2015-03-02	2016-01-01	—	SAC/TC10/SC2
1094	YY/T 0774—2019	超声骨密度仪	2019-07-24	2021-08-01	—	SAC/TC10/SC2

（续上表）

序号	标准编号	标准名称	发布日期	实施日期	替代关系（已发布尚未实施的标准适用）	归口单位
1095	ＹＹ／Ｔ 1476—2016	超声膀胱扫描仪通用技术条件	2016—01—26	2017—01—01	—	SAC/TC10/SC2
1096	ＹＹ／Ｔ 1659—2019	血管内超声诊断设备通用技术要求	2019—07—24	2020—08—01	—	SAC/TC10/SC2
1097	ＹＹ／Ｔ 1676—2020	超声内窥镜	2020—03—31	2022—10—01	—	SAC/TC10/SC2
1098	ＹＹ／Ｔ 1749—2020	基于外部振动的肝组织超声弹性测量设备	2020—09—27	2022—09—01	—	SAC/TC10/SC2
1099	ＹＹ／Ｔ 0108—2008	超声诊断设备M模式试验方法	2008—04—25	2009—06—01	—	SAC/TC10/SC2
1100	ＹＹ／Ｔ 0643—2008	超声脉冲回波诊断设备性能测试方法	2008—04—25	2009—06—01	—	SAC/TC10/SC2
1101	ＹＹ／Ｔ 0703—2008	超声实时脉冲回波系统性能试验方法	2008—10—17	2010—01—01	—	SAC/TC10/SC2
1102	ＹＹ／Ｔ 0704—2008	超声脉冲多普勒诊断系统性能试验方法	2008—10—17	2010—01—01	—	SAC/TC10/SC2
1103	ＹＹ／Ｔ 0705—2008	超声连续波多普勒系统试验方法	2008—10—17	2010—01—01	—	SAC/TC10/SC2
1104	ＹＹ／Ｔ 0748.1—2009	超声脉冲回波扫描仪 第1部分：校准空间测量系统和系统点扩展函数响应测量的技术方法	2009—11—15	2010—12—01	—	SAC/TC10/SC2
1105	ＹＹ／Ｔ 0850—2011	超声诊断和监护设备声输出参数测量不确定度评定指南	2011—12—31	2013—06—01	—	SAC/TC10/SC2
1106	ＹＹ／Ｔ 0906—2013	B型超声诊断设备性能试验方法配接腔内探头	2013—10—21	2014—10—01	—	SAC/TC10/SC2

（续上表）

序号	标准编号	标准名称	发布日期	实施日期	替代关系（已发布尚未实施的标准适用）	归口单位
1107	YY/T 0938—2014	B型超声诊断设备核查指南	2014–06–17	2015–07–01	—	SAC/TC10/SC2
1108	YY/T 0939—2014	超声骨密度仪宽带超声衰减（BUA）的试验方法	2014–06–17	2015–07–01	—	SAC/TC10/SC2
1109	YY/T 1084—2015	医用超声诊断设备声输出功率的测量方法	2015–03–02	2016–01–01	—	SAC/TC10/SC2
1110	YY/T 1279—2015	三维超声成像性能试验方法	2015–03–02	2016–01–01	—	SAC/TC10/SC2
1111	YY/T 1419—2016	超声　准静态应变弹性性能试验方法	2016–01–26	2017–01–01	—	SAC/TC10/SC2
1112	YY/T 1480—2016	基于声辐射力的超声弹性成像设备性能试验方法	2016–07–29	2017–06–01	—	SAC/TC10/SC2
（三）超声监护设备						
1113	YY/T 0448—2019	超声多普勒胎儿心率仪	2019–05–31	2020–06–01	—	SAC/TC10/SC2
1114	YY/T 0449—2018	超声多普勒胎儿监护仪	2018–11–07	2019–11–01	—	SAC/TC10/SC2
1115	YY/T 1481—2016	超声多普勒胎儿监护仪核查指南	2016–07–29	2017–06–01	—	SAC/TC10/SC2
1116	YY/T 0749—2009	超声　手持探头式多普勒胎儿心率检测仪　性能要求及测量和报告方法	2009–11–15	2010–12–01	—	SAC/TC10/SC2
（四）超声治疗设备						
1117	GB 9706.205—2020	医用电气设备　第2–5部分：超声理疗设备的基本安全和基本性能专用要求	2020–07–23	2023–05–01	GB 9706.7—2008	国家药监局

（续上表）

序号	标准编号	标准名称	发布日期	实施日期	替代关系（已发布尚未实施的标准适用）	归口单位
1118	YY 9706.262—2021	医用电气设备 第2-62部分：高强度超声治疗（HITU）设备的基本安全和基本性能专用要求	2021-03-09	2023-05-01	—	SAC/TC10/SC2
1119	YY 0460—2009	超声洁牙设备	2009-11-15	2010-12-01	—	SAC/TC10/SC2
1120	YY 0592—2016	高强度聚焦超声（HIFU）治疗系统	2016-01-26	2018-01-01	—	SAC/TC10/SC2
1121	YY 0766—2009	眼科晶状体超声摘除和玻璃体切除设备	2009-12-30	2011-06-01	—	SAC/TC10/SC2
1122	YY 0830—2011	浅表组织超声治疗设备	2011-12-31	2013-06-01	—	SAC/TC10/SC2
1123	YY/T 1090—2018	超声理疗设备	2018-12-20	2020-01-01	—	SAC/TC10/SC2
1124	YY/T 1601—2018	超声骨组织手术设备	2018-01-19	2019-01-01	—	SAC/TC10/SC2
1125	YY/T 1750—2020	超声软组织切割止血手术设备	2020-09-27	2022-09-01	—	SAC/TC10/SC2
1126	YY/T 0644—2008	超声外科手术系统基本输出特性的测量和公布	2008-04-25	2009-06-01	—	SAC/TC10/SC2
1127	YY/T 0750—2018	超声 理疗设备0.5～5 MHz频率范围内声场要求和测量方法	2018-09-21	2019-09-26	—	SAC/TC10/SC2
1128	YY/T 0751—2009	超声洁牙设备 输出特性的测量和公布	2009-11-15	2010-12-01	—	SAC/TC10/SC2
1129	YY/T 0797—2010	超声 输出试验超声理疗设备维护指南	2010-12-27	2012-06-01	—	SAC/TC10/SC2

（续上表）

序号	标准编号	标准名称	发布日期	实施日期	替代关系（已发布尚未实施的标准适用）	归口单位
1130	YY/T 1767—2021	超声 功率测量高强度治疗超声（HITU）换能器和系统	2021–03–09	2022–04–01	—	SAC/TC10/SC2
		（五）医用超声换能器及其他				
1131	YY/T 0111—2005	超声多普勒换能器技术要求和试验方法	2005–12–07	2006–12–01	—	SAC/TC10/SC2
1132	YY/T 1089—2007	单元式脉冲回波超声换能器的基本电声特性和测量方法	2007–01–31	2008–01–01	—	SAC/TC10/SC2
1133	YY/T 1142—2013	医用超声设备与探头频率特性的测试方法	2013–10–21	2014–10–01	—	SAC/TC10/SC2
1134	YY/T 1278—2015	医用超声设备换能器声束面积测量方法	2015–03–02	2016–01–01	—	SAC/TC10/SC2
1135	YY/T 1668—2019	阵列式脉冲回波超声换能器的基本电声特性和测量方法	2019–07–24	2021–08–01	—	SAC/TC10/SC2
1136	YY 0299—2016	医用超声耦合剂	2016–01–26	2018–01–01	—	SAC/TC10/SC2
1137	YY/T 1671—2020	超声探头穿刺架	2020–02–25	2022–03–01	—	SAC/TC10/SC2

4.3.16 诊断电子仪器

序号	标准编号	标准名称	发布日期	实施日期	替代关系（已发布尚未实施的标准适用）	归口单位
1138	GB 9706.225—2021	医用电气设备 第2-25部分：心电图机的基本安全和基本性能专用要求	2021–12–01	2023–05–01	GB 10793—2000	国家药监局

（续上表）

序号	标准编号	标准名称	发布日期	实施日期	替代关系（已发布尚未实施的标准适用）	归口单位
1139	GB 9706.226—2021	医用电气设备 第2-26部分：脑电图机的基本安全和基本性能专用要求	2021-10-11	2023-05-01	GB 9706.26—2005	国家药监局
1140	GB/T 21416—2008	医用电子体温计	2008-01-22	2008-09-01	—	SAC/TC10/SC5
1141	GB/T 21417.1—2008	医用红外体温计 第1部分：耳腔式	2008-01-22	2008-09-01	—	SAC/TC10/SC5
1142	YY 0670—2008	无创自动测量血压计	2008-10-17	2010-06-01	—	SAC/TC10/SC5
1143	YY 1139—2013	心电诊断设备	2013-10-21	2014-10-01	—	SAC/TC10/SC5
1144	YY 0784—2010	医用电气设备：医用脉搏血氧仪设备的基本安全和性能专用要求	2010-12-27	2012-06-01	—	SAC/TC10/SC5
1145	YY 9706.240—2021	医用电气设备 第2-40部分：肌电及诱发反应设备的基本安全和基本性能专用要求	2021-03-09	2023-05-01	YY 0896—2013	SAC/TC10/SC5
1146	YY 9706.247—2021	医用电气设备 第2-47部分：动态心电图系统的基本安全和基本性能专用要求	2021-09-06	2024-05-01	YY 0885—2013	SAC/TC10/SC5
1147	YY 9706.233—2021	医用电气设备 第2-33部分：医疗诊断用磁共振设备的基本安全和基本性能专用要求	2021-03-09	2023-05-01	YY 0319—2008	SAC/TC10/SC5

（续上表）

序号	标准编号	标准名称	发布日期	实施日期	替代关系（已发布尚未实施的标准适用）	归口单位
1148	YY/T 0195—1994	心电图机可靠性试验方法	1994–12–19	1995–05–01	—	SAC/TC10/SC5
1149	YY/T 1519—2017	电生理标测导管	2017–03–28	2018–04–01	—	SAC/TC10/SC5
1150	YY/T 1635—2018	多道生理记录仪	2018–12–20	2020–01–01	—	SAC/TC10/SC5
1151	YY/T 0196—2005	一次性使用心电电极	2005–12–07	2006–12–01	—	SAC/TC10/SC5
1152	YY/T 0324—2019	红外乳腺检查仪	2019–05–31	2020–06–01	—	SAC/TC10/SC4
1153	YY/T 1078—2008	直接式阻抗血流图仪	2008–04–25	2009–06–01	—	SAC/TC10/SC5
1154	YY/T 1143—2008	电桥式阻抗血流图仪	2008–04–25	2009–06–01	—	SAC/TC10/SC5
1155	YY/T 0482—2010	医疗成像磁共振设备主要图像质量参数的测定	2010–12–27	2012–06–01	—	SAC/TC10/SC5

4.3.17 监护电子仪器

序号	标准编号	标准名称	发布日期	实施日期	替代关系（已发布尚未实施的标准适用）	归口单位
1156	GB 9706.227—2021	医用电气设备 第2-27部分：心电监护设备的基本安全和基本性能专用要求	2021–10–11	2023–05–01	代替 GB 9706.25—2005	国家药监局

（续上表）

序号	标准编号	标准名称	发布日期	实施日期	替代关系（已发布尚未实施的标准适用）	归口单位
1157	YY 0828—2011	心电监护仪电缆和导联线	2011–12–31	2013–06–01	—	SAC/TC10/SC5
1158	YY 0667—2008	医用电气设备 第2-30部分：自动循环无创血压监护设备的安全和基本性能专用要求	2008–10–17	2010–06–01	—	SAC/TC10/SC5
1159	YY 0668—2008	医用电气设备 第2-49部分：多参数患者监护设备安全专用要求	2008–10–17	2010–06–01	—	SAC/TC10/SC5
1160	YY 0781—2010	血压传感器	2010–12–27	2012–06–01	—	SAC/TC10/SC5
1161	YY 0785—2010	临床体温计 连续测量的电子体温计性能要求	2010–12–27	2012–06–01	—	SAC/TC10/SC5
1162	YY 9706.234—2021	医用电气设备 第2-34部分：有创血压监护设备的基本安全和基本性能专用要求	2021–09–06	2024–05–01	YY 0783—2010	SAC/TC10/SC5
1163	YY/T 0754—2009	有创血压监护设备用血压传输管路安全和性能专用要求	2009–11–15	2010–12–01	—	SAC/TC10/SC5

4.3.18　手术、治疗电子仪器

序号	标准编号	标准名称	发布日期	实施日期	替代关系（已发布尚未实施的标准适用）	归口单位
1164	GB 9706.202—2021	医用电气设备　第2-2部分：高频手术设备及高频附件的基本安全和基本性能专用要求	2021–12–01	2023–05–01	GB 9706.4—2009	国家药监局
1165	GB 9706.224—2021	医用电气设备　第2-24部分：输液泵和输液控制器的基本安全和基本性能专用要求	2021–12–01	2023–05–01	GB 9706.27—2005	国家药监局
1166	GB 9706.236—2021	医用电气设备　第2-36部分：体外引发碎石设备的基本安全和基本性能专用要求	2021–12–01	2023–05–01	GB 9706.22—2003	国家药监局
1167	YY 0001—2008	体外引发碎石设备技术要求	2008–04–25	2009–12–01	—	SAC/TC10/SC5
1168	YY 0678—2008	医用冷冻外科治疗设备性能和安全	2008–10–17	2010–06–01	—	SAC/TC103/SC 1
1169	YY 1105—2008	电动洗胃机	2008–04–25	2009–12–01	—	SAC/TC10/SC5
1170	YY/T 0677—2008	液氮冷冻外科治疗设备	2008–10–17	2010–06–01	—	SAC/TC103/SC 1
1171	YY/T 0752—2016	电动骨组织手术设备	2016–01–26	2017–01–01	—	SAC/TC10/SC5
1172	YY/T 0904—2013	电池供电骨组织手术设备	2013–10–21	2014–10–01	—	SAC/TC10/SC4
1173	YY/T 1469—2016	便携式电动输液泵	2016–01–26	2017–01–01	—	SAC/TC10/SC5

（续上表）

序号	标准编号	标准名称	发布日期	实施日期	替代关系（已发布尚未实施的标准适用）	归口单位
1174	YY/T 1629.1—2018	电动骨组织手术设备刀具　第1部分：磨头	2018−09−21	2019−09−26	—	SAC/TC10/SC5
1175	YY/T 1629.2—2018	电动骨组织手术设备刀具　第2部分：颅骨钻头	2018−11−07	2019−11−01	—	SAC/TC10/SC5
1176	YY/T 1629.4—2020	电动骨组织手术设备刀具　第4部分：铣刀	2020−09−27	2021−09−01	—	SAC/TC10/SC5
1177	YY/T 1629.5—2020	电动骨组织手术设备刀具　第5部分：锯片	2020−09−27	2021−09−01	—	SAC/TC10/SC5
1178	YY/T 1629.6—2021	电动骨组织手术设备刀具　第6部分：锉刀	2021−09−06	2022−09−01	—	SAC/TC10/SC5
1179	YY/T 1653—2020	输液泵用管路	2020−02−21	2021−01−01	—	SAC/TC10/SC5
1180	YY/T 1712—2021	采用机器人技术的辅助手术设备和辅助手术系统	2021−03−09	2022−10−01	—	SAC/TC10/SC5

4.3.19　婴儿保育设备

序号	标准编号	标准名称	发布日期	实施日期	替代关系（已发布尚未实施的标准适用）	归口单位
1181	GB 9706.219—2021	医用电气设备　第2-19部分：婴儿培养箱的基本安全和基本性能专用要求	2021−10−11	2023−05−01	GB 11243—2008	国家药监局

（续上表）

序号	标准编号	标准名称	发布日期	实施日期	替代关系（已发布尚未实施的标准适用）	归口单位
1182	YY 9706.220—2021	医用电气设备　第2-20部分：婴儿转运培养箱的基本安全和基本性能专用要求	2021-03-09	2023-05-01	YY 0827—2011	SAC/TC10/SC5
1183	YY 9706.221—2021	医用电气设备　第2-21部分：婴儿辐射保暖台的基本安全和基本性能专用要求	2021-09-06	2024-05-01	YY 0455—2011	SAC/TC10/SC5

4.3.20　患者承载器械

序号	标准编号	标准名称	发布日期	实施日期	替代关系（已发布尚未实施的标准适用）	归口单位
1184	YY 0045—2013	普通产床	2013-10-21	2014-10-01	—	SAC/TC169
1185	YY 0570—2013	医用电气设备　第2部分：手术台安全专用要求	2013-10-21	2014-10-01	—	SAC/TC10/SC5
1186	YY 9706.252—2021	医用电气设备　第2-52部分：医用病床的基本安全和基本性能专用要求	2021-09-06	2024-05-01	YY 0571—2013	SAC/TC10/SC5
1187	YY/T 0003—1990	病床	1990-10-16	1991-04-01	—	SAC/TC10/SC5
1188	YY/T 1106—2008	电动手术台	2008-04-25	2009-06-01	—	SAC/TC10/SC5
1189	YY/T 1638.1—2019	病人搬运设备　第1部分：救护车担架	2019-10-23	2020-10-01	—	SAC/TC10/SC5

4.3.21　除颤器、起搏器

序号	标准编号	标准名称	发布日期	实施日期	替代关系（已发布尚未实施的标准适用）	归口单位
1190	GB 9706.8—2009	医用电气设备　第2-4部分：心脏除颤器安全专用要求	2009-05-06	2010-03-01	—	SAC/TC10/SC5
1191	YY 0945.2—2015	医用电气设备　第2部分：带内部电源的体外心脏起搏器安全专用要求	2015-03-02	2017-01-01	—	SAC/TC10/SC5

4.3.22　放射治疗、核医学和放射剂量学

序号	标准编号	标准名称	发布日期	实施日期	替代关系（已发布尚未实施的标准适用）	归口单位
		（一）专业通用领域				
1192	GB/T 17857—1999	医用放射学术语（放射治疗、核医学和辐射剂量学设备）	1999-09-10	2000-01-01	—	SAC/TC10/SC3
		（二）放射治疗				
1193	GB/T 18987—2015	放射治疗设备坐标、运动与刻度	2015-12-10	2017-07-01	—	SAC/TC10/SC3
1194	GB 9706.201—2020	医用电气设备　第2-1部分：能量为1 MeV至50 MeV电子加速器基本安全和基本性能专用要求	2020-12-24	2023-05-01	—	国家药监局

（续上表）

序号	标准编号	标准名称	发布日期	实施日期	替代关系（已发布尚未实施的标准适用）	归口单位
1195	GB 9706.208—2021	医用电气设备　第2-8部分：能量为10 kV至1 MV治疗X射线设备的基本安全和基本性能专用要求	2021-08-10	2023-05-01	GB 9706.10—1997	国家药监局
1196	GB 9706.211—2020	医用电气设备　第2-11部分：γ射束治疗设备的基本安全和基本性能专用要求	2020-12-24	2023-05-01	—	国家药监局
1197	GB 9706.217—2020	医用电气设备　第2-17部分：自动控制式近距离治疗后装设备的基本安全和基本性能专用要求	2020-12-24	2023-05-01	—	国家药监局
1198	GB 9706.229—2021	医用电气设备　第2-29部分：放射治疗模拟机的基本安全和基本性能专用要求	2021-08-10	2023-05-01	GB 9706.16—2015	国家药监局
1199	GB 15213—2016	医用电子加速器性能和试验方法	2016-06-14	2018-01-01	—	SAC/TC10/SC3
1200	GB/T 17856—1999	放射治疗模拟机性能和试验方法	1999-09-10	2000-01-01	—	SAC/TC10/SC3
1201	GB/T 19046—2013	医用电子加速器验收试验和周期检验规程	2013-12-17	2014-08-01	—	SAC/TC10/SC3
1202	GB/T 17827—1999	放射治疗机房设计导则	1999-08-11	2000-05-01	—	SAC/TC10/SC3

（续上表）

序号	标准编号	标准名称	发布日期	实施日期	替代关系（已发布尚未实施的标准适用）	归口单位
1203	ＹＹ ００９６—2019	钴-60远距离治疗机	2019-05-31	2020-12-01	—	SAC/TC10/SC3
1204	ＹＹ ０６３７—2013	医用电气设备 放射治疗计划系统的安全要求	2013-10-21	2014-10-01	—	SAC/TC10/SC3
1205	ＹＹ ０７２１—2009	医用电气设备 放射治疗记录与验证系统的安全	2009-06-16	2010-12-01	—	SAC/TC10/SC3
1206	ＹＹ ０７７５—2010	远距离放射治疗计划系统 高能X（γ）射束剂量计算准确性要求和试验方法	2010-12-27	2012-06-01	—	SAC/TC10/SC3
1207	ＹＹ 0831.1—2011	γ射束立体定向放射治疗系统 第1部分：头部多源γ射束立体定向放射治疗系统	2011-12-31	2013-06-01	—	SAC/TC10/SC3
1208	ＹＹ 0831.2—2015	γ射束立体定向放射治疗系统 第2部分：体部多源γ射束立体定向放射治疗系统	2015-03-02	2017-01-01	—	SAC/TC10/SC3
1209	ＹＹ 0832.1—2011	X射线放射治疗立体定向及计划系统 第1部分：头部X射线放射治疗立体定向及计划系统	2011-12-31	2013-06-01	—	SAC/TC10/SC3
1210	ＹＹ 0832.2—2015	X辐射放射治疗立体定向及计划系统 第2部分：体部X辐射放射治疗立体定向及计划系统	2015-03-02	2017-01-01	—	SAC/TC10/SC3

（续上表）

序号	标准编号	标准名称	发布日期	实施日期	替代关系（已发布尚未实施的标准适用）	归口单位
1211	YY 1650—2019	X射线图像引导放射治疗设备 性能和试验方法	2019–05–31	2020–12–01	—	SAC/TC10/SC3
1212	YY/T 0317—2007	医用治疗X射线机通用技术条件	2007–01–31	2008–01–01	—	SAC/TC10/SC3
1213	YY/T 0798—2010	放射治疗计划系统质量保证指南	2010–12–27	2012–06–01	—	SAC/TC10/SC3
1214	YY/T 0848—2011	血液辐照仪	2011–12–31	2013–06–01	—	SAC/TC10/SC3
1215	YY/T 0887—2013	放射性粒籽植入治疗计划系统剂量计算要求和试验方法	2013–10–21	2014–10–01	—	SAC/TC10/SC3
1216	YY/T 0888—2013	放射治疗设备中X射线图像引导装置的成像剂量	2013–10–21	2014–10–01	—	SAC/TC10/SC3
1217	YY/T 0889—2013	调强放射治疗计划系统 性能和试验方法	2013–10–21	2014–10–01	—	SAC/TC10/SC3
1218	YY/T 0890—2013	放射治疗中电子射野成像装置性能和试验方法	2013–10–21	2014–10–01	—	SAC/TC10/SC3
1219	YY/T 0895—2013	放射治疗计划系统的调试典型外照射治疗技术的测试	2013–10–21	2014–10–01	—	SAC/TC10/SC3
1220	YY/T 0971—2016	放射治疗用多元限束装置 性能和试验方法	2016–03–23	2017–01–01	—	SAC/TC10/SC3
1221	YY/T 0973—2016	自动控制式近距离治疗后装设备放射治疗计划系统性能和试验方法	2016–03–23	2017–01–01	—	SAC/TC10/SC3

（续上表）

序号	标准编号	标准名称	发布日期	实施日期	替代关系（已发布尚未实施的标准适用）	归口单位
1222	YY/T 1308—2016	自动控制式近距离治疗后装设备	2016-03-23	2017-01-01	—	SAC/TC10/SC3
1223	YY/T 1407—2016	放射治疗模拟机影像系统性能和试验方法	2016-03-23	2017-01-01	—	SAC/TC10/SC3
1224	YY/T 1537—2017	放射治疗用激光定位系统性能和试验方法	2017-05-02	2018-04-01	—	SAC/TC10/SC3
1225	YY/T 1538—2017	放射治疗用自动扫描水模体系统性能和试验方法	2017-05-02	2018-04-01	—	SAC/TC10/SC3
1226	YY/T 1547.1—2017	放射治疗用体位固定装置 第1部分：热塑膜	2017-05-02	2018-04-01	—	SAC/TC10/SC3
1227	YY/T 1547.2—2017	放射治疗用体位固定装置 第2部分：真空负压垫	2017-05-02	2018-04-01	—	SAC/TC10/SC3
1228	YY/T 1548—2017	放射治疗用胶片剂量测量方法	2017-05-02	2018-04-01	—	SAC/TC10/SC3
1229	YY/T 1694—2020	放射治疗用体表光学摆位设备 性能和试验方法	2020-02-21	2021-06-01	—	SAC/TC10/SC3
1230	YY/T 1711—2020	放射治疗用门控接口	2020-06-30	2022-06-01	—	SAC/TC10/SC3
1231	YY/T 1763—2021	医用电气设备 医用轻离子束设备性能特性	2021-03-09	2022-10-01	—	SAC/TC10/SC3

（续上表）

序号	标准编号	标准名称	发布日期	实施日期	替代关系（已发布尚未实施的标准适用）	归口单位
1232	YY/T 0723—2009	医用电气设备医学数字影像和通讯（DICOM）-放射治疗对象	2009-06-16	2010-12-01	—	SAC/TC10/SC3
1233	YY/T 0736—2009	医用电气设备DICOM在放射治疗中的应用指南	2009-11-25	2010-12-01	—	SAC/TC10/SC3
（三）核医学						
1234	GB/T 18988.1—2013	放射性核素成像设备　性能和试验规则　第1部分：正电子发射断层成像装置	2013-12-17	2014-08-01	GB/T 18988.1—2003	SAC/TC10/SC3
1235	GB/T 18988.2—2013	放射性核素成像设备　性能和试验规则　第2部分：单光子发射计算机断层装置	2013-12-17	2014-08-01	GB/T 18988.2—2003	SAC/TC10/SC3
1236	GB/T 18988.3—2013	放射性核素成像设备　性能和试验规则　第3部分：伽玛照相机全身成像系统	2013-12-17	2014-08-01	GB/T 18988.3—2003	SAC/TC10/SC3
1237	GB/T 18989—2013	放射性核素成像设备　性能和试验规则　伽玛照相机	2013-12-17	2014-08-01	GB/T 18989—2003	SAC/TC10/SC3
1238	GB/T 20013.1—2005	核医学仪器　例行试验　第1部分：辐射计数系统	2005-10-10	2006-06-01	—	SAC/TC10/SC3
1239	GB/T 20013.2—2005	核医学仪器　例行试验　第2部分：闪烁照相机和单光子发射计算机断层成像装置	2005-10-10	2006-06-01	—	SAC/TC10/SC3

（续上表）

序号	标准编号	标准名称	发布日期	实施日期	替代关系（已发布尚未实施的标准适用）	归口单位
1240	GB/T 20013.3—2015	核医学仪器　例行试验　第3部分：正电子发射断层成像装置	2015-12-10	2017-07-01	—	SAC/TC10/SC3
1241	GB/T 20013.4—2010	核医学仪器　例行试验　第4部分：放射性核素校准仪	2010-09-02	2011-02-01	—	SAC/TC10/SC3
1242	YY/T 0829—2011	正电子发射及X射线计算机断层成像系统性能和试验方法	2011-12-31	2013-06-01	—	SAC/TC10/SC3
1243	YY/T 1408—2016	单光子发射及X射线计算机断层成像系统性能和试验方法	2016-03-23	2017-01-01	—	SAC/TC10/SC3
1244	YY/T 1546—2017	用于 SPECT成像 CT衰减校正的试验方法	2017-05-02	2018-04-01	—	SAC/TC10/SC3
（四）放射剂量学						
1245	GB 9706.21—2003	医用电气设备　第2部分：用于放射治疗与患者接触且具有电气连接辐射探测器的剂量计的安全专用要求	2003-04-14	2003-12-01	—	SAC/TC10/SC3
1246	GB/T 19629—2005	医用电气设备　X射线诊断影像中使用的电离室和（或）半导体探测器剂量计	2005-01-17	2005-06-01	—	SAC/TC10/SC3
1247	GB/T 20012—2005	医用电气设备　剂量面积乘积仪	2005-10-10	2006-06-01	—	SAC/TC10/SC3
1248	YY/T 0481—2016	医用诊断X射线设备测定特性用辐射条件	2016-03-23	2017-01-01	—	SAC/TC10/SC3

（续上表）

序号	标准编号	标准名称	发布日期	实施日期	替代关系（已发布尚未实施的标准适用）	归口单位
1249	YY/T 0722—2016	医用电气设备 在诊断放射学中用于X射线管电压非接入式测量的剂量学仪器	2016-07-29	2017-06-01	—	SAC/TC10/SC3
1250	YY/T 0840—2011	医用电气设备 放射性核素校准仪描述性能的专用方法	2011-12-31	2013-06-01	—	SAC/TC10/SC3
1251	YY/T 0894—2013	医用电气设备 近距离放射治疗用剂量仪器基于井型电离室的仪器	2013-10-21	2014-10-01	—	SAC/TC10/SC3
1252	YY/T 0976—2016	医用电气设备 放射治疗用电离室剂量计	2016-03-23	2017-01-01	—	SAC/TC10/SC3

4.3.23　医用体外循环设备及装置

序号	标准编号	标准名称	发布日期	实施日期	替代关系（已发布尚未实施的标准适用）	归口单位
（一）专业通用领域						
1253	GB 9706.216—2021	医用电气设备 第2-16部分：血液透析、血液透析滤过和血液滤过设备的基本安全和基本性能专用要求	2021-08-10	2023-05-01	GB 9706.2—2003	国家药监局
1254	GB 9706.239—2021	医用电气设备 第2-39部分：腹膜透析设备的基本安全和基本性能专用要求	2021-08-10	2023-05-01	GB 9706.39—2008	国家药监局

（续上表）

序号	标准编号	标准名称	发布日期	实施日期	替代关系（已发布尚未实施的标准适用）	归口单位
1255	GB/T 13074—2009	血液净化术语	2009-05-06	2010-01-01	—	SAC/TC158
1256	YY/T 1145—2014	心肺转流系统术语	2014-06-17	2015-07-01	—	SAC/TC158
1257	YY/T 1269—2015	血液透析和相关治疗用水处理设备常规控制要求	2015-03-02	2016-01-01	—	SAC/TC158
1258	YY/T 1414—2016	血液透析设备液路用电磁阀技术要求	2016-03-23	2017-01-01	—	SAC/TC158
1259	YY/T 1545—2017	血液透析用浓缩物与血液透析设备连接的评价	2017-05-02	2018-04-01	—	SAC/TC158
1260	YY/T 1492—2016	心肺转流系统 表面涂层产品通用要求	2016-07-29	2017-06-01	—	SAC/TC158
1261	YY/T 1620—2018	心肺转流系统 连续流血泵红细胞损伤评价方法	2018-09-28	2019-10-01	—	SAC/TC158
（二）血液透析及相关治疗						
1262	YY 0053—2016	血液透析及相关治疗血液透析器、血液透析滤过器、血液滤过器和血液浓缩器	2016-03-23	2018-01-01	—	SAC/TC158
1263	YY 0054—2010	血液透析设备	2010-12-27	2012-06-01	—	SAC/TC158
1264	YY 0267—2016	血液透析及相关治疗血液净化装置的体外循环血路	2016-03-23	2018-01-01	—	SAC/TC158
1265	YY 0572—2015	血液透析和相关治疗用水	2015-03-02	2017-01-01	—	SAC/TC158

（续上表）

序号	标准编号	标准名称	发布日期	实施日期	替代关系（已发布尚未实施的标准适用）	归口单位
1266	YY 0598—2015	血液透析及相关治疗用浓缩物	2015-03-02	2017-01-01	—	SAC/TC158
1267	YY 0645—2018	连续性血液净化设备	2018-01-19	2019-01-01	—	SAC/TC158
1268	YY 0793.1—2010	血液透析和相关治疗用水处理设备技术要求 第1部分：用于多床透析	2010-12-27	2012-06-01	—	SAC/TC158
1269	YY 0793.2—2011	血液透析和相关治疗用水处理设备技术要求 第2部分：用于单床透析	2011-12-31	2013-06-01	—	SAC/TC158
1270	YY 1272—2016	透析液过滤器	2016-03-23	2018-01-01	—	SAC/TC158
1271	YY 1273—2016	血液净化辅助用滚压泵	2016-03-23	2018-01-01	—	SAC/TC158
1272	YY/T 1494—2016	血液透析及相关治疗用浓缩物包装材料 通用要求	2016-07-29	2017-06-01	—	SAC/TC158
1273	YY/T 1730—2020	一次性使用血液透析导管	2020-06-30	2021-06-01	—	SAC/TC158
1274	YY/T 1761—2021	透析管路消毒液	2021-09-06	2023-03-01	—	SAC/TC158
（三）腹膜透析						
1275	YY 1274—2016	压力控制型腹膜透析设备	2016-03-23	2018-01-01	—	SAC/TC158
1276	YY 1493—2016	重力控制型腹膜透析设备	2016-07-29	2018-06-01	—	SAC/TC158
1277	YY/T 1734—2020	腹膜透析用碘液保护帽	2020-06-30	2021-06-01	—	SAC/TC158

（续上表）

序号	标准编号	标准名称	发布日期	实施日期	替代关系（已发布尚未实施的标准适用）	归口单位
1278	YY/T 1773—2021	一次性使用腹膜透析外接管	2021-03-09	2022-10-01	—	SAC/TC158
1279	YY/T 1760—2021	一次性使用腹膜透析引流器	2021-09-06	2023-03-01	—	SAC/TC158
（四）体外反搏						
1280	GB 10035—2017	气囊式体外反搏装置	2017-12-29	2019-07-01	—	SAC/TC158
（五）血液灌流和血浆分离及其辅助装置						
1281	YY 0465—2019	一次性使用空心纤维血浆分离器和血浆成分分离器	2019-05-31	2020-06-01	—	SAC/TC158
1282	YY 1413—2016	离心式血液成分分离设备	2016-03-23	2018-01-01	—	SAC/TC158
1283	YY 0603—2015	心血管植入物及人工器官　心脏手术硬壳贮血器/静脉贮血器系统（带或不带过滤器）和静脉贮血软袋	2015-03-02	2017-01-01	—	SAC/TC158
1284	YY 0790—2010	血液灌流设备	2010-12-27	2012-06-01	—	SAC/TC158
1285	YY 1290—2016	一次性使用胆红素血浆吸附器	2016-03-23	2018-01-01	—	SAC/TC158
1286	YY/T 0464—2019	一次性使用血液灌流器	2019-10-23	2020-10-01	—	SAC/TC158
（六）心肺转流						
1287	GB 12260—2017	心肺转流系统　滚压式血泵	2017-12-29	2019-07-01	—	SAC/TC158

（续上表）

序号	标准编号	标准名称	发布日期	实施日期	替代关系（已发布尚未实施的标准适用）	归口单位
1288	GB 12263—2017	心肺转流系统 热交换水箱	2017–12–29	2019–07–01	—	SAC/TC158
1289	YY 0604—2016	心肺转流系统 血气交换器（氧合器）	2016–03–23	2018–01–01	—	SAC/TC158
1290	YY 0948—2015	心肺流转系统 一次性使用动静脉插管	2015–03–02	2017–01–01	—	SAC/TC158
1291	YY 1048—2016	心肺转流系统 体外循环管道	2016–03–23	2018–01–01	—	SAC/TC158
1292	YY 1271—2016	心肺流转系统 一次性使用吸引管	2016–03–23	2018–01–01	—	SAC/TC158
1293	YY 1412—2016	心肺转流系统 离心泵	2016–03–23	2018–01–01	—	SAC/TC158
1294	YY 0485—2020	一次性使用心脏停跳液灌注器	2020–06–30	2021–12–01	YY 0485—2011	SAC/TC158
1295	YY 0580—2011	心血管植入物及人工器官 心肺转流系统 动脉管路血液过滤器	2011–12–31	2013–06–01	—	SAC/TC158
1296	YY/T 1270—2015	心肺转流系统 血路连接器（接头）	2015–03–02	2016–01–01	—	SAC/TC158
1297	YY/T 1739—2020	心肺转流系统 离心泵泵头	2020–06–30	2021–12–01	—	SAC/TC158
1298	YY/T 0730—2009	心血管外科植入物和人工器官 心肺旁路和体外膜肺氧合（ECMO）使用的一次性使用管道套包的要求	2009–06–16	2010–12–01	—	SAC/TC158

4.3.24 呼吸麻醉设备及装置

序号	标准编号	标准名称	发布日期	实施日期	替代关系（已发布尚未实施的标准适用）	归口单位
（一）专业通用领域						
1299	GB/T 4999—2003	麻醉呼吸设备术语	2003-06-09	2003-12-01	—	SAC/TC116
1300	YY 0601—2009	医用电气设备 呼吸气体监护仪的基本安全和主要性能专用要求	2009-12-30	2011-06-01	—	SAC/TC116
1301	YY/T 0882—2013	麻醉和呼吸设备与氧气兼容性	2013-10-21	2014-10-01	—	SAC/TC116
1302	YY/T 1040.1—2015	麻醉和呼吸设备 圆锥接头 第1部分：锥头与锥套	2015-03-02	2016-01-01	—	SAC/TC116
1303	YY/T 1040.2—2008	麻醉和呼吸设备 圆锥接头 第2部分：螺纹承重接头	2008-10-17	2010-06-01	—	SAC/TC116
1304	YY/T 1778.1—2021	医疗应用中呼吸气体通路生物相容性评价 第1部分：风险管理过程中的评价与试验	2021-09-06	2022-09-01	—	SAC/TC116
（二）麻醉机及相关附件						
1305	GB 9706.213—2021	医用电气设备 第2-13部分：麻醉工作站的基本安全和基本性能专用要求	2021-12-01	2023-05-01	GB 9706.29—2006	国家药监局
1306	YY/T 0755—2009	麻醉蒸发器麻醉剂专用灌充系统	2009-11-15	2010-12-01	—	SAC/TC116

（续上表）

序号	标准编号	标准名称	发布日期	实施日期	替代关系（已发布尚未实施的标准适用）	归口单位
1307	YY/T 0975—2016	麻醉和呼吸设备　麻醉期间用于贴示在含药物注射器上的标签　颜色、图案和特性	2016-03-23	2017-01-01	—	SAC/TC116
（三）呼吸机及相关设备						
1308	GB 9706.212—2020	医用电气设备　第2-12部分：重症护理呼吸机的基本安全和基本性能专用要求	2020-04-09	2023-05-01	GB 9706.28—2006	SAC/TC116
1309	YY 0042—2018	高频喷射呼吸机	2018-12-20	2020-06-01	—	SAC/TC116
1310	YY 0600.1—2007	医用呼吸机　基本安全和主要性能专用要求　第1部分：家用呼吸支持设备	2007-01-31	2008-02-01	—	SAC/TC116
1311	YY 0600.3—2007	医用呼吸机　基本安全和主要性能专用要求　第3部分：急救和转运用呼吸机	2007-01-31	2008-02-01	—	SAC/TC116
1312	YY 0600.4—2013	医用呼吸机　基本安全和主要性能专用要求　第4部分：人工复苏器	2013-10-21	2014-10-01	—	SAC/TC116
1313	YY 0600.5—2011	医用呼吸机　基本安全和主要性能专用要求　第5部分：气动急救复苏器	2011-12-31	2013-06-01	—	SAC/TC116

（续上表）

序号	标准编号	标准名称	发布日期	实施日期	替代关系（已发布尚未实施的标准适用）	归口单位
1314	YY 9706.274—2022	医用电气设备 第2-74部分：呼吸湿化设备的基本安全和基本性能专用要求	2022-01-13	2025-05-01	YY 0786—2010	SAC/TC116
1315	YY 9706.270—2021	医用电气设备 第2-70部分：睡眠呼吸暂停治疗设备的基本安全和基本性能专用要求	2021-09-06	2024-05-01	YY 0671.1—2009	SAC/TC116
1316	YY 9706.272—2021	医用电气设备 第2-72部分：依赖呼吸机患者使用的家用呼吸机的基本安全和基本性能专用要求	2021-09-06	2024-05-01	YY 0600.2—2007	SAC/TC116
1317	YY/T 0735.1—2009	麻醉和呼吸设备 湿化人体呼吸气体的热湿交换器（HME） 第1部分：用于最小潮气量为 250 mL 的 HME	2009-11-15	2010-12-01	—	SAC/TC116
1318	YY/T 0735.2—2010	麻醉和呼吸设备 用于加湿人体呼吸气体的热湿交换器（HMEs） 第2部分：用于气管切开术患者的 250 mL 最小潮气量的 HMEs	2010-12-27	2012-06-01	—	SAC/TC116

（续上表）

序号	标准编号	标准名称	发布日期	实施日期	替代关系（已发布尚未实施的标准适用）	归口单位
1319	YY/T 1438—2016	麻醉和呼吸设备　评价自主呼吸者肺功能的呼气峰值流量计	2016-01-26	2017-01-01	—	SAC/TC116
1320	YY/T 1610—2018	麻醉和呼吸设备　医用氧气湿化器	2018-01-19	2019-01-01	—	SAC/TC116
1321	YY/T 1804—2021	麻醉和呼吸设备　用于测量人体时间用力呼气量的肺量计	2021-09-06	2023-05-01	—	SAC/TC116
（四）医用气体系统						
1322	YY 9706.269—2021	医用电气设备　第2-69部分：氧气浓缩器的基本安全和基本性能专用要求	2021-03-09	2023-05-01	YY 0732—2009	SAC/TC116
1323	YY 0893—2013	医用气体混合器　独立气体混合器	2013-10-21	2014-10-01	—	SAC/TC116
1324	YY 1107—2003	浮标式氧气吸入器	2003-06-20	2004-01-01	—	SAC/TC116
1325	YY 1468—2016	用于医用气体管道系统的氧气浓缩器供气系统	2016-01-26	2018-01-01	—	SAC/TC116
1326	YY/T 0186—1994	医用中心吸引系统通用技术条件	1994-12-19	1995-05-01	—	SAC/TC116
1327	YY/T 0187—1994	医用中心供氧系统通用技术条件	1994-12-19	1995-05-01	—	SAC/TC116
1328	YY/T 0298—1998	医用分子筛制氧设备　通用技术规范	1998-04-08	1998-10-01	—	SAC/TC116
1329	YY/T 0799—2010	医用气体低压软管组件	2010-12-27	2012-06-01	—	SAC/TC116

（续上表）

序号	标准编号	标准名称	发布日期	实施日期	替代关系（已发布尚未实施的标准适用）	归口单位
1330	YY/T 0801.1—2010	医用气体管道系统终端 第1部分：用于压缩医用气体和真空的终端	2010–12–27	2012–06–01	—	SAC/TC116
1331	YY/T 0801.2—2010	医用气体管道系统终端 第2部分：用于麻醉气体净化系统的终端	2010–12–27	2012–06–01	—	SAC/TC116
1332	YY/T 1439.2—2016	与医用气体一起使用的压力调节器 第2部分：汇流排压力调节器和管道压力	2016–01–26	2017–01–01	—	SAC/TC116
1333	YY/T 1440—2016	与医用气体系统一起使用的高压挠性连接	2016–01–26	2017–01–01	—	SAC/TC116
1334	YY/T 1522—2017	连接到医用气体管道系统终端的流量测量装置	2017–03–28	2018–04–01	—	SAC/TC116
（五）医院急救护理用吸引装置						
1335	YY/T 0636.1—2021	医用吸引设备 第1部分：电动吸引设备	2021–03–09	2023–05–01	YY 0636.1—2008	SAC/TC116
1336	YY/T 0636.2—2021	医用吸引设备 第2部分：人工驱动吸引设备	2021–03–09	2022–04–01	YY 0636.2—2008	SAC/TC116
1337	YY/T 0636.3—2021	医用吸引设备 第3部分：以真空或正压源为动力的吸引设备	2021–03–09	2023–05–01	YY 0636.3—2008	SAC/TC116

（续上表）

序号	标准编号	标准名称	发布日期	实施日期	替代关系（已发布尚未实施的标准适用）	归口单位
		（六）雾化设备/雾化装置				
1338	YY 0109—2013	医用超声雾化器	2013-10-02	2014-10-01	—	SAC/TC10/SC2
1339	YY/T 1743—2021	麻醉和呼吸设备 雾化系统和组件	2021-03-09	2023-05-01	—	SAC/TC116
		（七）气管导管及其他				
1340	YY 0337.1—2002	气管插管 第1部分：常用型插管及接头	2002-09-24	2003-04-01	—	山东中心
1341	YY 0337.2—2002	气管插管 第2部分：柯尔（Cole）型插管	2002-09-24	2003-04-01	—	山东中心
1342	YY 0338.1—2002	气管切开插管 第1部分：成人用插管及接头	2002-09-24	2003-04-01	—	山东中心
1343	YY 0338.2—2002	气管切开插管 第2部分：小儿用气管切开插管	2002-09-24	2003-04-01	—	山东中心
1344	YY 0498.1—2004	喉镜连接件 第1部分：常规挂钩型手柄-窥视片接头	2004-11-08	2005-11-01	—	SAC/TC116
1345	YY 0498.2—2004	喉镜连接件 第2部分：微型电灯螺纹和带常规窥视片的灯座	2004-11-08	2005-11-01	—	SAC/TC116
1346	YY 0499—2004	麻醉喉镜通用技术条件	2004-11-08	2005-11-01	—	SAC/TC116

（续上表）

序号	标准编号	标准名称	发布日期	实施日期	替代关系（已发布尚未实施的标准适用）	归口单位
1347	YY 0671—2021	医疗器械　睡眠呼吸暂停治疗面罩和应用附件	2021-09-06	2024-05-01	YY 0671.2—2011	SAC/TC116
1348	YY 0461—2003	麻醉机和呼吸机用呼吸管路	2003-06-20	2004-01-01	—	山东中心
1349	YY 91123—1999	麻醉咽喉镜（连接部分作废）	1999-01-01	2000-06-15	—	SAC/TC116
1350	YY 91136—1999	新生儿喉镜	1999-01-01	2000-06-15	—	SAC/TC116
1351	YY/T 0339—2019	呼吸道用吸引导管	2019-05-31	2020-06-01	—	SAC/TC116
1352	YY/T 0490—2017	气管支气管插管规格和标记	2017-05-02	2018-04-01	—	SAC/TC116
1353	YY/T 0486—2016	激光手术专用气管导管　标记和随机信息的要求	2016-01-26	2017-01-01	—	SAC/TC116
1354	YY/T 0977—2016	麻醉和呼吸设备口咽通气道	2016-03-23	2017-01-01	—	SAC/TC116
1355	YY/T 0978—2016	麻醉储气囊	2016-03-23	2017-01-01	—	山东中心
1356	YY/T 0985—2016	麻醉和呼吸设备上喉部通气道和接头	2016-03-23	2017-01-01	—	SAC/TC116
1357	YY/T 1543—2017	鼻氧管	2017-05-02	2018-04-01	—	SAC/TC116
1358	YY/T 0753.1—2009	麻醉和呼吸用呼吸系统过滤器　第1部分：评定过滤特性的盐试验方法	2009-11-15	2010-12-01	—	SAC/TC116
1359	YY/T 0753.2—2009	麻醉和呼吸用呼吸系统过滤器　第2部分：非过滤特性	2009-11-15	2010-12-01	—	SAC/TC116

4.3.25 医用光学和仪器

序号	标准编号	标准名称	发布日期	实施日期	替代关系（已发布尚未实施的标准适用）	归口单位
		（一）光辐射安全				
1360	GB 9706.20—2000	医用电气设备 第2部分：诊断和治疗激光设备安全专用要求	2000–12–13	2001–05–01	—	SAC/TC103/SC1
1361	YY 9706.257—2021	医用电气设备 第2-57部分：治疗、诊断、监测和整形/医疗美容使用的非激光光源设备基本安全和基本性能的专用要求	2021–03–09	2023–05–01	—	SAC/TC103/SC1
1362	YY/T 0756—2009	光学和光学仪器激光和激光相关设备 激光光束功率（能量）密度分布的试验方法	2009–12–30	2011–06–01	—	SAC/TC103/SC1
1363	YY/T 0757—2009	人体安全使用激光束的指南	2009–11–15	2010–12–01	—	SAC/TC103/SC1
1364	YY/T 1534—2017	医用LED设备光辐射安全分类的检测方法	2017–03–28	2018–04–01	—	SAC/TC103/SC1
		（二）眼科光学和仪器				
1365	GB 23719—2009	眼科光学和仪器 光学助视器	2009–05–06	2010–03–01	—	SAC/TC103/SC1
1366	GB 38455—2019	眼科仪器 角膜曲率计	2019–12–31	2022–01–01	—	国家药监局
1367	GB/T 11417.1—2012	眼科光学 接触镜 第1部分：词汇、分类和推荐的标识规范	2012–12–31	2013–06–01	—	SAC/TC103/SC1
1368	GB 11417.2—2012	眼科光学 接触镜 第2部分：硬性接触镜	2012–12–31	2013–12–01	GB 11417.1—1989	SAC/TC103/SC1

（续上表）

序号	标准编号	标准名称	发布日期	实施日期	替代关系（已发布尚未实施的标准适用）	归口单位
1369	GB 11417.3—2012	眼科光学 接触镜 第3部分：软性接触镜	2012–12–31	2013–12–01	GB 11417.2—1989	SAC/TC103/SC1
1370	GB/T 11417.4—2012	眼科光学 接触镜 第4部分：试验用标准盐溶液	2012–12–31	2013–06–01	—	SAC/TC103/SC1
1371	GB/T 11417.5—2012	眼科光学 接触镜 第5部分：光学性能试验方法	2012–12–31	2013–06–01	—	SAC/TC103/SC1
1372	GB/T 11417.6—2012	眼科光学 接触镜 第6部分：机械性能试验方法	2012–12–31	2013–06–01	—	SAC/TC103/SC1
1373	GB/T 11417.7—2012	眼科光学 接触镜 第7部分：理化性能试验方法	2012–12–31	2013–06–01	—	SAC/TC103/SC1
1374	GB/T 11417.8—2012	眼科光学 接触镜 第8部分：有效期的确定	2012–12–31	2013–06–01	—	SAC/TC103/SC1
1375	GB/T 11417.9—2012	眼科光学 接触镜 第9部分：紫外和可见光辐射老化试验（体外法）	2012–12–31	2013–06–01	—	SAC/TC103/SC1
1376	GB/T 28538—2012	眼科光学 接触镜和接触镜护理产品 兔眼相容性研究试验	2012–06–29	2012–11–01	—	SAC/TC103/SC1
1377	GB/T 28539—2012	眼科光学 接触镜和接触镜护理产品 防腐剂的摄入和释放的测定指南	2012–06–29	2012–11–01	—	SAC/TC103/SC1

（续上表）

序号	标准编号	标准名称	发布日期	实施日期	替代关系（已发布尚未实施的标准适用）	归口单位
1378	YY 0065—2016	眼科仪器　裂隙灯显微镜	2016-01-26	2018-01-01	—	SAC/TC103/SC1
1379	YY/T 0290.1—2021	眼科光学　人工晶状体　第1部分：术语	2021-09-06	2022-09-01	YY/T 0290.1—2008	SAC/TC103/SC1
1380	YY 0290.2—2021	眼科光学　人工晶状体　第2部分：光学性能及测试方法	2021-03-09	2023-04-01	YY 0290.2—2009	SAC/TC103/SC1
1381	YY 0290.3—2018	眼科光学　人工晶状体　第3部分：机械性能及测试方法	2018-12-20	2020-06-01	—	SAC/TC103/SC1
1382	YY/T 0290.4—2008	眼科光学　人工晶状体　第4部分：标签和资料	2008-10-17	2010-06-01	—	SAC/TC103/SC1
1383	YY 0290.5—2008	眼科光学　人工晶状体　第5部分：生物相容性	2008-10-17	2010-06-01	—	SAC/TC103/SC1
1384	YY/T 0290.6—2021	眼科光学　人工晶状体　第6部分：有效期和运输稳定性	2021-09-06	2022-09-01	YY/T 0290.6—2009	SAC/TC103/SC1
1385	YY 0290.8—2008	眼科光学　人工晶状体　第8部分：基本要求	2008-10-17	2010-06-01	—	SAC/TC103/SC1
1386	YY 0290.10—2009	眼科光学　人工晶状体　第10部分：有晶体眼人工晶状体	2009-06-16	2010-12-01	—	SAC/TC103/SC1
1387	YY 0477—2016	角膜塑形用硬性透气接触镜	2016-03-23	2018-01-01	—	SAC/TC103/SC1
1388	YY 0633—2008	眼科仪器　间接检眼镜	2008-04-25	2009-12-01	—	SAC/TC103/SC1

（续上表）

序号	标准编号	标准名称	发布日期	实施日期	替代关系（已发布尚未实施的标准适用）	归口单位
1389	YY 0634—2008	眼科仪器　眼底照相机	2008-04-25	2009-12-01	—	SAC/TC103/SC1
1390	YY 0673—2008	眼科仪器　验光仪	2008-10-17	2010-06-01	—	SAC/TC103/SC1
1391	YY 0674—2008	眼科仪器　验光头	2008-10-17	2010-06-01	—	SAC/TC103/SC1
1392	YY 0675—2008	眼科仪器　同视机	2008-10-17	2010-06-01	—	SAC/TC103/SC1
1393	YY 0676—2008	眼科仪器　视野计	2008-10-17	2010-06-01	—	SAC/TC103/SC1
1394	YY 0762—2017	眼科光学　囊袋张力环	2017-07-17	2018-07-01	—	SAC/TC103/SC1
1395	YY 0787—2010	眼科仪器　角膜地形图仪	2010-12-27	2012-06-01	—	SAC/TC103/SC1
1396	YY 0788—2010	眼科仪器　微型角膜刀	2010-12-27	2012-06-01	—	SAC/TC103/SC1
1397	YY 0792.1—2016	眼科仪器　眼内照明器　第1部分：要求和试验方法	2016-03-23	2018-01-01	—	SAC/TC103/SC1
1398	YY 0792.2—2010	眼科仪器　眼内照明器　第2部分：光辐射安全的基本要求和试验方法	2010-12-27	2012-06-01	—	SAC/TC103/SC1
1399	YY 0861—2011	眼科光学　眼用粘弹剂	2011-12-31	2013-06-01	—	SAC/TC103/SC1
1400	YY 0862—2011	眼科光学　眼内填充物	2011-12-31	2013-06-01	—	SAC/TC103/SC1
1401	YY 1080—2009	眼科仪器　直接检眼镜	2009-12-30	2011-06-01	—	SAC/TC103/SC1

（续上表）

序号	标准编号	标准名称	发布日期	实施日期	替代关系（已发布尚未实施的标准适用）	归口单位
1402	YY/T 0066—2015	眼科仪器　名词术语	2015-03-02	2016-01-01	—	SAC/TC103/SC1
1403	YY/T 0718—2009	眼科仪器　检影镜	2009-06-16	2010-12-01	—	SAC/TC103/SC1
1404	YY/T 0719.1—2009	眼科光学　接触镜护理产品　第1部分：术语	2009-06-16	2010-12-01	—	SAC/TC103/SC1
1405	YY 0719.2—2009	眼科光学　接触镜护理产品　第2部分：基本要求	2009-06-16	2010-12-01	—	SAC/TC103/SC1
1406	YY/T 0719.3—2009	眼科光学　接触镜护理产品　第3部分：微生物要求和试验方法及接触镜护理系统	2009-06-16	2010-12-01	—	SAC/TC103/SC1
1407	YY/T 0719.4—2009	眼科光学　接触镜护理产品　第4部分：抗微生物防腐有效性试验及测定抛弃日期指南	2009-06-16	2010-12-01	—	SAC/TC103/SC1
1408	YY/T 0719.5—2009	眼科光学　接触镜护理产品　第5部分：接触镜和接触镜护理产品物理相容性的测定	2009-06-16	2010-12-01	—	SAC/TC103/SC1
1409	YY/T 0719.6—2020	眼科光学　接触镜护理产品　第6部分：有效期测定指南	2020-06-30	2021-06-01	—	SAC/TC103/SC1
1410	YY/T 0719.7—2011	眼科光学　接触镜和接触镜护理产品　第7部分：生物学评价试验方法	2011-12-31	2013-06-01	—	SAC/TC103/SC1

（续上表）

序号	标准编号	标准名称	发布日期	实施日期	替代关系（已发布尚未实施的标准适用）	归口单位
1411	YY/T 0719.8—2019	眼科光学　接触镜护理产品　第8部分：清洁剂测定方法	2019–10–23	2020–10–01	—	SAC/TC103/SC1
1412	YY/T 0719.9—2021	眼科光学　接触镜护理产品　第9部分：螯合剂测定方法	2021–09–06	2022–09–01	—	SAC/TC103/SC1
1413	YY/T 0764—2009	眼科仪器　视力表投影仪	2009–12–30	2011–06–01	—	SAC/TC103/SC1
1414	YY/T 0871—2013	眼科光学　接触镜多患者试戴接触镜的卫生处理	2013–10–21	2014–10–01	—	SAC/TC103/SC1
1415	YY/T 0942—2014	眼科光学　人工晶状体植入系统	2014–06–17	2015–07–01	—	SAC/TC103/SC1
1416	YY/T 0984—2016	泪道塞	2016–03–23	2017–01–01	—	SAC/TC103/SC1
1417	YY/T 0968.1—2014	医用光辐射防护镜评价方法　第1部分：光辐射危害降低程度	2014–06–17	2015–07–01	—	SAC/TC103/SC1
1418	YY/T 0968.2—2014	医用光辐射防护镜评价方法　第2部分：视明觉和色觉	2014–06–17	2015–07–01	—	SAC/TC103/SC1
1419	YY/T 1036—2004	压陷式眼压计	2004–03–23	2005–01–01	—	SAC/TC103/SC1
1420	YY/T 1418—2016	眼科光学和仪器人眼像差表述	2016–01–26	2017–01–01	—	SAC/TC103/SC1
1421	YY/T 1484—2016	眼科仪器　眼轴长测量仪	2016–07–29	2017–06–01	—	SAC/TC103/SC1

（续上表）

序号	标准编号	标准名称	发布日期	实施日期	替代关系（已发布尚未实施的标准适用）	归口单位
				（三）微创内窥镜系统及器械		
1422	GB 9706.218—2021	医用电气设备　第2-18部分：内窥镜设备的基本安全和基本性能专用要求	2021-12-01	2023-05-01	GB 9706.19—2000	国家药监局
1423	YY 0068.1—2008	医用内窥镜　硬性内窥镜　第1部分：光学性能及测试方法	2008-04-25	2009-12-01	—	SAC/TC103/SC1
1424	YY 0068.2—2008	医用内窥镜　硬性内窥镜　第2部分：机械性能及测试方法	2008-10-17	2010-06-01	—	SAC/TC103/SC1
1425	YY 0068.4—2009	医用内窥镜　硬性内窥镜　第4部分：基本要求	2009-12-30	2011-06-01	—	SAC/TC103/SC1
1426	YY 0069—2009	硬性气管内窥镜　专用要求	2009-12-30	2011-06-01	—	SAC/TC103/SC1
1427	YY 1028—2008	纤维上消化道内窥镜	2008-10-17	2010-06-01	—	SAC/TC103/SC1
1428	YY 1298—2016	医用内窥镜　胶囊式内窥镜	2016-03-23	2018-01-01	—	SAC/TC103/SC1
1429	YY 0843—2011	医用内窥镜　内窥镜功能供给装置　气腹机	2011-12-31	2013-06-01	—	SAC/TC103/SC1
1430	YY 0847—2011	医用内窥镜　内窥镜器械　取石网篮	2011-12-31	2013-06-01	—	SAC/TC103/SC1
1431	YY 1081—2011	医用内窥镜　内窥镜功能供给装置　冷光源	2011-12-31	2013-06-01	—	SAC/TC103/SC1
1432	YY/T 0068.3—2008	医用内窥镜　硬性内窥镜　第3部分：标签和随附资料	2008-10-17	2010-06-01	—	SAC/TC103/SC1

（续上表）

序号	标准编号	标准名称	发布日期	实施日期	替代关系（已发布尚未实施的标准适用）	归口单位
1433	YY/T 1797—2021	内窥镜手术器械　腔镜切割吻合器及组件	2021-09-06	2022-09-01	—	SAC/TC94
1434	YY/T 0070—2018	直肠、乙状结肠窥镜	2018-09-21	2019-09-26	—	SAC/TC103/SC1
1435	YY/T 0071—2018	硬性电凝切割内窥镜	2018-09-21	2019-09-26	—	SAC/TC103/SC1
1436	YY/T 0283—2007	纤维大肠内窥镜	2007-07-02	2008-03-01	—	SAC/TC103/SC1
1437	YY/T 0619—2017	硬性电凝切割内窥镜	2017-02-28	2018-01-01	—	SAC/TC103/SC1
1438	YY/T 1587—2018	医用内窥镜　电子内窥镜	2018-06-26	2019-07-01	—	SAC/TC103/SC1
1439	YY/T 0763—2009	医用内窥镜　照明用光缆	2009-12-30	2011-06-01	—	SAC/TC103/SC1
1440	YY/T 0842—2011	医用内窥镜　内窥镜附件　镜鞘	2011-12-31	2013-06-01	—	SAC/TC103/SC1
1441	YY/T 0863—2011	医用内窥镜　内窥镜功能供给装置　滚压式冲洗吸引器	2011-12-31	2013-06-01	—	SAC/TC103/SC1
1442	YY/T 0864—2011	医用内窥镜　内窥镜功能供给装置　液体膨宫泵	2011-12-31	2013-06-01	—	SAC/TC103/SC1
1443	YY/T 0922—2014	医用内窥镜　内窥镜附件　镜桥	2014-06-17	2015-07-01	—	SAC/TC103/SC1
1444	YY/T 0930—2014	医用内窥镜　内窥镜器械　细胞刷	2014-06-17	2015-07-01	—	SAC/TC103/SC1
1445	YY/T 0931—2014	医用内窥镜　内窥镜器械　圈形套扎装置	2014-06-17	2015-07-01	—	SAC/TC103/SC1
1446	YY/T 0940—2014	医用内窥镜　内窥镜器械　抓取钳	2014-06-17	2015-07-01	—	SAC/TC103/SC1

（续上表）

序号	标准编号	标准名称	发布日期	实施日期	替代关系（已发布尚未实施的标准适用）	归口单位
1447	YY/T 0941—2014	医用内窥镜 内窥镜器械 咬切钳	2014-06-17	2015-07-01	—	SAC/TC103/SC1
1448	YY/T 0943—2014	医用内窥镜 内窥镜器械 持针钳	2014-06-17	2015-07-01	—	SAC/TC103/SC1
1449	YY/T 0944—2014	医用内窥镜 内窥镜器械 分离钳	2014-06-17	2015-07-01	—	SAC/TC103/SC1
1450	YY/T 1297—2015	医用内窥镜 内窥镜器械 刮匙	2015-03-02	2016-01-01	—	SAC/TC103/SC1
1451	YY/T 1446—2016	医用内窥镜 内窥镜器械 掌式器械	2016-01-26	2017-01-01	—	SAC/TC103/SC1
1452	YY/T 0955—2014	医用内窥镜 内窥镜手术设备 刨削器	2014-06-17	2015-07-01	—	SAC/TC103/SC1
1453	YY/T 1603—2018	医用内窥镜 内窥镜功能供给装置 摄像系统	2018-01-19	2019-01-01	—	SAC/TC103/SC1
（四）医用显微镜						
1454	GB 11239.1—2005	手术显微镜 第1部分：要求和试验方法	2005-01-24	2005-07-01	—	SAC/TC103/SC1
1455	YY 1296—2016	光学和光子学 手术显微镜 眼科用手术显微镜的光危害	2016-03-23	2018-01-01	—	SAC/TC103/SC1
1456	YY/T 0067—2007	微循环显微镜	2007-01-31	2008-02-01	—	SAC/TC103/SC1
（五）医用照明设备						
1457	YY 9706.241—2020	医用电气设备 第2-41部分：手术无影灯和诊断用照明灯的基本安全和基本性能专用要求	2020-09-27	2023-05-01	—	SAC/TC103/SC1

（续上表）

序号	标准编号	标准名称	发布日期	实施日期	替代关系（已发布尚未实施的标准适用）	归口单位
1458	YY/T 0932—2014	医用照明光源 医用额戴式照明灯	2014-06-17	2015-07-01	—	SAC/TC103/SC1
1459	YY/T 1146—2016	医用光学仪器照度测试方法	2016-03-23	2017-01-01	—	SAC/TC103/SC1
（六）激光手术设备						
1460	GB 11748—2005	二氧化碳激光治疗机	2005-01-24	2005-07-01	—	国家药监局
1461	YY 0846—2011	激光治疗设备 掺钬钇铝石榴石激光治疗机	2011-12-31	2013-06-01	—	SAC/TC103/SC1
1462	YY 0599—2015	激光治疗设备 准分子激光角膜屈光治疗机	2015-03-02	2017-01-01	—	SAC/TC103/SC1
1463	YY 1289—2016	激光治疗设备 眼科半导体激光光凝仪	2016-03-23	2018-01-01	—	SAC/TC103/SC1
1464	YY/T 0758—2021	医用激光光纤通用要求	2021-09-06	2022-09-01	YY/T 0758—2009	SAC/TC103/SC1
（七）激光治疗设备						
1465	GB 12257—2000	氦氖激光治疗机通用技术条件	2000-07-12	2000-12-01	—	国家药监局
1466	YY 0307—2022	激光治疗设备 掺钕钇铝石榴石激光治疗机	2022-05-18	2025-06-01	YY 0307—2011	国家药监局
1467	YY 0789—2010	Q开关 Nd：YAG激光眼科治疗机	2010-12-27	2012-06-01	—	SAC/TC103/SC1
1468	YY 0844—2011	激光治疗设备 脉冲二氧化碳激光治疗机	2011-12-31	2013-06-01	—	SAC/TC103/SC1
1469	YY 0845—2011	激光治疗设备 半导体激光光动力治疗机	2011-12-31	2013-06-01	—	SAC/TC103/SC1

（续上表）

序号	标准编号	标准名称	发布日期	实施日期	替代关系（已发布尚未实施的标准适用）	归口单位
1470	YY 0983—2016	激光治疗设备　红宝石激光治疗机	2016-03-23	2018-01-01	—	SAC/TC103/SC1
1471	YY 1300—2016	激光治疗设备　脉冲掺钕钇铝石榴石激光治疗机	2016-03-23	2018-01-01	—	SAC/TC103/SC1
1472	YY 1301—2016	激光治疗设备　铒激光治疗机	2016-03-23	2018-01-01	—	SAC/TC103/SC1
1473	YY 1475—2016	激光治疗设备　Q开关掺钕钇铝石榴石激光治疗机	2016-01-26	2018-01-01	—	SAC/TC103/SC1
1474	YY/T 1751—2020	激光治疗设备　半导体激光鼻腔内照射治疗仪	2020-09-27	2021-09-01	—	SAC/TC103/SC1

4.3.26　物理治疗器械

序号	标准编号	标准名称	发布日期	实施日期	替代关系（已发布尚未实施的标准适用）	归口单位
（一）电疗设备						
1475	GB 9706.203—2020	医用电气设备　第2-3部分：短波治疗设备的基本安全和基本性能专用要求	2020-05-29	2023-05-01	—	国家药监局
1476	GB 9706.206—2020	医用电气设备　第2-6部分：微波治疗设备的基本安全和基本性能专用要求	2020-07-23	2023-05-01	GB 9706.6—2007	国家药监局

（续上表）

序号	标准编号	标准名称	发布日期	实施日期	替代关系（已发布尚未实施的标准适用）	归口单位
1477	YY 9706.210—2021	医用电气设备　第2-10部分：神经和肌肉刺激器的基本安全和基本性能专用要求	2021-03-09	2023-05-01	YY 0607—2007	SAC/TC10/SC4
1478	YY 0778—2018	射频消融导管	2018-12-20	2020-06-01	—	SAC/TC10/SC4
1479	YY 9706.235—2021	医用电气设备　第2-35部分：医用毯、垫或床垫式加热设备的基本安全和基本性能专用要求	2021-03-09	2023-05-01	YY 0834—2011	SAC/TC10/SC4
1480	YY 0899—2020	医用微波设备附件的通用要求	2020-06-30	2022-06-01	YY 0899—2013	SAC/TC10/SC4
1481	YY 0322—2018	高频电灼治疗仪	2018-09-28	2020-04-01	—	SAC/TC10/SC4
1482	YY 0649—2016	电位治疗设备	2016-07-29	2018-06-01	—	SAC/TC10/SC4
1483	YY 0650—2008	妇科射频治疗仪	2008-04-25	2009-12-01	—	SAC/TC10/SC4
1484	YY 0776—2010	肝脏射频消融治疗设备	2010-12-27	2012-06-01	—	SAC/TC10/SC4
1485	YY 0777—2010	射频热疗设备	2010-12-27	2012-06-01	—	SAC/TC10/SC4
1486	YY 0838—2021	微波热凝设备	2021-03-09	2023-05-01	YY 0838—2011	SAC/TC10/SC4
1487	YY 0839—2011	微波热疗设备	2011-12-31	2013-06-01	—	SAC/TC10/SC4
1488	YY 0860—2011	心脏射频消融治疗设备	2011-12-31	2013-06-01	—	SAC/TC10/SC4

（续上表）

序号	标准编号	标准名称	发布日期	实施日期	替代关系（已发布尚未实施的标准适用）	归口单位
1489	YY 0897—2013	耳鼻喉射频消融设备	2013-10-21	2014-10-01	—	SAC/TC10/SC4
1490	YY 0898—2013	毫米波治疗设备	2013-10-21	2014-10-01	—	SAC/TC10/SC4
1491	YY 0951—2015	干扰电治疗设备	2015-03-02	2017-01-01	—	SAC/TC10/SC4
1492	YY/T 0868—2021	神经和肌肉刺激器用电极	2021-03-09	2023-05-01	YY/T 0868—2011	SAC/TC10/SC4
1493	YY/T 1409—2016	等离子手术设备	2016-03-23	2017-01-01	—	SAC/TC10/SC4
1494	YY/T 0696—2021	神经和肌肉刺激器输出特性的测量	2021-03-09	2023-05-01	YY/T 0696—2008	SAC/TC10/SC4
（二）温热治疗设备						
1495	YY 0306—2018	热辐射类治疗设备安全专用要求	2018-12-20	2020-06-01	—	SAC/TC10/SC4
1496	YY 0323—2018	红外治疗设备安全专用要求	2018-09-28	2020-04-01	—	SAC/TC10/SC4
1497	YY 0060—2018	热敷贴（袋）	2018-11-07	2020-05-01	—	SAC/TC10/SC4
1498	YY 0952—2015	医用控温毯	2015-03-02	2017-01-01	—	SAC/TC10/SC4
1499	YY/T 0061—2021	特定电磁波治疗器	2021-03-09	2023-05-01	YY/T 0061—2007	SAC/TC10/SC4
1500	YY/T 0165—2016	热垫式治疗仪	2016-07-29	2017-06-01	—	SAC/TC10/SC4
1501	YY/T 0982—2016	热磁振子治疗设备	2016-03-23	2017-01-01	—	SAC/TC10/SC4
1502	YY/T 0998—2015	半导体升降温治疗设备	2015-03-02	2016-01-01	—	SAC/TC10/SC4

（续上表）

序号	标准编号	标准名称	发布日期	实施日期	替代关系（已发布尚未实施的标准适用）	归口单位
		（三）光治疗设备				
1503	YY 9706.250—2021	医用电气设备 第2-50部分：婴儿光治疗设备的基本安全和基本性能专用要求	2021—03—09	2023—05—01	YY 0669—2008	SAC/TC10/SC1
1504	YY 0901—2013	紫外治疗设备	2013—10—21	2014—10—01	—	SAC/TC10/SC4
1505	YY/T 0902—2013	接触式远红外理疗设备	2013—10—21	2014—10—01	—	SAC/TC10/SC4
1506	YY/T 1496—2016	红光治疗设备	2016—07—29	2017—06—01	—	SAC/TC10/SC4
		（四）力疗设备				
1507	YY 0833—2020	肢体加压理疗设备通用技术要求	2020—02—21	2022—01—01	YY 0833—2011	SAC/TC10/SC4
1508	YY 0950—2015	气压弹道式体外压力波治疗设备	2015—03—02	2017—01—01	—	SAC/TC10/SC4
1509	YY/T 0697—2016	电动颈腰椎牵引治疗设备	2016—07—29	2017—06—01	—	SAC/TC10/SC4
1510	YY/T 0851—2011	医用防血栓袜	2011—12—31	2013—06—01	—	山东中心
1511	YY/T 0853—2011	医用静脉曲张压缩袜	2011—12—31	2013—06—01	—	山东中心
1512	YY/T 1491—2016	电动颈腰椎牵引用床、椅和附件	2016—07—29	2017—06—01	—	SAC/TC10/SC4
1513	YY/T 1665—2019	振动叩击排痰机	2019—07—24	2020—08—01	—	SAC/TC10/SC4
1514	YY/T 1685—2020	气动脉冲振荡排痰设备	2020—02—21	2021—01—01	—	SAC/TC10/SC4

（续上表）

序号	标准编号	标准名称	发布日期	实施日期	替代关系（已发布尚未实施的标准适用）	归口单位
7 （五）磁疗设备
1515	YY/T 0994—2015	磁刺激设备	2015-03-02	2016-01-01	—	SAC/TC10/SC4

4.3.27　生物电信号反馈设备

序号	标准编号	标准名称	发布日期	实施日期	替代关系（已发布尚未实施的标准适用）	归口单位
1516	YY/T 0903—2013	脑电生物反馈仪	2013-10-21	2014-10-01	—	SAC/TC10/SC4
1517	YY/T 1095—2015	肌电生物反馈仪	2015-03-02	2016-01-01	—	SAC/TC10/SC4
1518	YY/T 1096—2007	温度生物反馈仪	2007-01-31	2008-01-01	—	SAC/TC10/SC4

4.3.28　医用康复器械

序号	标准编号	标准名称	发布日期	实施日期	替代关系（已发布尚未实施的标准适用）	归口单位
1519	YY 0900—2013	减重步行训练台	2013-10-21	2014-10-01	—	SAC/TC10/SC4
1520	YY/T 0997—2015	肘、膝关节被动运动设备	2015-03-02	2016-01-01	—	SAC/TC10/SC4
1521	YY/T 1410—2016	平衡测试训练系统	2016-03-23	2017-01-01	—	SAC/TC10/SC4
1522	YY/T 1626—2019	电动上下肢圆周运动训练设备	2019-05-31	2020-06-01	—	SAC/TC10/SC4

4.3.29 中医器械

序号	标准编号	标准名称	发布日期	实施日期	替代关系（已发布尚未实施的标准适用）	归口单位
（一）中医诊断设备						
1523	YY/T 1488—2016	舌象信息采集设备	2016–07–29	2017–06–01	—	SAC/ TC10/ SC4
1524	YY/T 1489—2016	中医脉图采集设备	2016–07–29	2017–06–01	—	SAC/ TC10/ SC4
1525	YY/T 1661—2019	穴位阻抗检测设备	2019–07–24	2020–08–01	—	SAC/ TC10/ SC4
（二）中医治疗设备						
1526	YY 0780—2018	电针治疗仪	2018–06–26	2019–07–01	—	SAC/ TC10/ SC4
1527	YY/T 1306—2016	熏蒸治疗仪	2016–03–23	2017–01–01	—	SAC/ TC10/ SC4
1528	YY/T 1490—2016	电子加热灸疗设备	2016–07–29	2017–06–01	—	SAC/ TC10/ SC4
1529	YY/T 1666—2019	经络刺激仪	2019–07–24	2020–08–01	—	SAC/ TC10/ SC4
（三）中医器具						
1530	GB 2024—2016	针灸针	2016–06–14	2018–07–01	—	SAC/TC95
1531	YY 0104—2018	三棱针	2018–06–26	2019–07–01	—	SAC/ TC10/ SC4
1532	YY/T 0105—2020	皮内针	2020–09–27	2021–09–01	YY 0105—93	SAC/ TC10/ SC4
1533	YY/T 1624—2019	手动负压拔罐器	2019–10–23	2020–10–01	—	SAC/ TC10/ SC4

4.3.30 听诊器

序号	标准编号	标准名称	发布日期	实施日期	替代关系（已发布尚未实施的标准适用）	归口单位
1534	YY/T 1035—2021	听诊器	2021-03-09	2022-04-01	YY 91035—1999、YY/T 91077—1999	江苏所

4.4 医学实验室和 IVD 类

4.4.1 医学实验室的质量和能力

序号	标准编号	标准名称	发布日期	实施日期	替代关系（已发布尚未实施的标准适用）	归口单位
1535	GB/T 22576.1—2018	医学实验室 质量和能力的要求 第1部分：通用要求	2018-12-28	2019-07-01	—	SAC/TC136
1536	GB/T 22576.2—2021	医学实验室 质量和能力的要求 第2部分：临床血液学检验领域的要求	2021-05-21	2022-06-01	—	SAC/TC136
1537	GB/T 22576.3—2021	医学实验室 质量和能力的要求 第3部分：尿液检验领域的要求	2021-05-21	2022-06-01	—	SAC/TC136
1538	GB/T 22576.4—2021	医学实验室 质量和能力的要求 第4部分：临床化学检验领域的要求	2021-05-21	2022-06-01	—	SAC/TC136

（续上表）

序号	标准编号	标准名称	发布日期	实施日期	替代关系（已发布尚未实施的标准适用）	归口单位
1539	GB/T 22576.5—2021	医学实验室 质量和能力的要求 第5部分：临床免疫学检验领域的要求	2021-05-21	2022-06-01	—	SAC/TC136
1540	GB/T 22576.6—2021	医学实验室 质量和能力的要求 第6部分：临床微生物学检验领域的要求	2021-05-21	2022-06-01	—	SAC/TC136
1541	GB/T 22576.7—2021	医学实验室 质量和能力的要求 第7部分：输血医学领域的要求	2021-05-21	2022-06-01	—	SAC/TC136
1542	GB/T 29790—2020	即时检验 质量和能力的要求	2020-11-19	2021-12-01	GB/T 29790—2013	SAC/TC136
1543	GB/Z 30154—2013	医学实验室 GB/T 22576—2008实验室实施指南	2013-12-17	2014-08-01	—	SAC/TC136
1544	YY/T 1172—2010	医学实验室 质量管理术语	2010-12-27	2012-06-01	—	SAC/TC136

4.4.2 参考测量系统

序号	标准编号	标准名称	发布日期	实施日期	替代关系（已发布尚未实施的标准适用）	归口单位
1545	GB/T 19702—2021	体外诊断医疗器械 生物源性样品中量的测量 参考测量程序的表述和内容的要求	2021-03-09	2022-04-01	GB/T 19702—2005	SAC/TC136
1546	GB/T 19703—2020	体外诊断医疗器械 生物源性样品中量的测量 有证参考物质及支持文件内容的要求	2020-11-19	2021-12-01	GB/T 19703—2005	SAC/TC136
1547	GB/T 21919—2008	检验医学 参考测量实验室的要求	2008-05-28	2009-01-01	—	SAC/TC136
1548	YY/T 0638—2008	体外诊断医疗器械 生物样品中量的测量 校准品和控制物质中酶催化浓度赋值的计量学溯源性	2008-04-25	2009-06-01	—	SAC/TC136
1549	YY/T 1195—2011	血清总蛋白参考测量程序	2011-12-31	2013-06-01	—	SAC/TC136
1550	YY/T 1455—2016	应用参考测量程序对酶催化活性浓度赋值及其不确定度评定指南	2016-01-26	2017-01-01	—	SAC/TC136
1551	YY/T 1675—2019	血清电解质（钾、钠、钙、镁）参考测量程序（离子色谱法）	2019-10-23	2020-10-01	—	SAC/TC136

（续上表）

序号	标准编号	标准名称	发布日期	实施日期	替代关系（已发布尚未实施的标准适用）	归口单位
1552	YY/T 1728—2021	临床实验室检测和体外诊断系统 感染性疾病相关酵母样真菌抗菌剂的体外活性检测参考方法	2021-03-09	2022-04-01	—	SAC/TC136
1553	YY/T 1825—2021	红细胞和白细胞计数参考测量程序定值结果测量不确定度评定指南	2021-12-06	2022-12-01	—	SAC/TC136

4.4.3　体外诊断领域通用标准

序号	标准编号	标准名称	发布日期	实施日期	替代关系（已发布尚未实施的标准适用）	归口单位
1554	GB/T 21415—2008	体外诊断医疗器械 生物样品中量的测量 校准品和控制物质赋值的计量学溯源性	2008-01-22	2008-09-01	—	SAC/TC136
1555	YY 0648—2008	测量、控制和实验室用电气设备的安全要求 第2-101部分：体外诊断（IVD）医用设备的专用要求	2008-04-25	2009-12-01	—	SAC/TC136

（续上表）

序号	标准编号	标准名称	发布日期	实施日期	替代关系（已发布尚未实施的标准适用）	归口单位
1556	GB/T 29791.1—2013	体外诊断医疗器械　制造商提供的信息（标示）　第1部分：术语、定义和通用要求	2013–10–10	2014–02–01	—	SAC/TC136
1557	GB/T 29791.2—2013	体外诊断医疗器械　制造商提供的信息（标示）　第2部分：专业用体外诊断试剂	2013–10–10	2014–02–01	—	SAC/TC136
1558	GB/T 29791.3—2013	体外诊断医疗器械　制造商提供的信息（标示）　第3部分：专业用体外诊断仪器	2013–10–10	2014–02–01	—	SAC/TC136
1559	GB/T 29791.4—2013	体外诊断医疗器械　制造商提供的信息（标示）　第4部分：自测用体外诊断试剂	2013–10–10	2014–02–01	—	SAC/TC136
1560	GB/T 29791.5—2013	体外诊断医疗器械　制造商提供的信息（标示）　第5部分：自测用体外诊断仪器	2013–10–10	2014–02–01	—	SAC/TC136
1561	YY/T 0639—2019	体外诊断医疗器械　制造商为生物学染色用体外诊断试剂提供的信息	2019–07–24	2020–08–01	—	SAC/TC136

（续上表）

序号	标准编号	标准名称	发布日期	实施日期	替代关系（已发布尚未实施的标准适用）	归口单位
1562	YY/T 0692—2008	生物芯片基本术语	2008–10–17	2010–01–01	—	SAC/TC136
1563	YY/T 1152—2009	生物芯片用醛基基片	2009–12–30	2011–06–01	—	SAC/TC136
1564	YY/T 1244—2014	体外诊断试剂用纯化水	2014–06–17	2015–07–01	—	SAC/TC136
1565	YY/T 1441—2016	体外诊断医疗器械性能评估通用要求	2016–01–26	2017–01–01	—	SAC/TC136
1566	YY/T 1454—2016	自我检测用体外诊断医疗器械基本要求	2016–01–26	2017–01–01	—	SAC/TC136
1567	YY/T 1579—2018	体外诊断医疗器械 体外诊断试剂稳定性评价	2018–02–24	2019–03–01	—	SAC/TC136
1568	YY/T 1652—2019	体外诊断试剂用质控物通用技术要求	2019–05–31	2020–06–01	—	SAC/TC136
1569	YY/T 1709—2020	体外诊断试剂用校准物测量不确定度评定	2020–06–30	2021–12–01	—	SAC/TC136

4.4.4 体外诊断系统产品标准

序号	标准编号	标准名称	发布日期	实施日期	替代关系（已发布尚未实施的标准适用）	归口单位
1570	GB/T 19634—2021	体外诊断检验系统 自测用血糖监测系统通用技术条件	2021–10–11	2023–05–01	GB/T 19634—2005	SAC/TC136

（续上表）

序号	标准编号	标准名称	发布日期	实施日期	替代关系（已发布尚未实施的标准适用）	归口单位
1571	YY/T 0688.1—2008	临床实验室检测和体外诊断系统　感染病原体敏感性试验与抗菌剂敏感性试验设备的性能评价　第1部分：抗菌剂对感染性疾病相关的快速生长需氧菌的体外活性检测的参考方法	2008—10—17	2010—01—01	—	SAC/TC136
1572	YY/T 0688.2—2010	临床实验室检测和体外诊断系统　感染病原体敏感性试验与抗菌剂敏感性试验设备的性能评价　第2部分：抗菌剂敏感性试验设备的性能评价	2010—12—27	2012—06—01	—	SAC/TC136
1573	YY/T 0690—2008	临床实验室测试和体外医疗器械　口服抗凝药治疗自测体外监测系统的要求	2008—10—17	2010—01—01	—	SAC/TC136
1574	YY/T 1150—2009	血红蛋白干化学检测系统通用技术要求	2009—12—30	2011—06—01	—	SAC/TC136
1575	YY/T 1789.1—2021	体外诊断检验系统性能评价方法　第1部分：精密度	2021—09—06	2023—03—01	—	SAC/TC136
1576	YY/T 1789.2—2021	体外诊断检验系统性能评价方法　第2部分：正确度	2021—12—06	2023—05—01	—	SAC/TC136

4.4.5 医学实验室设备

序号	标准编号	标准名称	发布日期	实施日期	替代关系（已发布尚未实施的标准适用）	归口单位
1577	YY 1621—2018	医用二氧化碳培养箱	2018–09–28	2020–04–01	—	SAC/TC338/SC1
1578	YY/T 0086—2020	医用冷藏箱	2020–02–21	2022–01–01	YY/T0086—2007、YY/T0168—2007	SAC/TC338/SC1
1579	YY/T 0657—2017	医用离心机	2017–03–28	2018–04–01	—	SAC/TC136
1580	YY/T 1641—2018	医用生化培养箱	2018–12–20	2020–01–01	—	SAC/TC338/SC1
1581	YY/T 1757—2021	医用冷冻保存箱	2021–03–09	2023–04–01	—	SAC/TC338/SC1

4.4.6 临床检验用仪器设备

序号	标准编号	标准名称	发布日期	实施日期	替代关系（已发布尚未实施的标准适用）	归口单位
1582	YY/T 0014—2005	半自动生化分析仪	2005–12–07	2006–12–01	—	SAC/TC136
1583	YY/T 0032—2004	血红蛋白计	2004–11–08	2005–11–01	—	SAC/TC136
1584	YY/T 0087—2004	电泳装置	2004–11–08	2005–11–01	—	SAC/TC136
1585	YY/T 0475—2011	干化学尿液分析仪	2011–12–31	2013–06–01	—	SAC/TC136
1586	YY/T 0588—2017	流式细胞仪	2017–12–05	2018–12–01	—	SAC/TC136

（续上表）

序号	标准编号	标准名称	发布日期	实施日期	替代关系（已发布尚未实施的标准适用）	归口单位
1587	YY/T 0589—2016	电解质分析仪	2016–03–23	2017–01–01	—	SAC/TC136
1588	YY/T 0653—2017	血液分析仪	2017–03–28	2018–04–01	—	SAC/TC136
1589	YY/T 0654—2017	全自动生化分析仪	2017–03–28	2018–04–01	—	SAC/TC136
1590	YY/T 0655—2008	干式化学分析仪	2008–04–25	2009–06–01	—	SAC/TC136
1591	YY/T 0656—2008	自动化血培养系统	2008–04–25	2009–06–01	—	SAC/TC136
1592	YY/T 0659—2017	凝血分析仪	2017–03–28	2018–04–01	—	SAC/TC136
1593	YY/T 0996—2015	尿液有形成分分析仪（数字成像自动识别）	2015–03–02	2016–01–01	—	SAC/TC136
1594	YY/T 1154—2009	激光共聚焦扫描仪	2009–12–30	2011–06–01	—	SAC/TC136
1595	YY/T 1155—2019	全自动发光免疫分析仪	2019–05–31	2020–06–01	—	SAC/TC136
1596	YY/T 1173—2010	聚合酶链反应分析仪	2010–12–27	2012–06–01	—	SAC/TC136
1597	YY/T 1174—2010	半自动化学发光免疫分析仪	2010–12–27	2012–06–01	—	SAC/TC136
1598	YY/T 1245—2014	自动血型分析仪	2014–06–17	2015–07–01	—	SAC/TC136
1599	YY/T 1246—2014	糖化血红蛋白分析仪	2014–06–17	2015–07–01	—	SAC/TC136
1600	YY/T 1251—2014	红细胞沉降率测定仪	2014–06–17	2015–07–01	—	SAC/TC136

（续上表）

序号	标准编号	标准名称	发布日期	实施日期	替代关系（已发布尚未实施的标准适用）	归口单位
1601	YY/T 1304.1—2015	时间分辨荧光免疫检测系统　第1部分：半自动时间分辨荧光免疫分析仪	2015-03-02	2016-01-01	—	SAC/TC136
1602	YY/T 1452—2016	干式血液细胞分析仪（离心法）	2016-01-26	2017-01-01	—	SAC/TC136
1603	YY/T 1460—2016	血液流变仪	2016-01-26	2017-01-01	—	SAC/TC136
1604	YY/T 1529—2017	酶联免疫分析仪	2017-05-02	2018-04-01	—	SAC/TC136
1605	YY/T 1531—2017	细菌生化鉴定系统	2017-03-28	2018-04-01	—	SAC/TC136
1606	YY/T 1533—2017	全自动时间分辨荧光免疫分析仪	2017-03-28	2018-04-01	—	SAC/TC136
1607	YY/T 1582—2018	胶体金免疫层析分析仪	2018-02-24	2019-03-01	—	SAC/TC136
1608	YY/T 1723—2020	高通量基因测序仪	2020-06-30	2021-12-01	—	SAC/TC136
1609	YY/T 1740.1—2021	医用质谱仪　第1部分：液相色谱–质谱联用仪	2021-03-09	2022-10-01	—	SAC/TC136
1610	YY/T 1740.2—2021	医用质谱仪　第2部分：基质辅助激光解吸电离飞行时间质谱仪	2021-09-06	2023-03-01	—	SAC/TC136
1611	YY/T 1745—2021	自动粪便分析仪	2021-09-06	2022-09-01	—	SAC/TC136
1612	YY/T 1784—2021	血气分析仪	2021-12-06	2023-05-01	—	SAC/TC136

（续上表）

序号	标准编号	标准名称	发布日期	实施日期	替代关系（已发布尚未实施的标准适用）	归口单位
1613	YY/T 1792—2021	荧光免疫层析分析仪	2021-09-06	2023-03-01	—	SAC/TC136
1614	YY/T 1795—2021	精子质量分析仪	2021-09-06	2023-03-01	—	SAC/TC136

4.4.7　血液和体液学试剂

序号	标准编号	标准名称	发布日期	实施日期	替代关系（已发布尚未实施的标准适用）	归口单位
1615	YY/T 0456.2—2014	血细胞分析仪应用试剂　第2部分：溶血剂	2014-06-17	2015-07-01	—	SAC/TC136
1616	YY/T 0456.3—2014	血细胞分析仪应用试剂　第3部分：稀释液	2014-06-17	2015-07-01	—	SAC/TC136
1617	YY/T 0456.4—2014	血液分析仪用试剂　第4部分：有核红细胞检测试剂	2014-06-17	2015-07-01	—	SAC/TC136
1618	YY/T 0456.5—2014	血液分析仪用试剂　第5部分：网织红细胞检测试剂	2014-06-17	2015-07-01	—	SAC/TC136
1619	YY/T 0701—2021	血液分析仪用校准物	2021-12-06	2023-05-01	YY/T 0701—2008	SAC/TC136
1620	YY/T 0702—2008	血细胞分析仪用质控物（品）	2008-10-17	2010-01-01	—	SAC/TC136
1621	YY/T 1156—2009	凝血酶时间检测试剂（盒）	2009-12-30	2011-06-01	—	SAC/TC136

（续上表）

序号	标准编号	标准名称	发布日期	实施日期	替代关系（已发布尚未实施的标准适用）	归口单位
1622	YY/T 1157—2009	活化部分凝血活酶时间检测试剂（盒）	2009−12−30	2011−06−01	—	SAC/TC136
1623	YY/T 1158—2009	凝血酶原时间检测试剂（盒）	2009−12−30	2011−06−01	—	SAC/TC136
1624	YY/T 1159—2009	纤维蛋白原检测试剂（盒）	2009−12−30	2011−06−01	—	SAC/TC136
1625	YY 1741—2021	抗凝血酶Ⅲ测定试剂盒	2021−03−09	2023−04−01	—	SAC/TC136
1626	YY/T 1238—2014	RhD（IgM）血型定型试剂（单克隆抗体）	2014−06−17	2015−07−01	—	SAC/TC136
1627	YY/T 1240—2014	D−二聚体定量检测试剂（盒）	2014−06−17	2015−07−01	—	SAC/TC136
1628	YY/T 1530—2017	尿液有形成分分析仪用控制物质	2017−03−28	2018−04−01	—	SAC/TC136
1629	YY/T 1592—2018	ABO正定型和RhD血型定型检测卡（柱凝集法）	2018−02−24	2019−03−01	—	SAC/TC136
1630	YY/T 1669—2019	ABO反定型检测卡（柱凝集法）	2019−07−24	2020−08−01	—	SAC/TC136

4.4.8 临床生物化学试剂

序号	标准编号	标准名称	发布日期	实施日期	替代关系（已发布尚未实施的标准适用）	归口单位
1631	GB/T 26124—2011	临床化学体外诊断试剂（盒）	2011−05−12	2011−11−01	—	SAC/TC136

（续上表）

序号	标准编号	标准名称	发布日期	实施日期	替代关系（已发布尚未实施的标准适用）	归口单位
1632	YY/T 1227—2014	临床化学体外诊断试剂（盒）命名	2014–06–17	2015–07–01	—	SAC/TC136
1633	YY/T 1255—2015	免疫比浊法检测试剂（盒）（透射法）	2015–03–02	2016–01–01	—	SAC/TC136
1634	YY/T 1549—2017	生化分析仪用校准物	2017–05–02	2018–04–01	—	SAC/TC136
1635	YY/T 1662—2019	生化分析仪用质控物	2019–05–31	2020–06–01	—	SAC/TC136
1636	YY/T 0478—2011	尿液分析试纸条	2011–12–31	2013–06–01	—	SAC/TC136
1637	YY/T 0501—2014	尿液干化学分析质控物	2014–06–17	2015–07–01	—	SAC/TC136
1638	YY/T 1194—2011	α–淀粉酶测定试剂（盒）（连续监测法）	2011–12–31	2013–06–01	—	SAC/TC136
1639	YY/T 1196—2013	氯测定试剂盒（酶法）	2013–10–21	2014–10–01	—	SAC/TC136
1640	YY/T 1197—2013	丙氨酸氨基转移酶（ALT）测定试剂盒（连续监测法）	2013–10–21	2014–10–01	—	SAC/TC136
1641	YY/T 1198—2013	天门冬氨酸氨基转移酶（AST）测定试剂盒（连续监测法）	2013–10–21	2014–10–01	—	SAC/TC136
1642	YY/T 1199—2013	甘油三酯（TG）测定试剂盒（酶法）	2013–10–21	2014–10–01	—	SAC/TC136
1643	YY/T 1200—2013	葡萄糖测定试剂盒（酶法）	2013–10–21	2014–10–01	—	SAC/TC136

（续上表）

序号	标准编号	标准名称	发布日期	实施日期	替代关系（已发布尚未实施的标准适用）	归口单位
1644	YY/T 1201—2013	尿素测定试剂盒（酶偶联监测法）	2013-10-21	2014-10-01	—	SAC/TC136
1645	YY/T 1202—2013	钾测定试剂盒（酶法）	2013-10-21	2014-10-01	—	SAC/TC136
1646	YY/T 1203—2013	钠测定试剂盒（酶法）	2013-10-21	2014-10-01	—	SAC/TC136
1647	YY/T 1204—2021	总胆汁酸测定试剂盒（酶循环法）	2021-12-06	2022-12-01	YY/T 1204—2013	SAC/TC136
1648	YY/T 1205—2013	总胆红素测定试剂盒（钒酸盐氧化法）	2013-10-21	2014-10-01	—	SAC/TC136
1649	YY/T 1206—2013	总胆固醇试剂盒（氧化酶法）	2013-10-21	2014-10-01	—	SAC/TC136
1650	YY/T 1207—2013	尿酸测定试剂盒（尿酸酶过氧化物酶偶联法）	2013-10-21	2014-10-01	—	SAC/TC136
1651	YY/T 1228—2014	白蛋白测定试剂（盒）	2014-06-17	2015-07-01	—	SAC/TC136
1652	YY/T 1229—2014	钙测定试剂（盒）	2014-06-17	2015-07-01	—	SAC/TC136
1653	YY/T 1230—2014	胱抑素C测定试剂（盒）	2014-06-17	2015-07-01	—	SAC/TC136
1654	YY/T 1231—2014	肌酐测定试剂（盒）（肌氨酸氧化酶法）	2014-06-17	2015-07-01	—	SAC/TC136
1655	YY/T 1232—2014	γ-谷氨酰基转移酶测定试剂（盒）（GPNA底物法）	2014-06-17	2015-07-01	—	SAC/TC136

（续上表）

序号	标准编号	标准名称	发布日期	实施日期	替代关系（已发布尚未实施的标准适用）	归口单位
1656	YY/T 1234—2014	碱性磷酸酶测定试剂（盒）（NPP底物–AMP缓冲液法）	2014–06–17	2015–07–01	—	SAC/TC136
1657	YY/T 1241—2014	乳酸脱氢酶测定试剂（盒）	2014–06–17	2015–07–01	—	SAC/TC136
1658	YY/T 1242—2014	α–羟丁酸脱氢酶测定试剂（盒）	2014–06–17	2015–07–01	—	SAC/TC136
1659	YY/T 1243—2014	肌酸激酶测定试剂（盒）	2014–06–17	2015–07–01	—	SAC/TC136
1660	YY/T 1253—2015	低密度脂蛋白胆固醇测定试剂（盒）	2015–03–02	2016–01–01	—	SAC/TC136
1661	YY/T 1254—2015	高密度脂蛋白胆固醇测定试剂（盒）	2015–03–02	2016–01–01	—	SAC/TC136
1662	YY/T 1258—2015	同型半胱氨酸检测试剂（盒）（酶循环法）	2015–03–02	2016–01–01	—	SAC/TC136
1663	YY/T 1421—2016	载脂蛋白B测定试剂盒	2016–01–26	2017–01–01	—	SAC/TC136
1664	YY/T 1444—2016	总蛋白测定试剂盒	2016–01–26	2017–01–01	—	SAC/TC136
1665	YY/T 1448—2016	脂蛋白（a）测定试剂盒	2016–01–26	2017–01–01	—	SAC/TC136
1666	YY/T 1450—2016	载脂蛋白 A–I测定试剂（盒）	2016–01–26	2017–01–01	—	SAC/TC136
1667	YY/T 1461—2016	缺血修饰白蛋白测定试剂（盒）	2016–01–26	2017–01–01	—	SAC/TC136
1668	YY/T 1523—2017	二氧化碳测定试剂盒（PEPC酶法）	2017–03–28	2018–04–01	—	SAC/TC136

（续上表）

序号	标准编号	标准名称	发布日期	实施日期	替代关系（已发布尚未实施的标准适用）	归口单位
1669	YY/T 1524—2017	α-L-岩藻糖苷酶（AFU）测定试剂盒（CNPF底物法）	2017-03-28	2018-04-01	—	SAC/TC136
1670	YY/T 1528—2017	肌红蛋白测定试剂盒（免疫比浊法）	2017-03-28	2018-04-01	—	SAC/TC136
1671	YY/T 1578—2018	糖化白蛋白测定试剂盒（酶法）	2018-02-24	2019-03-01	—	SAC/TC136
1672	YY/T 1580—2018	肌酸激酶MB同工酶测定试剂盒（免疫抑制法）	2018-02-24	2019-03-01	—	SAC/TC136
1673	YY/T 1584—2018	视黄醇结合蛋白测定试剂盒（免疫比浊法）	2018-02-24	2019-03-01	—	SAC/TC136
1674	YY/T 1590—2018	心型脂肪酸结合蛋白测定试剂盒（免疫比浊法）	2018-02-24	2019-03-01	—	SAC/TC136
1675	YY/T 1605—2018	糖化血红蛋白测定试剂盒（胶乳免疫比浊法）	2018-02-24	2019-03-01	—	SAC/TC136
1676	YY/T 1722—2020	前白蛋白测定试剂盒（免疫比浊法）	2020-06-30	2021-12-01	—	SAC/TC136
1677	YY/T 1742—2021	腺苷脱氨酶测定试剂盒	2021-03-09	2022-10-01	—	SAC/TC136
1678	YY/T 1785—2021	氨基酸和肉碱检测试剂盒（串联质谱法）	2021-09-06	2023-03-01	—	SAC/TC136

（续上表）

序号	标准编号	标准名称	发布日期	实施日期	替代关系（已发布尚未实施的标准适用）	归口单位
1679	YY/T 1790—2021	纤维蛋白/纤维蛋白原降解产物测定试剂盒（胶乳免疫比浊法）	2021-09-06	2023-09-01	—	SAC/TC136
1680	YY/T 1793—2021	细菌内毒素测定试剂盒	2021-09-06	2023-03-01	—	SAC/TC136
1681	YY/T 1800—2021	耳聋基因突变检测试剂盒	2021-09-06	2023-03-01	—	SAC/TC136

4.4.9 免疫学试剂

序号	标准编号	标准名称	发布日期	实施日期	替代关系（已发布尚未实施的标准适用）	归口单位
1682	GB/T 18990—2008	促黄体生成素检测试纸（胶体金免疫层析法）	2008-11-03	2009-10-01	—	SAC/TC136
1683	GB/T 40966—2021	新型冠状病毒抗原检测试剂盒质量评价要求	2021-11-26	2022-03-01	—	SAC/TC136
1684	GB/T 40982—2021	新型冠状病毒核酸检测试剂盒质量评价要求	2021-11-26	2022-03-01	—	SAC/TC136
1685	GB/T 40983—2021	新型冠状病毒IgG抗体检测试剂盒质量评价要求	2021-11-26	2022-03-01	—	SAC/TC136
1686	GB/T 40984—2021	新型冠状病毒IgM抗体检测试剂盒质量评价要求	2021-11-26	2022-03-01	—	SAC/TC136

（续上表）

序号	标准编号	标准名称	发布日期	实施日期	替代关系（已发布尚未实施的标准适用）	归口单位
1687	GB/T 40999—2021	新型冠状病毒抗体检测试剂盒质量评价要求	2021–11–26	2022–03–01	—	SAC/TC136
1688	YY/T 1151—2009	体外诊断用蛋白质微阵列芯片	2009–12–30	2011–06–01	—	SAC/TC136
1689	YY/T 1181—2021	免疫组织化学试剂盒	2021–09–06	2023–03–01	YY/T 1181—2010	SAC/TC136
1690	YY/T 1183—2010	酶联免疫吸附法检测试剂（盒）	2010–12–27	2012–06–01	—	SAC/TC136
1691	YY/T 1184—2010	流式细胞仪用单克隆抗体试剂	2010–12–27	2012–06–01	—	SAC/TC136
1692	YY/T 1304.2—2015	时间分辨荧光免疫检测系统　第2部分：时间分辨荧光免疫分析定量测定试剂（盒）	2015–03–02	2016–01–01	—	SAC/TC136
1693	YY/T 1713—2020	胶体金免疫层析法检测试剂盒	2020–06–30	2022–06–01	—	SAC/TC136
1694	YY 1727—2020	口腔黏膜渗出液人类免疫缺陷病毒抗体检测试剂盒（胶体金免疫层析法）	2020–06–30	2022–06–01	—	SAC/TC136
1695	YY/T 1514—2017	人类免疫缺陷病毒（1+2型）抗体检测试剂（盒）（免疫印迹法）	2017–05–02	2018–04–01	—	SAC/TC136

（续上表）

序号	标准编号	标准名称	发布日期	实施日期	替代关系（已发布尚未实施的标准适用）	归口单位
1696	YY/T 1526—2017	人类免疫缺陷病毒抗原抗体联合检测试剂盒（发光类）	2017-05-02	2018-04-01	—	SAC/TC136
1697	YY/T 1611—2018	人类免疫缺陷病毒抗体检测试剂盒（免疫层析法）	2018-12-20	2020-01-01	—	SAC/TC136
1698	YY/T 1247—2014	乙型肝炎病毒表面抗原测定试剂（盒）（化学发光免疫分析法）	2014-06-17	2015-07-01	—	SAC/TC136
1699	YY/T 1248—2014	乙型肝炎病毒表面抗体测定试剂（盒）（化学发光免疫分析法）	2014-06-17	2015-07-01	—	SAC/TC136
1700	YY/T 1791—2021	乙型肝炎病毒e抗体检测试剂盒（发光免疫分析法）	2021-12-06	2023-05-01	—	SAC/TC136
1701	YY/T 1215—2013	丙型肝炎病毒（HCV）抗体检测试剂盒（胶体金法）	2013-10-21	2014-10-01	—	SAC/TC136
1702	YY/T 1735—2021	丙型肝炎病毒抗体检测试剂（盒）（化学发光免疫分析法）	2021-03-09	2022-04-01	—	SAC/TC136

（续上表）

序号	标准编号	标准名称	发布日期	实施日期	替代关系（已发布尚未实施的标准适用）	归口单位
1703	YY/T 1259—2015	戊型肝炎病毒IgG抗体检测试剂盒（酶联免疫吸附法）	2015-03-02	2016-01-01	—	SAC/TC136
1704	YY/T 1260—2015	戊型肝炎病毒IgM抗体检测试剂盒（酶联免疫吸附法）	2015-03-02	2016-01-01	—	SAC/TC136
1705	YY/T 1443—2016	甲型流感病毒抗原检测试剂盒（免疫层析法）	2016-01-26	2017-01-01	—	SAC/TC136
1706	YY/T 1517—2017	EB病毒衣壳抗原（VCA）IgA抗体检测试剂盒	2017-05-02	2018-04-01	—	SAC/TC136
1707	YY/T 1824—2021	EB病毒核酸检测试剂盒（荧光PCR法）	2021-12-06	2022-12-01	—	SAC/TC136
1708	YY/T 1235—2014	风疹病毒IgG/IgM抗体检测试剂（盒）	2014-06-17	2015-07-01	—	SAC/TC136
1709	YY/T 1236—2014	巨细胞病毒IgG/IgM抗体检测试剂（盒）	2014-06-17	2015-07-01	—	SAC/TC136
1710	YY/T 1482—2016	单纯疱疹病毒IgG抗体检测试剂（盒）	2016-07-29	2017-06-01	—	SAC/TC136
1711	YY/T 1483—2016	单纯疱疹病毒IgM抗体检测试剂（盒）	2016-07-29	2017-06-01	—	SAC/TC136

（续上表）

序号	标准编号	标准名称	发布日期	实施日期	替代关系（已发布尚未实施的标准适用）	归口单位
1712	YY/T 1645—2019	人细小病毒B19IgG抗体检测试剂盒	2019-05-31	2020-06-01	—	SAC/TC136
1713	YY/T 1423—2016	幽门螺杆菌抗体检测试剂盒（胶体金法）	2016-01-26	2017-01-01	—	SAC/TC136
1714	YY/T 1237—2014	弓形虫IgG抗体检测试剂（盒）（酶联免疫法）	2014-06-17	2015-07-01	—	SAC/TC136
1715	YY/T 1225—2014	肺炎支原体抗体检测试剂盒	2014-06-17	2015-07-01	—	SAC/TC136
1716	YY/T 1667—2020	肺炎衣原体IgG抗体检测试剂盒（酶联免疫吸附法）	2020-03-31	2021-04-01	—	SAC/TC136
1717	YY/T 1525—2017	甲基安非他明检测试剂盒（胶体金法）	2017-05-02	2018-04-01	—	SAC/TC136
1718	YY/T 1595—2017	氯胺酮检测试剂盒（胶体金法）	2017-12-05	2018-12-01	—	SAC/TC136
1719	YY/T 1597—2017	新生儿苯丙氨酸测定试剂盒	2017-12-05	2018-12-01	—	SAC/TC136
1720	YY/T 1656—2020	吗啡检测试剂盒（胶体金法）	2020-02-25	2021-03-01	—	SAC/TC136
1721	YY/T 1673—2019	安非他明检测试剂盒（胶体金法）	2019-10-23	2020-10-01	—	SAC/TC136
1722	YY/T 1175—2010	肿瘤标志物定量测定试剂（盒）（化学发光免疫分析法）	2010-12-27	2012-06-01	—	SAC/TC136

（续上表）

序号	标准编号	标准名称	发布日期	实施日期	替代关系（已发布尚未实施的标准适用）	归口单位
1723	YY/T 1160—2021	癌胚抗原（CEA）测定试剂盒	2021–12–06	2022–12–01	YY/T 1160—2009	SAC/TC136
1724	YY/T 1161—2009	肿瘤相关抗原CA125定量测定试剂（盒）（化学发光免疫分析法）	2009–12–30	2011–06–01	—	SAC/TC136
1725	YY/T 1162—2009	甲胎蛋白定量测定试剂（盒）（化学发光免疫分析法）	2009–12–30	2011–06–01	—	SAC/TC136
1726	YY/T 1163—2009	总前列腺特异性抗原（t–PSA）定量测定试剂（盒）（化学发光免疫分析法）	2009–12–30	2011–06–01	—	SAC/TC136
1727	YY/T 1216—2020	甲胎蛋白测定试剂盒	2020–06–30	2021–06–01	YY/T 1216—2013	SAC/TC136
1728	YY/T 1249—2014	游离前列腺特异性抗原定量标记免疫分析试剂盒	2014–06–17	2015–07–01	—	SAC/TC136
1729	YY/T 1262—2015	神经元特异性烯醇化酶定量标记免疫分析试剂盒	2015–03–02	2016–01–01	—	SAC/TC136
1730	YY/T 1176—2010	癌抗原CA15–3定量测定试剂（盒）（化学发光免疫分析法）	2010–12–27	2012–06–01	—	SAC/TC136
1731	YY/T 1177—2010	癌抗原CA72–4定量测定试剂（盒）（化学发光免疫分析法）	2010–12–27	2012–06–01	—	SAC/TC136

（续上表）

序号	标准编号	标准名称	发布日期	实施日期	替代关系 （已发布尚 未实施的标 准适用）	归口单位
1732	YY/T 1178—2010	糖类抗原 CA19-9 定量测定试剂（盒）（化学发光免疫分析法）	2010-12-27	2012-06-01	—	SAC/TC136
1733	YY/T 1179—2010	糖类抗原 CA50 定量测定试剂（盒）（化学发光免疫分析法）	2010-12-27	2012-06-01	—	SAC/TC136
1734	YY/T 1456—2016	铁蛋白定量检测试剂（盒）	2016-01-26	2017-01-01	—	SAC/TC136
1735	YY/T 1192—2011	人绒毛膜促性腺激素（HCG）定量测定试剂盒（化学发光免疫分析法）	2011-12-31	2013-06-01	—	SAC/TC136
1736	YY/T 1257—2015	游离人绒毛膜促性腺激素 β 亚单位定量标记免疫分析试剂盒	2015-03-02	2016-01-01	—	SAC/TC136
1737	YY/T 1214—2019	人绒毛膜促性腺激素测定试剂盒	2019-07-24	2020-08-01	—	SAC/TC136
1738	YY/T 1672—2019	胃蛋白酶原 I / II 测定试剂盒	2019-10-23	2020-10-01	—	SAC/TC136
1739	YY/T 1674—2019	胰岛素样生长因子 I 测定试剂盒	2019-10-23	2020-10-01	—	SAC/TC136
1740	YY/T 1516—2017	泌乳素定量标记免疫分析试剂盒	2017-03-28	2018-04-01	—	SAC/TC136
1741	YY/T 1252—2015	总IgE定量标记免疫分析试剂盒	2015-03-02	2016-01-01	—	SAC/TC136

（续上表）

序号	标准编号	标准名称	发布日期	实施日期	替代关系（已发布尚未实施的标准适用）	归口单位
1742	YY/T 1581—2018	过敏原特异性IgE抗体检测试剂盒	2018–02–24	2019–03–01	—	SAC/TC136
1743	YY/T 1221—2013	心肌肌钙蛋白Ⅰ诊断试剂（盒）（胶体金法）	2013–10–21	2014–10–01	—	SAC/TC136
1744	YY/T 1233—2014	心肌肌钙蛋白-Ⅰ定量测定试剂（盒）（化学发光免疫分析法）	2014–06–17	2015–07–01	—	SAC/TC136
1745	YY/T 1451—2016	脑利钠肽和氨基末端脑利钠肽前体检测试剂（盒）（定量标记免疫分析法）	2016–01–26	2017–01–01	—	SAC/TC136
1746	YY/T 1513—2017	C反应蛋白测定试剂盒	2017–03–28	2018–04–01	—	SAC/TC136
1747	YY/T 1588—2018	降钙素原测定试剂盒	2018–02–24	2019–03–01	—	SAC/TC136
1748	YY/T 1442—2016	β_2-微球蛋白定量检测试剂（盒）	2016–01–26	2017–01–01	—	SAC/TC136
1749	YY/T 1422—2016	血清妊娠相关血浆蛋白A检测试剂（盒）（定量标记免疫分析法）	2016–07–29	2017–06–01	—	SAC/TC136
1750	YY/T 1217—2013	促黄体生成素定量标记免疫分析试剂盒	2013–10–21	2014–10–01	—	SAC/TC136
1751	YY/T 1213—2019	促卵泡生成素测定试剂盒	2019–05–31	2020–06–01	—	SAC/TC136

（续上表）

序号	标准编号	标准名称	发布日期	实施日期	替代关系（已发布尚未实施的标准适用）	归口单位
1752	YY/T 1164—2021	人绒毛膜促性腺激素（HCG）检测试剂盒（胶体金免疫层析法）	2021-12-06	2022-12-01	YY/T 1164—2009	SAC/TC136
1753	YY/T 1222—2014	总三碘甲状腺原氨酸定量标记免疫分析试剂盒	2014-06-17	2015-07-01	—	SAC/TC136
1754	YY/T 1223—2014	总甲状腺素定量标记免疫分析试剂盒	2014-06-17	2015-07-01	—	SAC/TC136
1755	YY/T 1721—2020	游离甲状腺素测定试剂盒	2020-06-30	2021-12-01	—	SAC/TC136
1756	YY/T 1724—2020	游离三碘甲状腺原氨酸测定试剂盒	2020-06-30	2021-06-01	—	SAC/TC136
1757	YY/T 1218—2013	促甲状腺素定量标记免疫分析试剂盒	2013-10-21	2014-10-01	—	SAC/TC136
1758	YY/T 1664—2019	甲状旁腺激素测定试剂盒	2019-07-24	2020-08-01	—	SAC/TC136
1759	YY/T 1589—2018	雌二醇测定试剂盒（化学发光免疫分析法）	2018-04-11	2019-05-01	—	SAC/TC136
1760	YY/T 1663—2019	孕酮测定试剂盒	2019-05-31	2020-06-01	—	SAC/TC136
1761	YY/T 1250—2014	胰岛素定量标记免疫分析试剂盒	2014-06-17	2015-07-01	—	SAC/TC136
1762	YY/T 1518—2017	C-肽（C-P）定量标记免疫分析试剂盒	2017-03-28	2018-04-01	—	SAC/TC136
1763	YY/T 1593—2018	生长激素测定试剂盒	2018-02-24	2019-03-01	—	SAC/TC136

（续上表）

序号	标准编号	标准名称	发布日期	实施日期	替代关系 （已发布尚 未实施的标 准适用）	归口单位
1764	YY/T 1193—2011	促卵泡生成激素（FSH）定量测定试剂盒（化学发光免疫分析法）	2011–12–31	2013–06–01	—	SAC/TC136
1765	YY/T 1585—2017	总25-羟基维生素D测定试剂盒（标记免疫分析法）	2017–12–05	2018–12–01	—	SAC/TC136
1766	YY/T 1677—2019	维生素B_{12}测定试剂盒（标记免疫分析法）	2019–10–23	2020–10–01	—	SAC/TC136
1767	YY/T 1583—2018	叶酸测定试剂盒（化学发光免疫分析法）	2018–02–24	2019–03–01	—	SAC/TC136
1768	YY/T 1458—2016	抗甲状腺过氧化物酶抗体定量检测试剂（盒）（化学发光免疫分析法）	2016–01–26	2017–01–01	—	SAC/TC136
1769	YY/T 1594—2018	人抗甲状腺球蛋白抗体测定试剂盒	2018–04–11	2019–05–01	—	SAC/TC136
1770	YY/T 1220—2013	肌酸激酶同工酶（CK-MB）诊断试剂（盒）（胶体金法）	2013–10–21	2014–10–01	—	SAC/TC136
1771	YY/T 1820—2021	特异性抗核抗体IgG检测试剂盒（免疫印迹法）	2021–12–06	2023–05–01	—	SAC/TC136
1772	YY/T 1826—2021	B群链球菌核酸检测试剂盒（荧光PCR法）	2021–12–06	2022–12–01	—	SAC/TC136

（续上表）

序号	标准编号	标准名称	发布日期	实施日期	替代关系（已发布尚未实施的标准适用）	归口单位
1773	YY/T 1828—2021	抗缪勒管激素测定试剂盒（化学发光免疫分析法）	2021—12—06	2023—05—01	—	SAC/TC136
1774	YY/T 1831—2021	梅毒螺旋体抗体检测试剂盒（免疫层析法）	2021—12—06	2023—05—01	—	SAC/TC136
1775	YY/T 1836—2021	呼吸道病毒多重核酸检测试剂盒	2021—12—06	2022—12—01	—	SAC/TC136

4.4.10　微生物学试剂

序号	标准编号	标准名称	发布日期	实施日期	替代关系（已发布尚未实施的标准适用）	归口单位
1776	GB/T 40672—2021	临床实验室检验抗菌剂敏感试验脱水MH琼脂和肉汤可接受批标准	2021—10—11	2023—05—01	—	SAC/TC136
1777	YY/T 1191—2011	抗菌剂药敏纸片	2011—12—31	2013—06—01	—	SAC/TC136
1778	YY/T 1726—2020	浓度梯度琼脂扩散药敏条	2020—06—30	2021—12—01	—	SAC/TC136
1779	YY/T 1682—2019	脲原体/人型支原体培养及药物敏感检测试剂盒	2019—10—23	2021—10—01	—	SAC/TC136
1780	YY/T 1729—2020	真菌（1-3）-β-D葡聚糖测定试剂盒	2020—06—30	2021—06—01	—	SAC/TC136
1781	YY/T 0576—2005	哥伦比亚血琼脂基础培养基	2005—12—07	2006—12—01	—	SAC/TC136

（续上表）

序号	标准编号	标准名称	发布日期	实施日期	替代关系（已发布尚未实施的标准适用）	归口单位
1782	YY/T 0578—2005	沙门、志贺菌属琼脂培养基	2005-12-07	2006-12-01	—	SAC/TC136
1783	YY/T 0665—2008	MH琼脂培养基	2008-04-25	2009-06-01	—	SAC/TC136
1784	YY/T 1165—2009	沙保弱琼脂培养基	2009-12-30	2011-06-01	—	SAC/TC136
1785	YY/T 1166—2009	淋球菌琼脂基础培养基	2009-12-30	2011-06-01	—	SAC/TC136
1786	YY/T 1167—2009	厌氧血琼脂基础培养基	2009-12-30	2011-06-01	—	SAC/TC136
1787	YY/T 1169—2009	麦康凯琼脂培养基	2009-12-30	2011-06-01	—	SAC/TC136
1788	YY/T 1171—2009	改良罗氏基础培养基	2009-12-30	2011-06-01	—	SAC/TC136
1789	YY/T 1185—2010	脑心浸液培养基	2010-12-27	2012-06-01	—	SAC/TC136
1790	YY/T 1186—2010	MH肉汤培养基	2010-12-27	2012-06-01	—	SAC/TC136
1791	YY/T 1188—2010	曙红亚甲蓝琼脂培养基	2010-12-27	2012-06-01	—	SAC/TC136
1792	YY/T 1189—2010	中国蓝琼脂培养基	2010-12-27	2012-06-01	—	SAC/TC136
1793	YY/T 1190—2010	乳糖胆盐发酵培养基	2010-12-27	2012-06-01	—	SAC/TC136
1794	YY/T 1208—2013	硫代硫酸盐-柠檬酸盐-胆盐-蔗糖（TCBS）琼脂培养基	2013-10-21	2014-10-01	—	SAC/TC136
1795	YY/T 1209—2013	BCYE琼脂培养基	2013-10-21	2014-10-01	—	SAC/TC136
1796	YY/T 1210—2013	麦康凯山梨醇琼脂培养基	2013-10-21	2014-10-01	—	SAC/TC136

（续上表）

序号	标准编号	标准名称	发布日期	实施日期	替代关系 （已发布尚未实施的标准适用）	归口单位
1797	YY/T 1211—2013	甘露醇高盐琼脂培养基	2013–10–21	2014–10–01	—	SAC/TC136
1798	YY/T 1212—2013	庆大霉素琼脂基础培养基	2013–10–21	2014–10–01	—	SAC/TC136
1799	YY/T 1239—2014	琼脂平板培养基	2014–06–17	2015–07–01	—	SAC/TC136
1800	YY/T 0575—2005	硫乙醇酸盐流体培养基	2005–12–07	2006–12–01	—	SAC/TC136
1801	YY/T 0577—2005	营养琼脂培养基	2005–12–07	2006–12–01	—	SAC/TC136
1802	YY/T 1187—2010	营养肉汤培养基	2010–12–27	2012–06–01	—	SAC/TC136
1803	YY/T 1219—2013	胰酪胨大豆肉汤培养基	2013–10–21	2014–10–01	—	SAC/TC136
1804	YY/T 1170—2009	碱性蛋白胨水培养基	2009–12–30	2011–06–01	—	SAC/TC136
1805	YY/T 1168—2009	巧克力琼脂基础培养基	2009–12–30	2011–06–01	—	SAC/TC136

4.4.11 分子生物学试剂

序号	标准编号	标准名称	发布日期	实施日期	替代关系 （已发布尚未实施的标准适用）	归口单位
1806	GB/T 39367.1—2020	体外诊断检验系统 病原微生物检测和鉴定用核酸定性体外检验程序 第1部分：通用要求、术语和定义	2020–11–19	2022–06–01	—	SAC/TC136

（续上表）

序号	标准编号	标准名称	发布日期	实施日期	替代关系（已发布尚未实施的标准适用）	归口单位
1807	YY/T 1153—2009	体外诊断用 DNA 微阵列芯片	2009-12-30	2011-06-01	—	SAC/TC136
1808	YY/T 1182—2020	核酸扩增检测用试剂（盒）	2020-02-21	2021-01-01	YY/T 1182—2010	SAC/TC136
1809	YY/T 1303—2015	核酸扩增反向点杂交试剂（盒）	2015-03-02	2016-01-01	—	SAC/TC136
1810	YY/T 1725—2020	细菌和真菌感染多重核酸检测试剂盒	2020-06-30	2021-12-01	—	SAC/TC136
1811	YY/T 1459—2016	人类基因原位杂交检测试剂盒	2016-01-26	2017-01-01	—	SAC/TC136
1812	YY/T 1586—2018	肿瘤个体化治疗相关基因突变检测试剂盒（荧光PCR法）	2018-02-24	2019-03-01	—	SAC/TC136
1813	YY/T 1731—2020	人基因单核苷酸多态性（SNP）检测试剂盒	2020-06-30	2021-06-01	—	SAC/TC136
1814	YY/T 1717—2020	核酸提取试剂盒（磁珠法）	2020-03-31	2021-04-01	—	SAC/TC136
1815	YY/T 1462—2016	甲型 H1N1 流感病毒 RNA检测试剂盒（荧光PCR法）	2016-01-26	2017-01-01	—	SAC/TC136
1816	YY/T 1596—2017	甲型流感病毒核酸检测试剂盒（荧光PCR法）	2017-12-05	2018-12-01	—	SAC/TC136
1817	YY/T 1226—2014	人乳头瘤病毒核酸（分型）检测试剂（盒）	2014-06-17	2015-07-01	—	SAC/TC136

（续上表）

序号	标准编号	标准名称	发布日期	实施日期	替代关系（已发布尚未实施的标准适用）	归口单位
1818	YY/T 1515—2017	人类免疫缺陷病毒（Ⅰ型）核酸定量检测试剂盒	2017-05-02	2018-04-01	—	SAC/TC136
1819	YY/T 1424—2016	沙眼衣原体 DNA 检测试剂盒（荧光 PCR法）	2016-01-26	2017-01-01	—	SAC/TC136
1820	YY/T 1256—2015	解脲脲原体核酸扩增检测试剂盒	2015-03-02	2016-01-01	—	SAC/TC136
1821	YY/T 1180—2021	人类白细胞抗原（HLA）基因分型检测试剂盒	2021-12-06	2023-05-01	YY/T 1180—2010	SAC/TC136
1822	YY/T 1224—2014	膀胱癌细胞相关染色体及基因异常检测试剂盒（荧光原位杂交法）	2014-06-17	2015-07-01	—	SAC/TC136
1823	YY/T 1657—2019	胚胎植入前染色体非整倍体检测试剂盒（测序法）	2019-07-24	2020-08-01	—	SAC/TC136
1824	YY/T 1591—2017	人类 EGFR基因突变检测试剂盒	2017-12-05	2018-12-01	—	SAC/TC136
1825	YY/T 1527—2017	α/β-地中海贫血基因分型检测试剂盒	2017-03-28	2018-04-01	—	SAC/TC136
1826	YY/T 1261—2015	HER2基因检测试剂盒（荧光原位杂交法）	2015-03-02	2016-01-01	—	SAC/TC136
1827	YY/T 1801—2021	胎儿染色体非整倍体 21三体、18三体和13三体检测试剂盒（高通量测序法）	2021-12-06	2023-05-01	—	SAC/TC136

4.5 其他

4.5.1 五官冲洗器

序号	标准编号	标准名称	发布日期	实施日期	替代关系（已发布尚未实施的标准适用）	归口单位
1828	YY/T 0981—2016	一次性使用五官冲洗器	2016-03-23	2017-01-01	—	SAC/TC95

4.5.2 玻璃体温计

序号	标准编号	标准名称	发布日期	实施日期	替代关系（已发布尚未实施的标准适用）	归口单位
1829	GB 1588—2001	玻璃体温计	2001-12-04	2002-04-01	—	国家药监局

4.5.3 血压计和血压表

序号	标准编号	标准名称	发布日期	实施日期	替代关系（已发布尚未实施的标准适用）	归口单位
1830	GB 3053—1993	血压计和血压表	1993-10-16	1994-06-01	—	SAC/TC10/SC5

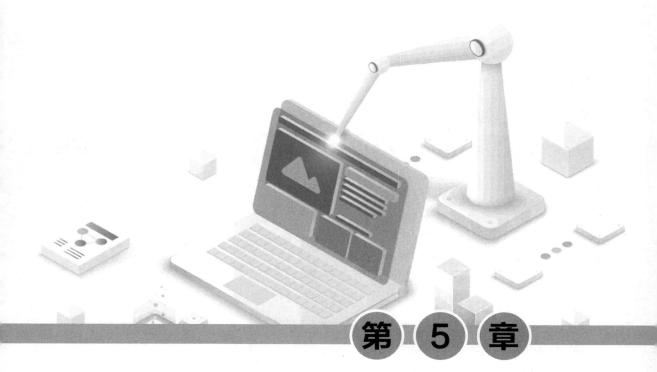

第 5 章

医疗器械注册文件汇编

5.1 通用类

5.1.1 行政法规及相关文件

序号	文件名称	发布日期	实施日期
1	《医疗器械监督管理条例》（中华人民共和国国务院令第739号）	2021-03-19	2021-06-01
2	国家药监局关于贯彻实施《〈医疗器械监督管理条例〉有关事项的公告》（2021年第76号）	2021-09-28	2021-10-01

5.1.2 注册与备案管理办法及相关文件

序号	文件名称	发布日期	实施日期
3	《国家药品监督管理局关于实施〈医疗器械注册与备案管理办法〉〈体外诊断试剂注册与备案管理办法〉有关事项的通告》（2021年第76号）	2021-09-28	2021-10-01
4	关于新法规实施过渡期技术审评有关事宜的通告（2021年第14号）	2021-10-28	发布即日起

5.1.3 产品分类

序号	类别	文件名称	发布日期	实施日期
5	分类目录	《国家药监局关于发布第一类医疗器械产品目录的公告》（2021年第158号）	2021-12-30	发布即日起
6	分类目录	《国家药监局关于实施〈第一类医疗器械产品目录〉有关事项的通告》（2021年第107号）	2021-12-31	2022-01-01
7	分类目录	《国家药监局关于调整〈医疗器械分类目录〉部分内容的公告》（2022年第25号）	2022-03-24	发布即日起
8	分类目录	《国家药监局关于调整〈医疗器械分类目录〉部分内容的公告》（2022年第30号）	2022-03-30	发布即日起
9	分类界定	《2018年医疗器械产品分类界定结果汇总》	2019-02-18	发布即日起

（续上表）

序号	类别	文件名称	发布日期	实施日期
10	分类界定	《2019年第一批医疗器械产品分类界定结果汇总》	2019-07-18	发布即日起
11	分类界定	《2019年第二批医疗器械产品分类界定结果汇总》	2019-11-25	发布即日起
12	分类界定	《2020年第一批医疗器械产品分类界定结果汇总》	2020-03-27	发布即日起
13	分类界定	《2020年第二批医疗器械产品分类界定结果汇总》	2020-09-30	发布即日起
14	分类界定	《2020—2021年医疗器械分类界定结果汇总》	2022-05-07	发布即日起
15	分类界定	《2022年医疗器械分类界定结果汇总》	2022-07-13	发布即日起

5.1.4 产品名称

序号	文件名称	发布日期	实施日期
16	《医疗器械通用名称命名规则》（国家食品药品监督管理总局令第19号）	2015-12-21	2016-04-01
17	《关于〈医疗器械通用名称命名规则的说明〉》	2016-01-27	发布即日起

5.1.5 技术要求

序号	文件名称	发布日期	实施日期
18	《国家药监局关于发布医疗器械产品技术要求编写指导原则的通告》（2022年第8号）	2022-02-08	发布即日起

5.1.6 说明书

序号	文件名称	发布日期	实施日期
19	《医疗器械说明书和标签管理规定》（国家食品药品监督管理总局令第6号）	2014-07-30	2014-10-01

5.1.7 临床评价

序号	文件名称	发布日期	实施日期
20	《国家药监局 国家卫生健康委关于发布〈医疗器械临床试验质量管理规范〉的公告》（2022年第28号）	2022-03-31	2022-05-01
21	《〈医疗器械临床试验质量管理规范〉解读》	2022-03-31	2022-05-01
22	《医疗器械临床试验设计指导原则》（2018年第6号）	2018-01-04	发布即日起
23	《国家食品药品监督管理总局 国家卫生和计划生育委员会关于发布医疗器械临床试验机构条件和备案管理办法的公告》（2017年第145号）	2017-11-15	2018-01-01
24	《〈医疗器械临床试验机构条件和备案管理办法〉解读》	2017-11-24	2018-01-01
25	《总局办公厅关于做好医疗器械临床试验机构备案工作的通知》（食药监办械管〔2017〕161号）	2017-11-24	2018-01-01
26	《国家药监局关于发布真实世界数据用于医疗器械临床评价技术指导原则（试行）的通告》（2020年第77号）	2020-11-24	发布即日起
27	《关于真实世界数据用于医疗器械临床评价技术指导原则（试行）的解读》	2020-11-30	发布即日起
28	《国家药监局关于实施〈医疗器械临床试验质量管理规范〉有关事项的通告》（2022年第21号） 附件：1. 医疗器械临床试验方案范本 2. 医疗器械临床试验报告范本 3. 体外诊断试剂临床试验方案范本 4. 体外诊断试剂临床试验报告范本 5. 医疗器械/体外诊断试剂临床试验严重不良事件报告表范本 6. 医疗器械/体外诊断试剂临床试验基本文件目录	2022-03-31	2022-05-01

5.1.8 注册单元

序号	文件名称	发布日期	实施日期
29	《总局关于发布医疗器械注册单元划分指导原则的通告》（2017年第187号）	2017-11-23	发布即日起

5.1.9 检验报告

序号	文件名称	发布日期	实施日期
30	《国家药监局综合司关于明确〈医疗器械检验工作规范〉标注资质认定标志有关事项的通知》（药监综科外函〔2020〕746号）	2020-12-03	发布即日起
31	《国家药监局关于发布〈医疗器械注册自检管理规定〉的公告》（2021年第126号）	2021-10-22	发布即日起
32	《医疗器械注册自检管理规定解读》	2021-10-27	发布即日起

5.2 有源无源类

5.2.1 注册与备案管理办法

序号	文件名称	发布日期	实施日期
33	《医疗器械注册与备案管理办法》（国家市场监督管理总局令第47号）	2021-08-26	2021-10-01

5.2.2 申报材料要求

序号	文件名称	发布日期	实施日期
34	《关于公布医疗器械注册申报资料要求和批准证明文件格式的公告》（2021年第121号）	2021-09-30	2022-01-01

5.2.3　产品分类

序号	类别	文件名称	发布日期	实施日期
35	分类规则	《医疗器械分类规则》（国家食品药品监督管理总局令第15号）	2015-07-14	2016-01-01
36	分类目录	《总局关于发布医疗器械分类目录的公告》（2017年第104号）	2017-08-31	2018-08-01
37	分类目录	《总局关于实施〈医疗器械分类目录〉有关事项的通告》（2017年第143号）	2017-09-04	发布即日起
38	分类目录	《〈医疗器械分类目录〉实施有关问题解读》	2018-08-01	发布即日起
39	分类目录	《国家药监局关于调整〈医疗器械分类目录〉部分内容的公告》（2020年第147号）	2020-12-18	发布即日起
40	免临床目录	《免于临床评价医疗器械目录》（国家药品监督管理局2021年第71号通告附件）	2021-09-18	2021-10-01

5.2.4　申请表

序号	类别	文件名称	发布日期	实施日期
41	产品名称	《国家药监局关于发布医疗器械通用名称命名指导原则的通告》（2019年第99号） 附件：医疗器械通用名称命名指导原则	2019-12-16	发布即日起
		《国家药监局关于发布骨科手术器械通用名称命名指导原则等5项指导原则的通告》（2020年第79号） 附件：1. 骨科手术器械通用名称命名指导原则 　　　2. 输血、透析和体外循环器械通用名称命名指导原则 　　　3. 无源手术器械通用名称命名指导原则 　　　4. 无源植入器械通用名称命名指导原则 　　　5. 医疗器械消毒灭菌器械通用名称命名指导原则	2020-12-07	发布即日起

5.2.5　研究资料

序号	类别	文件名称	发布日期	实施日期
42	生物相容性研究	《关于印发医疗器械生物学评价和审查指南的通知》（国食药监械〔2007〕345号） 附件：1.　医疗器械生物学评价和审查指南 　　　2.　《医疗器械生物学评价报告》的出具与审查要点	2007-06-15	发布即日起
43	有效期研究	《有源医疗器械使用期限注册技术审查指导原则》（2019年第23号）	2019-05-08	发布即日起
44	临床前动物试验	《医疗器械动物实验研究技术审查指导原则　第一部分：决策原则》（2019年第18号）	2019-04-18	发布即日起
45	软件研究	《医疗器械软件注册审查指导原则（2022年修订版）》（2022年第9号）	2022-03-07	发布即日起
46	网络安全研究	《医疗器械网络安全注册审查指导原则（2022年修订版）》（2022年第7号）	2022-03-07	发布即日起
47	移动医疗器械	《移动医疗器械注册技术审查指导原则》（2017年第222号）	2017-12-29	发布即日起

5.2.6　技术要求

序号	文件名称	发布日期	实施日期
48	《关于执行GB 9706.1—2007〈医用电气设备　第一部分：安全通用要求〉有关事项的通知》（国食药监械〔2008〕314号）	2008-06-26	发布即日起
49	《关于发布GB 9706.1新旧标准对照表的通知》	2022-06-16	发布即日起

5.2.7　临床评价

序号	文件名称	发布日期	实施日期
50	《医疗器械临床试验数据递交要求注册审查指导原则》（2021年第91号）	2021-11-25	发布即日起
51	《接受医疗器械境外临床试验数据技术指导原则》（2018年第13号）	2018-01-11	发布即日起
52	《关于发布〈医疗器械分类目录〉子目录11、12、13、14、15、17、22相关产品临床评价推荐路径的通告》（2022年第20号）	2022-05-19	发布即日起
53	《关于发布〈医疗器械分类目录〉子目录02、03、05、06、16、18、20相关产品临床评价推荐路径的通告》（2022年第24号）	2022-06-16	发布即日起
54	《关于发布〈医疗器械分类目录〉子目录01、04、07、08、09、10、19、21相关产品临床评价推荐路径的通告》（2022年第30号）	2022-07-14	发布即日起
55	《国家药监局关于发布医疗器械临床评价技术指导原则等5项技术指导原则的通告》（2021年第73号） 附件：1.医疗器械临床评价技术指导原则 　　　2.决策是否开展医疗器械临床试验技术指导原则 　　　3.医疗器械临床评价等同性论证技术指导原则 　　　4.医疗器械注册申报临床评价报告技术指导原则 　　　5.列入免于临床评价医疗器械目录产品对比说明技术指导原则	2021-09-18	发布即日起

5.2.8 其他

序号	类别	文件名称	发布日期	实施日期
56	无源原材料	《国家药监局关于发布无源医疗器械产品原材料变化评价指南的通告》（2020年第33号）	2020-05-19	发布即日起
57	动物源性	《总局关于发布动物源性医疗器械注册技术审查指导原则（2017年修订版）的通告》（2017年第224号）	2018-01-05	发布即日起

5.3 IVD 类

5.3.1 注册与备案管理办法

序号	文件名称	发布日期	实施日期
58	《体外诊断试剂注册与备案管理办法》（国家市场监督管理总局令第48号）	2021-08-26	2021-10-01

5.3.2 申报材料要求

序号	文件名称	发布日期	实施日期
59	《关于公布体外诊断试剂注册申报资料要求和批准证明文件格式的公告》（2021年第122号）	2021-09-30	2022-01-01

5.3.3 产品分类

序号	类别	文件名称	发布日期	实施日期
60	分类规则	《国家药监局关于发布〈体外诊断试剂分类规则〉的公告》（2021年第129号）	2021-10-29	发布即日起
61	分类规则	《〈体外诊断试剂分类规则〉解读》	2021-10-29	发布即日起
62	分类目录	《食品药品监管总局关于印发体外诊断试剂分类子目录的通知》（食药监械管〔2013〕242号）	2013-11-26	发布即日起

（续上表）

序号	类别	文件名称	发布日期	实施日期
63	分类目录	《国家药监局关于调整〈6840体外诊断试剂分类子目录（2013版）〉部分内容的公告》（2020年第112号）	2020-10-20	发布即日起
64	分类目录	《总局关于过敏原类、流式细胞仪配套用、免疫组化和原位杂交类体外诊断试剂产品属性及类别调整的通告》（2017年第226号） 附件：1.　流式细胞仪配套用体外诊断试剂产品分类列表 2.　免疫组化和原位杂交类体外诊断试剂产品分类列表 3.　不作为医疗器械管理产品列表	2018-03-01	发布即日起
65	免临床目录	《国家药监局关于发布免于临床试验体外诊断试剂目录的通告》（2021年第70号）	2021-09-18	2021-10-01

5.3.4　校准品、质控品

序号	文件名称	发布日期	实施日期
66	《体外诊断试剂校准品、质控品研究技术指导原则》	—	—
67	《生化分析仪用校准物》（YY/T 1549—2017）	2017-05-02	2018-04-01
68	《生化分析仪用质控物》（YY/T 1662—2019）	2019-05-31	2022-06-01
69	《体外诊断医疗器械　生物样品中量的测量　校准品和控制物质赋值的计量学溯源性》（GB/T 21415—2008）	2008-01-22	2008-09-01
70	《体外诊断医疗器械　生物样品中量的测量　校准品和控制物质中酶催化浓度赋值的计量学溯源性》（YY/T 0638—2008）	2008-04-25	2009-06-01
71	《基质效应与互通性评估指南》（WS/T 356—2011）	2011-12-14	2012-06-01

（续上表）

序号	文件名称	发布日期	实施日期
72	《尿液有形成分分析仪用控制物质》（YY/T 1530—2017）	2017–03–28	2018–04–01
73	《体外诊断试剂用质控物通用技术要求》（YY/T 1652—2019）	2019–05–31	2020–06–01
74	《质控品注册审查指导原则——质控品赋值研究》（2022年第36号）	2022–09–28	发布即日起

5.3.5　命名

序号	文件名称	发布日期	实施日期
75	《临床化学体外诊断试剂（盒）命名》（YY/T 1227—2014）	2014–06–17	2015–07–01

5.3.6　特定方法学相关文件

序号	文件名称	发布日期	实施日期
76	《临床化学体外诊断试剂（盒）》（GB/T 26124—2011）	2011–05–12	2011–11–01
77	《免疫比浊法检测试剂（盒）（透射法）》（YY/T 1255—2015）	2015–03–02	2016–01–01
78	《酶联免疫法检测试剂注册技术审查指导原则》（2013年第3号）	2013–01–04	发布即日起
	《酶联免疫分析试剂盒通则》（GB/T 33411—2016）	2016–12–30	2017–04–01
	《酶联免疫吸附法检测试剂（盒）》（YY/T 1183—2010）	2010–12–27	2012–06–01
79	《金标类检测试剂注册技术审查指导原则》（2013年第3号）	2016–12–30	2017–04–01
80	《生物芯片类检测试剂注册技术审查指导原则》（2013年第3号）	2016–12–30	2017–04–01
81	《发光免疫类检测试剂注册技术审查指导原则》（2013年第3号）	2016–12–30	2017–04–01

5.3.7　分析性能评估

序号	文件名称	发布日期	实施日期
82	《定量检测体外诊断试剂分析性能评估注册审查指导原则》（2022年第32号）	2022–08–26	发布即日起
83	《干扰实验指南》（WS/T 416—2013）	2013–07–16	2013–12–01
84	《体外诊断试剂分析性能评估（准确度–方法学比对）技术审查指导原则》	2011–03–24	发布即日起
85	《体外诊断试剂分析性能评估（准确度–回收试验）技术审查指导原则》	2011–03–24	发布即日起
86	《体外诊断检验系统　性能评价方法　第1部分：精密度》（YY/T 1789.1—2021）	2021–09–06	2023–03–01
	《体外诊断检验系统　性能评价方法　第2部分：正确度》（YY/T 1789.2—2021）	2021–12–06	2023–05–01
	《体外诊断检验系统　性能评价方法　第3部分：检出限与定量限》（YY/T 1789.3—2022）	2022–07–01	2024–01–01
	《体外诊断检验系统　性能评价方法　第4部分：线性区间与报告区间》（YY/T 1789.4—2022）	2022–07–01	2024–01–01
87	《定性检测体外诊断试剂分析性能评估注册审查指导原则》（2022年第36号）	2022–09–28	发布即日起

5.3.8　阳性判断值或参考区间确定资料

序号	文件名称	发布日期	实施日期
88	《临床实验室检验项目参考区间的制定》（WS/T 402—2012）	2012–12–24	2013–08–01
89	《体外诊断试剂参考区间确定注册审查指导原则》（2022年第36号）	2022–09–28	发布即日起

5.3.9　稳定性研究资料

序号	文件名称	发布日期	实施日期
90	《体外诊断医疗器械　体外诊断试剂稳定性评价》（YY/T 1579—2018）	2018–02–24	2019–03–01

5.3.10 临床评价资料

序号	文件名称	发布日期	实施日期
91	《体外诊断试剂临床试验技术指导原则》（2021年第72号）	2021-09-27	发布即日起
92	《免于临床试验的体外诊断试剂临床评价技术指导原则》（2021年第74号）	2021-09-24	发布即日起
93	《使用体外诊断试剂境外临床试验数据的注册审查指导原则》（2021年第95号）	2021-12-01	发布即日起
94	《体外诊断试剂临床试验数据递交要求注册审查指导原则》（2021年第91号）	2021-11-25	发布即日起

5.3.11 产品说明书

序号	文件名称	发布日期	实施日期
95	《关于发布体外诊断试剂说明书编写指导原则的通告》（国家食品药品监督管理总局2014年第17号通告）	2014-09-11	2014-10-01
96	《总局办公厅关于体外诊断试剂说明书文字性变更有关问题的通知》（食药监办械管〔2016〕117号）	2016-08-05	发布即日起

5.3.12 其他

序号	文件名称	发布日期	实施日期
97	《家用体外诊断医疗器械注册技术审查指导原则》	2020-12-09	发布即日起

5.4 常用网址

序号	网址名称	网址	用途	二维码
98	国家药品监督管理局医疗器械技术审评中心	https：//www.cmde.org.cn/index.html	查询指导原则、标准库、问题答疑、相关审评程序等	国家药品监督管理局医疗器械技术审评中心
99	国家药品监督管理局——医疗器械	https：//www.nmpa.gov.cn/ylqx/index.html	全国注册证信息查询、分类目录、法规文件通知等	国家药品监督管理局——医疗器械
100	广东省药品监督管理局	http：//mpa.gd.gov.cn/	广东省内注册证信息数据查询、省局相关通知文件、办事指南等	广东省药品监督管理局
101	国家药品监督管理局医疗器械技术审评中心分类目录—指导原则—标准	https：//www.cmde.org.cn/flfg/zdyz/flmlbzh/flmlylqx/index.html	指导原则分类汇总	国家药品监督管理局医疗器械技术审评中心分类目录—指导原则—标准
102	医疗器械临床试验机构备案管理信息系统	https：//beian.cfdi.org.cn/CTMDS/apps/pub/ylqxPublic.jsp	临床试验机构资质查询	医疗器械临床试验机构备案管理信息系统
103	中国合格评定国家认可委员会认可的检测／校准实验室	https：//las.cnas.org.cn/LAS_FQ/publish/externalQueryL1.jsp	医疗器械检验机构资质查询	中国合格评定国家认可委员会认可的检测/校准实验室

（续上表）

序号	网址名称	网址	用途	二维码
104	中国标准在线服务网	https：//www.spc.org.cn	标准查新	中国标准在线服务网
105	全国标准信息公共服务平台	http：//std.samr.gov.cn	标准查新	全国标准信息公共服务平台
106	国家药品标准物质目录查询	http：//aoc.nifdc.org.cn/sell/home/search.html	体外诊断试剂国家标准物质查询	国家药品标准物质目录查询
107	道客巴巴	https：//www.doc88.com	标准在线查看	道客巴巴
108	学兔兔	http：//www.bzfxw.com	标准下载	学兔兔